Kinder- und jugendpsychiatrische Brennpunkte
Für Sozial-, Sonder- und Heilpädagogen

Gunther Klosinski

Kinder- und jugendpsychiatrische Brennpunkte

Für Sozial-, Sonder- und Heilpädagogen

Attempto
VERLAG

Bibliografische Information der Deutschen Bibliothek

Die Deutsche Bibliothek verzeichnet diese Publikation in der Deutschen Nationalbibliographie; detaillierte bibliografische Daten sind im Internet über <http://dnb.ddb.de> abrufbar.

Titelabbildung: *Brennpunkt.* Collage von G. Klosinski.

Gedruckt auf chlorfrei gebleichtem und säurefreiem Werkdruckpapier.

Satz: Martin Fischer, Tübingen
Druck und Bindung: Hubert & Co., Göttingen
Printed in Germany

ISBN 3-89308-356-1

Vorwort

Kinder- und Jugendpsychiatrie und -psychotherapie als junges, eigenständiges medizinisches Fachgebiet ist ganz besonders angewiesen auf den interdisziplinären Austausch mit den Nachbarfächern, d.h. neben der Kinderheilkunde und der Erwachsenenpsychiatrie sind es die Disziplinen der Sozial- und Verhaltenswissenschaften: die Pädagogik, insbesondere die Sozialpädagogik, Sonderpädagogik und Heilpädagogik, die Soziologie und die Religionspädagogik. Dieser Austausch und die enge Zusammenarbeit spiegeln sich in den multiprofessionellen Teams der stationären Kinder- und Jugendpsychiatrie. Hier arbeiten Erzieher, Pfleger und Krankenschwestern, Heil- und Sozialpädagogen, Psychologen, Ärzte, Krankengymnasten, Körper-, Musik- und Kunsttherapeuten sowie Theologen zusammen.

Eine schon seit vielen Jahren bestehende Tradition an der Universität Tübingen, wichtige kinder- und jugendpsychiatrische Themen in einer zweisemestrigen Vorlesung Sozial-, Sonder- und Heilpädagogen zu vermitteln, führte zur Konzeption des vorliegenden Buches und trägt einem immer wieder geäußerten Wunsch der Studierenden Rechnung, die Vorlesungsreihe vertiefend in Buchform nachlesen zu können.

Die Auswahl der 17 Themen trägt einerseits den klinischen Brennpunkten in der therapeutischen Arbeit mit psychisch kranken Kindern und Jugendlichen Rechnung und greift darüber hinaus grundlegende Aspekte für unsere Arbeit auf. So entstand das erste Kapitel als Einführung: Die Kinder- und Jugendpsychiatrie und -psychotherapie wird als bio-psycho-soziale Modelldisziplin im Spagat zwischen Natur- und Geisteswissenschaften vorgestellt, und es wird in einem zweiten Kapitel herausgearbeitet, dass kinder- und jugendpsychiatrisches Denken stets dem entwicklungspsychologischen Aspekt der Patienten Rechnung tragen muss, wobei der Zugang zum Kind nie den spielerischen Aspekt vernachlässigen darf. Weil zahlreiche Mitarbeiter in der Kinder- und Jugendpsychiatrie tätig sind, die keine psychotherapeutische Selbsterfahrung durchlaufen haben, wurde das Thema „Macht, Machtmissbrauch und Machtverzicht“ ebenfalls in das Einführungskapitel mit aufgenommen.

In einem zweiten großen Kapitel des Buches werden Entwicklungsaspekte abgehandelt, wobei zum einen die Risiken und protektiven Faktoren für die psycho-soziale Entwicklung in den Vordergrund gestellt werden, zum anderen die Bedeutung der Gleichaltrigengruppe und die Themen Sexualität und Gewalt.

Das dritte Kapitel geht auf die wichtigsten kinder- und jugendpsychiatrischen Erkrankungen ein: Deshalb ein Beitrag zur Mager- und Brechsucht, zu den Zwangsstörungen, Psychosen, zum substanzabhängigen Suchtverhalten und zur Problematik der Suizidalität im Jugendalter.

Da sich dieses Buch insbesondere an die Sozial-, Sonder- und Heilpädagogen wendet, wurde das Kapitel „Zur Bedeutung von Familie, Schule und Gesellschaft aus kinder- und jugendpsychiatrischer Sicht" eingebaut, um auf die Bedeutung der Angehörigenarbeit in der Kinder- und Jugendpsychiatrie und auf die Risikosituation von Kindern psychisch kranker Eltern hinzuweisen. Die Zusammenarbeit zwischen der Familie und der Schule als Orten der primären und sekundären Sozialisation wird unter den Aspekten der Wertevermittlung und der Sinngebung für unsere Jugendlichen aufgegriffen. Das Buch schließt mit dem fünften Kapitel „Ausblick und Desideratum" ab. In ihm werden Überlegungen angestellt, wie die Integration unserer Jugendlichen in unsere Gesellschaft im Sinne von präventiver Kinder- und Jugendpsychiatrie und -psychotherapie besser gelingen kann.

Das Buch erhebt keinen Anspruch auf eine umfassende Abhandlung kinder- und jugendpsychiatrischer Diagnostik und Therapie. Vielmehr wird mit der getroffenen Auswahl eine Verdichtung kinder- und jugendpsychiatrischer Brennpunkte in der täglichen ambulanten und stationären Arbeit wiedergegeben.

Zwei derzeit stark diskutierte Problembereiche wurden nicht aufgegriffen, auf sie soll aber doch verwiesen werden: Es handelt sich um die Behandlung hyperkinetischer Störungen im Kindesalter mit Methylphenidat (Ritalin) sowie um die Diagnostik und Therapie der Lese-Rechtschreibstörung. Interessierte Leser seien auf die Stellungnahme der drei Fachverbände für Kinder- und Jugendpsychiatrie und Psychotherapie in Deutschland verwiesen, die über die Geschäftsstelle der Deutschen Gesellschaft für Kinder- und Jugendpsychiatrie und Psychotherapie an der Universität Marburg erhältlich sind und über folgende Internetadresse abgerufen werden können: *www.DGKJP.de.*

Verwiesen sei auch auf die „Leitlinien zur Diagnostik und Therapie von psychischen Störungen im Säuglings-, Kindes- und Jugendalter", herausgegeben von der Deutschen Gesellschaft für Kinder- und Jugendpsychiatrie und Psychotherapie, der Bundesarbeitsgemeinschaft leitender Klinikärzte für Kinder- und Jugendpsychiatrie und Psychotherapie und dem Berufsverband der Ärzte für Kinder- und Jugendpsychiatrie und Psychotherapie, publiziert im Deutschen Ärzte-Verlag Köln, 2000.

Möge das Buch dazu beitragen, die Kooperation zwischen Sozial-, Sonder- und Heilpädagogen einerseits und allen in der Kinder- und Jugendpsychiatrie Tätigen andererseits zu befruchten.

Tübingen, im Herbst 2002 — Gunther Klosinski

Inhalt

Vorwort 5

I. Einführung

Kinder- und Jugendpsychiatrie und -psychotherapie: Eine bio-psycho-soziale Modelldisziplin im Spagat zwischen Natur- und Geisteswissenschaften 11

Entwicklungspsychologische und -psychopathologische Aspekte des Spiels und der Kreativität in der Psychotherapie von Kindern und Jugendlichen 25

Macht, Machtmissbrauch und Machtverzicht: Anmerkungen zum therapeutischen Umgang mit Kindern, Jugendlichen und ihren Eltern 42

II. Entwicklungsaspekte

Risiken und protektive Faktoren für die psychosoziale Entwicklung unserer Kinder und Jugendlichen: Verletzlichkeit und Widerstandsfähigkeit von Kindern und Jugendlichen gegenüber Stress 53

Zur Bedeutung der Gleichaltrigen-Gruppe im Jugendalter: Chancen und Risiken aus jugendpsychiatrischer Sicht 69

Kurz-, mittel- und langfristige Folgen sexueller Gewalt bei Kindern und Jugendlichen 84

„What can I do to make you love me?“ Sexualität als Entwicklungsaufgabe und Entwicklungsdruck in der Adoleszenz 95

Entstehung von Gewalt, Aggression und Dissozialität im Kindes- und Jugendalter und ihre Prävention 109

III. Brennpunkte kinder- und jugendpsychiatrischer Erkrankungen

Magersucht und Brechsucht 121

Das perfektionistische Kind. Zwangsstörungen: Erscheinungsformen obsessiv-kompulsiver Syndrome und ihre Therapie 137

Psychische Entwicklung und Psychose 146

Substanzabhängiges Suchtverhalten im Kindes- und Jugendalter. Ursachen – Diagnostik – Therapie und Prävention 160

Suizidalität im Jugendalter – Psychodynamik und Krisenmanagement 169

IV. Zur Bedeutung von Familie, Schule und Gesellschaft aus kinder- und jugendpsychiatischer Sicht

Angehörigenarbeit in der Kinder- und Jugendpsychiatrie und -psychotherapie: Chancen, Grenzen und Hindernisse im stationären Setting .. 189

Zur Risikosituation von Kindern psychisch kranker Eltern 197

Brennpunkte Familie und Schule: Wertorientierung und Sinnfrage ... 204

V. Ausblick und Desideratum

Wie kann die Integration unserer Jugendlichen in die Gesellschaft gelingen? 221

I. Einführung

Kinder- und Jugendpsychiatrie und -psychotherapie: Eine bio-psycho-soziale Modelldisziplin im Spagat zwischen Natur- und Geisteswissenschaften*

Einleitung

Das eigenständige, akademisch etablierte Fach Kinder- und Jugendpsychiatrie (seit 1995: Kinder- und Jugendpsychiatrie und -psychotherapie) ist historisch gesehen eine sehr junge medizinische Disziplin, die in Deutschland nur wenige Jahrzehnte alt ist, wenn man die Inauguration des ersten Lehrstuhles für Kinder- und Jugendpsychiatrie (Prof. Stutte, Marburg 1954 [siehe Remschmidt 1992]) als Geburtsstunde ansieht. Der Franzose Manheimer-Gommès verwendete 1899 erstmals den Begriff „psychiatrie infantile“ als Untertitel seines Lehrbuches „Les troubles menteaux de l‘enfance“. Auch heute noch stellt die Kinder- und Jugendpsychiatrie eine exotische Blume im Bouquet der medizinischen Fachdisziplinen dar.

Sowohl die Erwachsenenpsychiatrie als auch die Kinderheilkunde können Anspruch auf geistige Vater- bzw. Mutterschaft erheben. Allerdings wird zumindest diese Elternschaft, um im Bild zu bleiben, von der Pädagogik und Heilpädagogik sowohl der Erwachsenenpsychiatrie als auch der Kinderheilkunde streitig gemacht.

Warum dieser Rückblick in die Historie? Jeder Kinder- und Jugendpsychiater tut gut daran, eine gründliche Anamneseerhebung einschließlich einer Familienanamnese vorzunehmen, um die Vermächtnisse der Eltern und ihre Delegationen, die in den Verhaltensauffälligkeiten und Leiden unserer Patienten u. a. zum Ausdruck kommen, gebührend berücksichtigen zu können. Es seien deshalb noch einige Anmerkungen zur Familiengeschichte des Faches Kinder- und Jugendpsychiatrie erlaubt:

Am 27. März 1939, auf dem letzten Vorkriegskongress der Deutschen Gesellschaft für Psychiatrie und Nervenheilkunde in Wiesbaden, wurde eine „Arbeitsgemeinschaft für Kinderpsychiatrie“ formiert, die 1940 zur Gründung der „Deutschen Gesellschaft für Kinderpsychiatrie und Heilpädagogik“ führte (Stutte 1970). Damit war Kinderpsychiatrie „ab ovo“ in engstem Zusammenhang mit der Heilpädagogik, d. h. als eine Jumelage zwischen Natur- und Geisteswissenschaft angesehen worden.

* Überarbeitete Antrittsvorlesung und überarbeitete Publikation: Klosinski, G.: Kinder- und Jugendpsychiatrie – Eine bio-psycho-soziale Modelldisziplin im Spagat zwischen Natur- und Geisteswissenschaften. Musik-, Tanz- und Kunsttherapie 3: 163–169 (1992).

Besonders Anfang der 80er Jahre des 20. Jahrhunderts gab es eine heftige Diskussion um die Kinder- und Jugendpsychiatrie mit der Frage, ob es sich hierbei nicht um ein „Luxusfach“ handele, dessen Legitimation damals von einigen Vertretern der sich im Aufwind befindenden Sozialpädiatrie in Frage gestellt wurde. Hinzu kam eine Entwicklung in den letzten drei Jahrzehnten, die dazu geführt hat, dass sehr viele ursprünglich von der Kinder- und Jugendpsychiatrie abgedeckte Zuständigkeitsbereiche an andere Fachdisziplinen abgegeben wurden: die Epileptologie, die Oligophrenologie sowie die Kinder- und Jugendlichen-Neurologie wurden insbesondere in der früheren BRD, wie auch in der Schweiz und in Frankreich, weitgehend an die Pädiatrie bzw. Neuropädiatrie abgegeben, soweit es die universitäre Kinder- und Jugendpsychiatrie betrifft.

Angesichts dieser historischen Entwicklung tut es Not, immer wieder eine Standortbestimmung vorzunehmen, um nicht in eine Identitätskrise zu verfallen, um nicht nur die Schwächen und „Gebietsabtretungen“ zu beklagen, sondern um die Stärken und Chancen des eigenen Faches zu erkennen, um hieraus gewonnene Notwendigkeiten im positiven Sinne für die Zukunft fruchtbar werden zu lassen.

Nachdem in den letzten Jahren eine zunehmende Kluft zwischen biologischer Psychiatrie einerseits und psychodynamisch-psychotherapeutisch orientierter Psychiatrie andererseits entstanden ist und diese Kontroverse auch die Kinder- und Jugendpsychiatrie erfasst hat, muss auf die Notwendigkeit der Integration beider Strömungen in unserem Fache hingewiesen werden, weil sowohl naturwissenschaftliches, erklärendes als auch geisteswissenschaftliches, verstehendes Denken gerade in der Kinder- und Jugendpsychiatrie und -psychotherapie notwendige Voraussetzungen dafür sind, den Aufgaben im diagnostischen und therapeutischen Feld gerecht zu werden.

Folgende Aspekte sollen erörtert werden:

1. Anmerkungen zum Menschenbild – besser zu den Menschenbildern – in der Kinder- und Jugendpsychiatrie und -psychotherapie.
2. Gedanken zur Frage, ob Kinder- und Jugendpsychiatrie Familienpsychiatrie ist.
3. Inwieweit kann Kinder- und Jugendpsychiatrie als dialogische Medizin bezeichnet werden?
4. Vom „Spielraum“ und von der Bedeutung des Spielerischen in der Kinder- und Jugendpsychiatrie.
5. Die Kinder- und Jugendpsychiatrie – eine integrierende, interdisziplinäre bio-psycho-soziale Modelldisziplin mit hohem Anspruch und ihre Grenzen.
6. Ausblicke und Desiderata.

1. Von den Menschenbildern der Kinder- und Jugendpsychiatrie und psychotherapie

Der Psychoboom der letzten Jahrzehnte hat zu einer Inflation von unterschiedlichen Menschenbildern geführt, die sich aber bei genauerem Hinsehen in die Kategorien *mechanistisches*, *psychoanalytisches*, *kognitionspsychologisches*, *systemtheoretisches*, *verhaltenswissenschaftliches* und *psychosomatisches Menschenbild* einbauen lassen. Wo steht nun der Kinder- und Jugendpsychiater und -psychotherapeut? Entsprechend seiner Ausbildung, insbesondere seiner psychotherapeutischen Ausrichtung, wird dies unterschiedlich sein. Er bleibt aber immer dem sozialen und dem entwicklungspsychologischen Aspekt des Menschen besonders verbunden. Dies impliziert, dass allen Überlegungen im Hinblick auf vorhandene oder nicht vorhandene psychopathologische Auffälligkeiten der Aspekt der Entwicklung und Reife innewohnen muss, dass psychische Erkrankungen immer auch als Entwicklungshemmung des Patienten (und seines familiären Systems), sei sie mehr biologisch oder mehr durch die Umwelt bedingt, erkannt werden muss.

Die naturwissenschaftliche Medizin des 19. Jahrhunderts sah den Menschen als eine bis ins Kleinste zerlegbare Maschine an. Dieses Modell bedarf aus heutiger Sicht der Relativierung: Die Quantenphysik hat aufgezeigt, dass eine Zerlegung eines Zustandes in Teilzustände streng genommen nicht möglich ist. Eine mechanistische und statische Betrachtungsweise ist für eine Großzahl unserer heutigen Probleme völlig ungeeignet. „Am erfolgreichsten ist naturwissenschaftliches Denken da, wo die Wirkungsverflechtung verschiedener Komponenten schwach ist, wo das Ganze sich in guter Näherung als Summe seiner isoliert gedachten Teile auffassen lässt. Problematisch ist naturwissenschaftliches Denken aber dort, wo die Vernetzung stark und die Komplexität groß ist“ (Zitat nach H.P. Dürr, 1991).

Sigmund Freud hat mit der Konzeptualisierung des Unbewussten ein psychologisches Verständnis der Neurosen ermöglicht und damit ein eigentliches psychoanalytisches Menschenbild geschaffen, das freilich auf sehr vielen Konstrukten und metapsychologischen Überlegungen aufgebaut ist und seither erheblich abgewandelt wurde. Seine Einführung des Unbewussten, d.h. jenes Teils jeder Persönlichkeit, der dem Individuum nicht ohne Weiteres zur bewussten Verfügung steht, dem es aber gleichwohl ausgesetzt ist, hat alle weiteren psychologischen Schulen und damit auch deren Menschenbilder geprägt.

Was Freud für Entwicklung, Triebe und Emotionen erarbeitet hat, erforschte Piaget im kognitiven Bereich (d.h. im Bereich des Erkennens, der Wahrnehmung, des Denkens und Urteilens). Piagets Forschungen verdanken wir es, dass wir den stufenweisen Ablauf der Weltbildentwicklung des

Kindes besser verstehen und gelernt haben, wie sich das Kind sein Bild von der Welt, sein Bild vom Menschen und von sich selbst durch ständige Assimilation, z.B. durch Aneignung im Spiel, schafft. Diese psychologisch-kognitive „Verdauung“ ist nur möglich durch eine ausreichende Stimulierung der Sinnesorgane in einem affektiv angenehmen Rahmen.

Es ist das Verdienst Ciompis (1982), darauf hingewiesen zu haben, wie eng der emotionelle und der kognitive Bereich miteinander verflochten sind. Ciompi (1991) hat mit seinem Konstrukt der „Affektlogik“ ein neues psycho-sozio-biologisches, integratives Funktionsmodell der Psyche entworfen, das versucht, theoretische Ansätze aus verschiedenen Bereichen in praxisrelevanter Weise zu integrieren. Bei diesem Funktionsmodell wird „aufgrund von konvergierenden Befunden aus der neueren psychologischen, soziodynamischen und biologischen Forschung die Psyche als komplex-hierarchisiertes Gefüge von integrativen, affekt-kognitiven Bezugssystemen (bzw. „Fühl-, Denk- und Verhaltensprogrammen“) aufgefasst, die aufgrund von Bahnungsvorgängen als Niederschlag von konkreten Aktionen entstehen, in ihrer Struktur das vergangene Erleben speichern und zugleich die funktionelle Grundlage aller Wahrnehmung und Kommunikation bilden. Affekte (d.h. Gefühle, Emotionen, Stimmungen) spielen dabei als „Motoren“, „Schlater“, Organisatoren und Integratoren von kognitiven Leistungen eine zentrale Rolle“. Integrativ ist dieses Konzept insofern, als es nicht nur Fühlen und Denken sowie Körperliches und Geistiges als untrennbare Einheiten versteht, sondern auch psychodynamische, soziodynamische und biologische Aspekte des Psychischen in ein und demselben theoretischen Grundkonzept vereint. Dieses Funktionsmodell der menschlichen Psyche ist u.a. deswegen so bemerkenswert, weil Ciompi als Erwachsenenpsychiater dem entwicklungspsychologischen Aspekt ganz im Sinne der Kinder- und Jugendpsychiatrie gebührend Rechnung trägt.

Die Systemtheorie betrachtet soziale Strukturen als Organismen und untersucht die Beziehungen zwischen Menschen und Umwelt mittels Informatik und Kybernetik. Gregory Bateson (1984) gilt als Vater dieser Wissenschaft. Das Menschenbild der Verhaltenswissenschaften wird bestimmt durch die Sichtweise, dass der Mensch sich mittels genetischer und im Austausch mit der Umwelt erworbener Programme an diese Umwelt anpasst und andererseits die Umwelt nach seinen Bedürfnissen gestaltet. Erweitert wurde diese Sichtweise der Verhaltenswissenschaften durch die Entwicklung einer Systemwissenschaft in den letzten zwei bis drei Jahrzehnten mit dem Versuch, ähnlich wie Ciompi (1982), die Kluft zwischen Geistes- und Naturwissenschaften zu überbrücken und die Trennung von Körper und Geist, von Soma und Psyche, mit einem umfassenden, die Grenzen einzelner wissenschaftlicher Disziplinen übergreifenden Konzept aufzuheben. Diese „Systemtheorie der zweiten Generation“ (Rotthaus, 1989), in Abgrenzung von der früheren, rein kybernetisch geprägten Systemtheorie, hat ihre Quellen beispielsweise in den Arbeiten von Heinz von Foerster (1987), der als Bio-Kybernetiker bereits in den 60er Jahren das Prinzip der Selbstorganisation als ein über seine Wissenschaft weit hinausgehendes Prinzip erkannte. Humberto Maturana und Francesco Varela (1987) prägten den Begriff der Autopoiese, d. h. sie erkannten als Charakteristikum aller lebenden Wesen, dass sie autopoietische, sich selbst referentiell erhaltende Systeme sind, die als energetisch offen, jedoch als operational geschlossen angesehen werden müssen. Sie sind gleichzeitig autonom und strukturdeterminiert. Sie stehen im ständigen Austausch mit ihrer Umgebung; ihre Aktionen werden aber durch ihre eigene Struktur festgelegt, auch wenn sie als strukturell plastische Systeme ihre Struktur unter dem Einfluss der Umgebung ständig ändern. Dabei hat sich gezeigt, dass unter diesem Blickwinkel die Annahme einer geradlinigen Kausalität zwischen Ursache und Wirkung unzureichend ist und dass dies in besonderem Maße für lebende Systeme gilt. Als wichtiges Charakteristikum lebender Systeme wurde das Prinzip der Selbstreferenz erkannt, das bedeutet, dass die Verhaltensweisen eines lebenden Systems immer wieder auf dieses System selbst zurückwirken. Es geht also um eine *zirkuläre Kausalität*, in der die Wirkung sich ihre eigene Ursache schafft und umgekehrt. Diese Denkweise, gerade in der systemischen Familientherapie, hat die Kinder- und Jugendpsychiatrie besonders stark befruchtet und dazu geführt, dass wir z. B. sehr viel vorsichtiger mit Schuldzuweisungen umgehen müssen.

2. Kinder- und Jugendpsychiatrie und -psychotherapie: Familienpsychiatrie?

Aus dem zuvor Gesagten lässt sich folgern, dass Kinder- und Jugendpsychiatrie und -psychotherapie per se eine familientherapeutische Angelegenheit ist, wobei dies vom Begrifflichen her weit gefasst werden muss, d.h. nicht im engeren Sinne einer systemischen oder klassischen Familientherapie.

Das psychisch kranke Kind kann nicht losgelöst von seiner Familie betrachtet werden, auch wenn es z.B. durch organische Schädigungen schon von der Geburt an auffällig war. Stets kommt es zu einer besonderen Interaktion zwischen diesem Kind und seinen Familienmitgliedern. Auch wenn wir wissen, dass Eltern uns häufig ihr Kind vorstellen, das mit seinen seelischen Störungen vornehmlich Symptomträger von Ängsten, Befürchtungen und paranoiden Ideen der Eltern sein kann, ist es nicht damit getan, den Eltern die Schuld zuzuweisen und sie als die eigentlichen Kranken auszumachen. Kinder- und jugendpsychiatrisches Denken muss weiter gehen und auch die Interaktionen zwischen den Familienmitgliedern als historische und systemische Gewordenheit anerkennen, wobei den einzelnen Gliedern dieses Systems zu unterschiedlichen Zeiten unterschiedliche Bedeutung in unterschiedlicher Gewichtung zukommt. Die Sichtweise, dass Kinder- und Jugendpsychiatrie und -psychotherapie ohne den familiären Bezugsrahmen meist nicht denkbar ist, trägt einerseits dem genetischen und konstitutionellen „Erbe" (Determinismus) Rechnung und andererseits den weniger fest determinierten, aber im Einzelfall ebenso bedeutsamen Vermächtnissen und Induktionen, die vonseiten der Eltern und Geschwister auf das Kind einwirken.

Kinder- und jugendpsychiatrische Therapie im familientherapeutischen Bezugsrahmen ist ein Prozess, in dem der Therapeut einen Kontext konstruiert, der die beiden grundlegenden Bedürfnisse des Problemsystems gleichermaßen berücksichtigt, nämlich das Bedürfnis nach Stabilität sowie das Bedürfnis nach Veränderung; zudem schafft der Kinder- und Jugendpsychiater und -psychotherapeut – wie es Rotthaus (1990b) formuliert hat – ein „bedeutungsvolles Rauschen", d.h. er regt eine Einbeziehung von emotional wichtigen Erfahrungshorizonten – z.B. Erfahrungen mit den eigenen Eltern – an, die die Selbstorganisationskräfte des Systems aktivieren und als Katalysator für das Wieder-in-Gang-Setzen einer gemeinsamen familiären Coevolution dienen können.

3. Kinder- und Jugendpsychiatrie und -psychotherapie als dialogische Medizin, als medizinische Kunst?

Es geht darum, im Dialog mit den Familienmitgliedern das Verhalten, die Verhaltensauffälligkeiten, die Problemsituationen, die Entwicklungsprozesse und die Entwicklungsabweichungen zu erheben und für diese Familie oder für diesen Menschen in einen Sinnzusammenhang zu bringen, um Veränderungen, Blockaden und Hindernisse abzubauen. Da jedes seelische Problem aber eingebunden ist in eine biologische Seite, die die Kinder und die Eltern mitbringen (geistiges Niveau, emotionale Belastbarkeit etc.), und in eine soziale und psychologische Dimension, muss das Augenmerk sowohl von der Diagnostik als auch später von der Therapie her stets auf unterschiedlichen Ebenen mit unterschiedlicher Gewichtung ansetzen. Es kann nicht nur darum gehen, eine Störung oder eine Krankheit festzustellen, sondern im seelischen Bereich wird es darauf ankommen, einen für diesen Patienten und für diese Familie auszumachenden Sinnzusammenhang bezüglich Situation und Erkrankung im Sinne eines Verstehens herzustellen.

Kinder- und Jugendpsychiatrie als ars medicina, als medizinische Kunst, ist sich der Tatsache bewusst, dass diesem Dialog mit dem Kind und mit seiner Familie eine zentrale Bedeutung zukommt. Das Instrument des Kinder- und Jugendpsychiaters ist neben seinem fachlichen Wissen und Können er selbst in seiner Hinwendung und Zuwendung im therapeutischen Dialog.

Dies gilt ganz besonders für die Kinder- und Jugendlichen-Psychotherapie, deren Wirkfaktoren zum (großen) Teil unspezifisch sind und auf der Qualität des medizinischen Dialogs beruhen, d.h. auf einer positiven Arzt-Patienten-Beziehung. Bei der Vielfalt der Psychotherapiemethoden mit ihren unterschiedlichen Menschenbildern ist es einerseits ernüchternd, andererseits aber auch wieder befreiend festzustellen, was Jerome Frank (1981), der Altvater der Psychotherapie, als kleinsten gemeinsamen Nenner jeglicher Psychotherapie festgestellt hat: Eine erfolgreiche Therapie in diesem Sinne ist abhängig

1. von einer intensiven vertrauensvollen Beziehung zur helfenden Person,
2. von einer rationalen Begründung oder einem mythologischen Zusammenhang, der die Gründe für die Schwierigkeiten des Patienten erklärt und indirekt sein Vertrauen in den Therapeuten stärkt,
3. von einer Darlegung neuer Informationen über Ursache und Dynamik der Probleme des Patienten und vom Aufzeigen alternativer Wege zum Umgang mit diesen Schwierigkeiten,
4. von einer Stärkung der Erwartung des Patienten auf Hilfe. Kurz: Es geht darum, Hoffnung zu wecken,
5. von einer Vermittlung eines Erfolgeserlebnisses, das die Hoffnungen weiter stärkt und dem Patienten das Gefühl gibt, seine Probleme meistern zu können,
6. von der Ermutigung, Gefühle offen und adäquat auszudrücken. Dies ist nur möglich durch ein emotionales Engagement des Therapeuten.

Da die Kinder- und Jugendpsychiatrie seit 1995 auch immer die Kinder- und Jugendpsychotherapie mit einschließt, steht der Kinder- und Jugendpsychiater stets sowohl im naturwissenschaftlich orientierten Bereich als auch im Bereich der Sozial- und Geisteswissenschaften. Es ist kein Entweder-oder, sondern ein Sowohl-als-auch.

Es geht um eine Aussöhnung zwischen naturwissenschaftlich-biologischen und human- und geisteswissenschaftlich bestimmten Inhalten unseres Faches. Sie spiegeln auch den vielleicht oft unbewussten Alleinvertretungsanspruch einer Sichtweise wider, so z.B. der eher detailorientierten, analysierend-technischen und der eher ganzheitlich-synthetisierend-künstlerischen. Mit Schönfelder (1990) kann man formulieren: „Hier der wissenschaftliche Positivist und da der hermeneutisch verfahrende Psychotherapeut". Eine Integration dieser dialogischen Struktur erfordert ein hohes Maß an Verzicht auf Machtpositionen und einen Abschied von einer erträumten Einheit zugunsten einer Ganzheit.

Um dies zu beschreiben, soll Martin Bubers Betrachtung eines Baumes angeführt werden, die sich übertragen lässt auf die therapeutische Beziehung zum Patienten. Wörtlich sagt Buber (1984): „Es kann aber auch geschehen, aus Wille und Gnade in einem, dass ich, den Baum betrachtend, in die Beziehung zu ihm eingefasst werde, und nun ist es kein Es mehr. Die Macht der Ausschließlichkeit hat mich ergriffen. Dazu tut nicht Not, dass ich auf irgendeine der Weisen meiner Betrachtung verzichte. Es gibt nichts, wovon ich absehen müsste, um zu sehen, und kein Wissen, das ich zu vergessen hätte. Vielmehr ist alles, Bild und Bewegung, Gattung und Exemplar, Gesetz und Zahl mit darin, ununterscheidbar vereinigt. Alles, was dem Baum angehört, ist mit darin, seine Form und seine Mechanik, seine Farben und seine Chemie, seine Unterredung mit den Elementen und seine Unterredung mit den Gestirnen und alles in einer Ganzheit. Kein Eindruck ist der Baum, kein Spiel meiner Vorstellungen, kein Stimmungswert, sondern er leibt in mir und hat mit mir zu schaffen, wie ich mit ihm, nur anders."

Wohlverstanden: Es geht nicht um eine empathische Verschmelzung mit dem Patienten, sondern um das Erkennen des Patienten als einen Mitmenschen, der leidet, als einen Teil der Schöpfung, der ich auch angehöre.

4. Zum spielerischen Aspekt in der Kinder- und Jugendpsychiatrie und -psychotherapie

Für die Kinder ist das Spiel die „via regia" (der Königsweg) zu ihrer Seele und zu ihrem Wesen, wie dies der Traum in der Psychoanalyse von Erwachsenen ist. Besonders bei den noch feststellbaren großen Vorbehalten und Feindbildern, die der Kinder- und Jugendpsychiatrie in der Bevölkerung entgegengebracht werden, bedarf es der hohen Kunst des freudigen Umgangs mit dem Patienten. Dies gelingt besonders dann, wenn für die Kinder das spielerische Moment miteinbezogen werden kann. Die Therapie von Kindern in der Kinder- und Jugendpsychiatrie und -psychotherapie muss immer dem spielerischen Aspekt Rechnung tragen.

Es muss auf eine besondere Gefahr des „Mitspielens" aufmerksam gemacht werden: Im Bereich der stationären Kinder- und Jugendpsychiatrie und -psychotherapie werden dem Patienten in der Regel ein Therapeut und eine Bezugsperson (Co-Therapeut bzw. Co-Therapeutin) zugesellt, so dass er seine z.B. neurotischen Übertragungsaspekte auf die Eltern nun im stationären Rahmen auf die „Ersatz-Eltern", d.h. auf die Therapeuten, übertragen kann. Es bildet sich somit ein neues, erweitertes „soziales Atom" aus. Hierin liegt eine Chance und auch eine Gefahr: Es kann auf Seiten der Therapeuten zu einem Tauziehen im Sinne von besseren Eltern kommen, und die Eltern können sehr schnell das Gefühl entwickeln, sie seien die schlechteren, die Eltern, die versagt haben. Wenn sich diese Situation einstellt, ist die Therapie gefährdet, wenn nicht schon verloren, so dass sich die Eltern schnell zurückziehen oder ihr Kind aus der Therapie herausnehmen. Das „Mitspielen" der einzelnen Mitglieder des therapeutischen Teams im stationären Rahmen ist eine hohe Kunst und bedarf immer wieder der Reflexion dessen, was im Augenblick an Interaktionsprozessen und an psychodynamischen Prozessen abläuft. Aus diesem Grunde bedürfen wir besonders bei stationärer Psychotherapie der Hilfestellung durch interne und externe Supervision. Der Mitspieler im Sinne Binswangers (1957) kann zum Mitagierer werden, der psychiatrisch-psychotherapeutische Helfer zum hilflosen Helfer, der seine eigenen Probleme am Patienten stabilisiert. Aus diesem Grunde hat der Kinder- und Jugendpsychiater und -psychotherapeut eine psychotherapeutische Selbsterfahrung zu durchlaufen und das Pflegepersonal muss besonders geschult werden, um sich über den Eigenanteil in Interaktionsprozessen bewusster zu werden.

5. Kinder- und Jugendpsychiatrie und -psychotherapie: eine bio-psycho-soziale Modelldisziplin?

Die Psychiatrie und insbesondere die Kinder- und Jugendpsychiatrie eignet sich als Modelldisziplin, weil die drei Aspekte – der biologische, der psychologische und der soziale – eine ungefähr gleichgewichtige Rolle spielen, sowohl bei der Entstehung von verschiedenen Krankheitsbildern als auch beim therapeutischen Zugang. Das Studium der Hirnstoffwechselstörungen bei psychotischen Erkrankungen und Depressionen hat in den letzten Jahren viele interessante Erkenntnisse gebracht, die unser Verständnis erweitert und bereichert haben. Lempp (u. a. 1973, 1979) hat mehrfach darauf hingewiesen, dass eine enge Verknüpfung zwischen hirnorganischer Funktionsstörung und reaktiver neurotischer Entwicklung bzw. psychotischer Dekompensation im Kindes- und Jugendalter besteht. Hirnorganisch bedingte Wahrnehmungsstörungen (insbesondere mit Teilleistungsstörungen) finden wir gehäuft bei solchen Jugendlichen, die einen psychotischen Einbruch erleben. Lempps (1973) Vorstellung von der psychotischen Erkrankung als einer Realitätsbezugsstörung trägt dieser Vernetzung der biologischen (hirnorganischen), der psychologischen und der sozialen Dimension Rechnung. Alle drei Bereiche sind in der Lage, die anderen beiden positiv oder negativ mitzubeeinflussen. Wir wissen z. B. durch Nachuntersuchungen, dass bei hirnorganisch vorgeschädigten Kindern im Neugeborenenalter eine positive psychosoziale Situation der Eltern einen protektiven Faktor in Bezug auf die weitere Entwicklung darstellt.

Kinder- und jugendpsychiatrische Diagnostik und Therapie bewegt sich im Grenzbereich zwischen Psychotherapie, Heilpädagogik und biologischer Psychiatrie und muss je nach Erkrankungsart und Alter der Patienten mehr dem biologischen, mehr dem psychotherapeutischen oder mehr dem heilpädagogischen Aspekt Rechnung tragen, will sie nicht Gefahr laufen, den Patienten in eine einseitige Wissenschafts- oder Weltanschauungsideologie hineinzuzwängen. Jeder Arzt in jeder medizinischen Fachdisziplin sollte eine bio-psycho-soziale Einstellung zu den Erkrankungen seiner Patienten einnehmen. Das Besondere an der Kinder- und Jugendpsychiatrie und -psychotherapie ist jedoch der Umstand, dass bei vielen Erkrankungen die mehrdimensionale und multikausale Bedingtheit auf den drei genannten Dimensionen oder Ebenen (biologisch, seelisch, sozial) mehr oder weniger gleichgewichtig vorkommen kann, so dass der Kinder- und Jugendpsychiater gut daran tut, alle drei Gesichtspunkte immer wieder zu berücksichtigen und in sein diagnostisches und therapeutisches Handeln mit einzubeziehen. Insofern kann die Kinder- und Jugendpsychiatrie geradezu als eine klassische bio-psycho-soziale Modelldisziplin angesehen werden, die in besonderem Maße zur Interdisziplinarität verpflichtet ist. Ihr Tätigkeitsfeld muss überlappend und transparent sein, gleichsam osmotisch durchlässig zur Pädagogik, Psychologie, Psychiatrie, Pädiatrie, Soziologie und Theologie. Stellt nun die Kinder- und Jugendpsychiatrie und -psychotherapie eine umfassende, „ganzheitliche" Modelldisziplin dar, die auf andere, „beschränkte" und reduzierte Nachbardisziplinen herabschauen darf? Eine solche Auffassung wäre einerseits eine grandiose Hybris, andererseits darf die Identität des Kinder- und Jugendpsychiaters diese „Weite" einnehmen, ohne in einen Eklektizismus zu verfallen.

Das Wissen um die biologische Verankerung des Menschen und seiner seelischen Erkrankungen sowie die Erkenntnis, dass psychosoziale Gegebenheiten als Lernprozesse, Erfahrungen und Interaktionsprozesse die Person des Menschen stabilisierend oder labilisierend beeinflussen, bedeutet eine integrative Zusammenschau und nicht notwendigerweise einen Salto mortale vom Lager der biologischen Psychiatrie in das der psychodynamisch orientierten Kinder- und Jugendpsychiatrie, sondern allenfalls einen gelungenen Spagat zwischen Natur- und Geistes- oder Sozialwissenschaften. So wie ein Turner den Spagat als Erwachsener erst wieder lernen muss (die Kleinkinder bringen sozusagen diese ausschreitende und integrierende Fähigkeit von Natur aus mit), genau so muss der Kinder- und Jugendpsychiater und -psychotherapeut bei der eingetretenen Aufsplitterung weltanschaulicher und auch naturwissenschaftlicher Ideologien erst wieder lernen, solch einen Spagat zu vollziehen. Mag sein, dass dies für wenig Flexible und „Alteingesessene" Schmerzen bereitet und einer Zerreißprobe gleichkommt. Umso mehr könnte die Fähigkeit zum Spagat aber eine Brückenfunktion bedeuten, die eine notwendige Integration zwischen den Disziplinen wieder ermöglicht.

Die Frage nach Wissenschaft oder Weltanschauung ist nicht zuletzt auch eine Frage nach dem Wesen des Menschen, nach den Menschenbildern. Was macht den Menschen zum Homo sapiens? Sein Gehirn oder sein Geist? Ist die menschliche Person mehr als graue Hirnzellen? Was ist eigentlich der menschliche Geist: Ist er immanent oder transzendent, komplex-instrumentales Gehirn oder personales Ich?

Gerade weil sich die letzte Frage des Menschen weder durch wissenschaftliche Erkenntnisse noch durch psychologische Ideen und Ideale allein beantworten lässt, ist es wichtig, sich dem Spannungsfeld zwischen Wissenschaft, Weltanschauung und Glauben zu stellen.

6. Ausblicke und Desiderata

Die Kinder- und Jugendpsychiatrie und -psychotherapie, insbesondere die universitäre, wird sich dem Forschungszweig der biologischen Psychiatrie nicht entziehen können, im Gegenteil, sie wird eine große Bereicherung und Belebung hierdurch erfahren. Die Möglichkeiten zur Hirnfunktionsdiagnostik mittels neuer bildgebender Verfahren wie z. B. der Positronen-Emissions-Tomographie hat viele interessante Fragestellungen ermöglichen und wohl auch klären können. In sozial unruhigen Zeiten wie der unsrigen ist es unübersehbar, dass auffallendes Fehlverhalten unserer Jugend auch entscheidend durch soziale Faktoren beeinflusst wird: Die Zunahme der Abhängigkeitserkrankungen und der aggressiven Delikte lassen keinen Zweifel daran, dass wir diese Dimension in der Vergangenheit zu sehr unterschätzt haben. Unsere erweiterte Erkenntnis von den ersten Objektbeziehungen durch gut fundierte Mutter-Kind-Interaktionsstudien werden dazu führen, dass wir die Ausbildung und Förderung menschlicher Fähigkeiten und Persönlichkeitsanteile noch besser begreifen werden.

Eingehende, methodologisch gut fundierte epidemiologische Studien werden uns auch zwingen, den Stellenwert und die Bedeutung von manchen Erkrankungen besser einzuschätzen. All diese Forschungsrichtungen haben ihre Bedeutung und dürfen nicht vernachlässigt werden. In der Arbeit mit dem Patienten aber werden wir stets auf die Person des Kranken und auf seine Familie zurückgeworfen, die nach einer Erklärung und einem Sinnzusammenhang der Erkrankung suchen. Der Kinder- und Jugendpsychiater und -psychotherapeut darf, unabhängig von seinem Ausbildungs- und Forschungsschwerpunkt, keine der drei oben genannten Dimensionen ausblenden, sondern muss in der Lage sein, schwerpunktmäßig die eine oder andere Dimension in den Mittelpunkt zu rücken, ohne die anderen zu negieren. Dies wird nur gelingen, wenn wir eine Fähigkeit zur Toleranz und zur Integration entwickeln und wenn sich folgende Einstellung und Denkweise mehr und mehr durchsetzt:

a) Die Kinder- und Jugendpsychiatrie und -psychotherapie und die in ihr Arbeitenden benötigen eine gewisse *Bescheidenheit im Denken.* Kinder- und Jugendpsychiater und -psychotherapeuten müssen sich vermehrt ihrer Grenzen bewusst werden, die sowohl wissenschaftlicher Erkenntnis als auch psychotherapeutischer Veränderbarkeit gesetzt sind. Es geht um die Anerkennung der Grenzen des therapeutisch Machbaren und um die Bescheidenheit im Werten und Urteilen. R. D. Laing hat dies in seinem Buch „Phänomenologie der Erfahrung" in einem Satz zusammengefasst: „Doch die wirklich entscheidenden Momente in der Psychotherapie sind – wie jeder Patient oder Therapeut weiß, der sie erfahren hat – nicht vorhersagbar, einmalig, unvergesslich, niemals wiederholbar und oft unbeschreibbar."

Wir brauchen eine vermehrte Offenheit für Aussagen, die andere Wissensgebiete und Weltanschauungen zu vermitteln haben.

b) Des Weiteren ist eine Rückkehr zu dem von Eugen Bleuler (1975) geforderten *„disziplinierten Denken"* in der Beurteilung neuer Theorien und Ideen in der Kinder- und Jugendpsychiatrie und -psychotherapie dringend geboten. In der Kinder- und Jugendpsychiatrie und -psychotherapie tätige Ärzte, Psychologen, Krankenpfleger, Erzieher und Sozialarbeiter müssen neu lernen, dem Drang nach Kausalität und absolutem Heilungsanspruch zu widerstehen und das Spannungsfeld der Unvollkommenheit in dieser Welt auszuhalten, ohne sich in eine pseudowissenschaftliche Esoterik zu flüchten. Nicht zuletzt geht es dabei auch um den Verzicht auf das Ergründen „der" Ursache. Nicht ein Entweder-oder-Denken tut Not, sondern ein „Sowohl-als-auch-Schema" der Komplementarität ist gefragt.

c) Im Einklang mit Willi (1985) gilt es, in den Sozialwissenschaften wieder vermehrt ein beziehungsökologisches Denken zu fördern. Das unerreichbare Ideal der Selbstverwirklichung hat sich für viele zwischenmenschliche Beziehungen ähnlich destruktiv ausgewirkt wie der rücksichtslose Raubbau im ökologischen Gefüge der Natur. Ziel einer umfassenden Therapie muss es daher auch in der Kinder- und Jugendpsychiatrie und -psychotherapie sein, die stützenden und protektiven Faktoren im Leben eines Patienten zu fördern und ihm dazu zu verhelfen, sich Situationen und Beziehungen zu schaffen, in die er sich trotz unerfüllter Wünsche und fortbestehender „neurotischer Dispositionen" relativ gesund und konstruktiv einbringen kann. Es geht darum, zu lernen, wieder kreativ zu werden und sich in gemeinsamer familiärer Co-Evolution weiterzuentwickeln.

d) Schließlich benötigen wir in der Kinder- und Jugendpsychiatrie das, was Poeldinger (1984) ein „perspektivisches Denken" in der Betrachtung der Lebensprobleme und der Sinnfragen unserer Patienten genannt hat: Dieses beinhaltet den Einbezug von mindestens sechs Ebenen – der *genetischen*, der *biologischen*, der *soziologischen*, der *geistigen* und schließlich auch der *metapsychisch-theologischen Ebene* – und deren systemische Vernetzungsmöglichkeiten. Damit werden auch Fragen des Glaubens und der Religiosität nicht tabuisiert, sondern in Ehrfurcht und im Wissen um ihre tragende Kraft miteinbezogen. Wenn Wissenschaft, Weltanschauung und Glaube sich in diesem Sinne ergänzen und befruchten, dann wird es besser gelingen, den Menschen ganzheitlich, in allen seinen Lebensbezügen, zu erfassen und damit auch ganzheitlicher zu behandeln.

Abschließend seien eine Mahnung von Eugen Roth (1966) und eine Warnung des US-amerikanischen Forschers Eisenberg (1986) angeführt:

„Mahnung“

Die Welt, bedacht auf platten Nutzen,
sucht auch die Seelen auszuputzen;
das Sumpf-Entwässern, Wälder-Roden
schafft einwandfreien Ackerboden.
Und schon kann die Statistik prahlen
mit beispiellosen Fortschrittszahlen.
Doch langsam merkens auch die Deppen:
Die Seelen schwinden und versteppen!
Denn nirgens mehr, so weit man sieht,
gibt es ein Seelen-Schutzgebiet:
Kein Wald, drin Traumesvöglein sitzen,
kein Bach, drin Frohsinns Fischlein blitzen,
kein Busch, im Schmerz sich zu verkriechen,
kein Blümlein, Andacht draus zu riechen.
Nichts, als ein ödes Feld – mit Leuten
bestellt, es restlos auszubeuten.
Drum, wollt ihr nicht zugrunde gehen,
lasst noch ein bisschen Wildnis stehn!

„Die Fortschritte der biologischen Forschung bergen die Gefahr in sich, die ‚hirnlose‘ Psychiatrie der Vergangenheit gegen eine ‚geistlose‘ Psychiatrie der Zukunft einzutauschen.“

Literatur

Bateson, G.: Geist und Natur. Suhrkamp, Frankfurt/M. 1984

Binswanger, L.: Der Mensch in der Psychiatrie.Günter Neske-Verlag Pfullingen 1957

Bleuler, E.: Das autistisch undisziplinierte Denken in der Medizin und seine Überwindung. Springer, Berlin, Heidelberg, New York, 5. Aufl. 1975

Buber, M.: Das dialogische Prinzip. Lambert Schneider, Heidelberg 1984

Ciompi, L.: Affektlogik – Über die Struktur der Psyche und ihre Entwicklung. Klett-Cotta, Stuttgart 1982

Ciompi, L.: Affektlogik – ein neues psycho-sozio-biologisches integratives Funktionsmodell der Psyche. DiA (der informierte Arzt – Gazette Médicale) 4 (1991) 307–313

Dürr, H.-P.: Wissenschaft und Wirklichkeit, Über die Beziehung zwischen dem Weltbild der Physik und der eigentlichen Wirklichkeit. In: Dürr, H.-P., W. Zimmerli (Hrsg.): Geist und Natur. Scherz, Bern, München, Wien 1991

Eisenberg, L.: Mindlessness und brainlessness in psychiatry. Br. J. Psychiatry 148 (1986) 497–508

Frank, J.: Die Heiler : Wirkungsweise psychotherapeutischer Beeinflussung. Vom Schamanismus bis zu den modernen Therapien. Klett, Stuttgart 1981
Foerster, H. v.: Entdecken oder Erfinden – wie läßt sich Verstehen verstehen? In: Rotthaus, W. (Hrsg.): Erziehung und Therapie in systemischer Sicht. Therapie in der Kinder- und Jugendpsychiatrie. Bd. 5, Modernes Lernen, Dortmund (1987) 22–60
Lempp, R.: Psychosen im Kindes- und Jugendalter – eine Realitätsbezugsstörung. Huber, Bern, Stuttgart, Wien 1973
Lempp, R.: Teilleistungsstörungen im Kindesalter: Huber, Bern, Stuttgart, Wien 1979
Manheimer-Gommès, M.: Lestroubles mentaux de l'enfance, précis de psychiatrie infantile avec les applications pédagogiques et médicolégales (Préface de M. le professeur Joffroy). Soc.d'edit.sci. Paris 1899
Maturana, H., F. Varela: Der Baum der Erkenntnis. Scherz, München 1987
Pöldinger, W.: Über systemisches und perspektivisches Denken in der Psychiatrie. Schweizerische Ärztezeitung 65 (1984) 1573–1574
Remschmidt, H.: Adoleszenz. Thieme, Stuttgart 1992
Roth, E.: Eine Auswahl. Hauser, München 1966
Rotthaus, W.: Die Auswirkungen systemischen Denkens auf das Menschenbild des Therapeuten und seine therapeutische Arbeit. Prax. Kinderpsychol. Kinderpsychiat. 38 (1989) 10–16
Rotthaus, W.: Stationäre Kinder- und Jugendpsychiatrie. Verlag Modernes Lernen. Dortmund (1990a)
Rotthaus, W.: Diagnostische und therapeutische Sichtweise im Wandel: Die systemische Perspektive. Prax. Kinderpsychol. Kinderpsychiat. 39 (1990b) 361–364
Schönfelder, T.: Diagnostische und therapeutische Sichtweisen im Wandel: Integrative Perspektiven. Prax. Kinderpsychol. Kinderpsychiat. 39 (1990) 364–367
Stutte, H.: 30 Jahre, Deutsche Vereinigung für Jugendpsychiatrie. Nervenarzt 41 (1970) 313–317
Willi, J.: Koevolution: Die Kunst gemeinsamen Wachsens. Rowohlt, Reinbek 1985

Entwicklungspsychologische und -psychopathologische Aspekte des Spiels und der Kreativität in der Psychotherapie von Kindern und Jugendlichen*

Einleitung

Spiel und Kreativität sind einerseits entscheidende Begriffe, die zum Wesenskern jeder Psychotherapie bei Kindern und Jugendlichen gehören, und andererseits handelt es sich um sehr vage Begriffe, zu denen es eine kaum mehr überschaubare Fülle von Publikationen vonseiten der Pädagogen, Psychologen und Psychotherapeuten gibt. Als Kinder- und Jugendpsychiater möchte ich besonders entwicklungspsychologische und entwicklungspsychopathologische Aspekte in Bezug auf das kindliche Spiel und die Kreativität in der Psychotherapie mit Kindern und Jugendlichen in den Mittelpunkt rücken. Kinder, Jugendliche und auch Erwachsene leiden u.a. daran, dass sie vom Spielerisch-Kreativen der jeweiligen Lebensphase abgeschnitten sind. Dies gilt sowohl für diejenigen, die niemals einen „Spielraum“ besaßen, als auch für jene angeblich „Glücklichen“, denen so viel Spielraum gewährt wurde, dass er sie lähmte, und so viel Überfluss, dass sie darin erstickten. Der Patient, der sich als „Spielverderber“ fühlt oder zum „Falschspieler“ erzogen wurde, wird sich in einer geglückten Psychotherapie – sei es Einzel- oder Gruppenpsychotherapie – ermuntert und bestätigt fühlen, wieder er selbst, d.h. ein einzigartiges Individuum sein zu dürfen. Jeder Mensch kann nur wirklich er selbst sein, wenn er diese Wirklichkeit vom anderen regelmäßig zugesprochen bekommt: Erst die Anerkennung durch mindestens einen anderen Menschen verbürgt Identität.

Im Folgenden wird
1. auf Formen und Funktionen des kindlichen Spiels auf den unterschiedlichen Altersstufen eingegangen,
2. Kreativität unter drei Aspekten beleuchtet: Hinsichtlich der Persönlichkeitsmerkmale kreativer Persönlichkeiten, in Bezug auf den kreativen Prozess und bezüglich des kreativen Produktes,

* Überarbeiteter Vortrag, gehalten im Rahmen des 53. Psychotherapie-Seminars Freudenstadt (24.9.1996) und überarbeiteter Buchbeitrag: Klosinski, G.: Entwicklungspsychologische und -psychopathologische Aspekte des Spiels und der Kreativität in der Psychotherapie von Kindern und Jugendlichen. In: Schneider, H. (Hrsg.): Mitte der Kindheit – Kreativitätsentwicklung – Kreativität in der Psychotherapie. 53. Psychotherapie-Seminar Freudenstadt. Mattes-Verlag Heidelberg, S. 63–81, 1997.

3. auf den psychotherapeutischen Dialog als einen schöpferischen Gestaltungsprozess verwiesen.
4. Zu diesem spielerisch-kreativen Dialog werden einige kasuistische Beispiele aus der Arbeit mit Kindern und Jugendlichen angeführt.

1. Dimensionen des Spiels bei Kindern und Jugendlichen

Platon schreibt im Phaidros (1957), dass die Menschen das Spiel dem göttlichen Kulturbringer Theuth verdanken. Dieser habe, wie die Zahl und das Rechnen, die Geometrie, die Himmelskunde und die Schrift, so auch die kunstvollen Spiele erfunden. Gleichnishaft schildert Platon in seinen Gesetzen (1977) das Bedürfnis aller jungen Geschöpfe, ob Tier oder Mensch, zu springen und erblickt darin das Urbild des echten Spieltriebes. Während Schiller das Moment der Freiheit und des Freiseins betont, wenn er schreibt: „Der Mensch ist nur dann frei, wenn er spielt“, versuchte der englische Naturphilosoph Herbert Spencer (1855), die Erscheinung des Spiels kausal zu erklären: Durch einen Energiestau im Nervensystem und durch einen nicht genügend ausgelasteten Lebenskampf komme es zu einer gesteigerten Entladungsbereitschaft und schließlich zu einem Überlaufen (Kraftüberschuss- oder Energieüberschuss-Theorie).

Es seien einige weitere interessante historische Aspekte über das Spiel angeführt: Der Tübinger Philosoph Groos (1899) hat vor über hundert Jahren die aufbauende und trainierende Übungsfunktion des Spiels hervorgehoben als eine Vorbereitung für den späteren Ernst des Lebens. Karl Bühler (1949) hat den Begriff der „Funktionslust“ in die Diskussion um das Spiel eingeführt, der Philosoph William Stern (1967) den scheinbar paradoxen Begriff des „Ernst-Spiels“, um den Ernst bei den „Als-ob-Rollen“ zu charakterisieren. Hatten die Spieltheorien bis in die 20er Jahre des letzten Jahrhunderts Spiel primär als innersubjektives, durch triebdynamische Prozesse, psychische Erlebnisweisen oder Einstellungen definiertes Geschehen betrachtet, so wurde diese Sichtweise durch die psychoanalytischen Spieltheorien einerseits verstärkt, indem letztere auf die enge Verwobenheit zwischen Spiel und Phantasie hinwiesen, andererseits führten sie doch bereits in die Nähe der interaktionistischen Theorie des amerikanischen Sozialphilosophen George Herbert Mead (1934). So schreibt Waelder (1932): „Die um ein wirkliches Objekt gewebte Phantasie ist jedoch nichts anderes als Spiel.“ Im Zuge der bahnbrechenden Untersuchungen zur kindlichen Intelligenzentwicklung verknüpfte Piaget (1975, 1976) seine Theorie vom Spiel mit seiner Vorstellung vom Wachstum der Intelligenz: Kindliches Phantasiespiel sei reine „Assimilation“, wobei er unter Assimilation die Verwandlung einer erhaltenen Information durch den Organismus verstand, der sie so zu einem Teil seiner Erfahrung mache.

Der hierarchisch angeordneten Stufenleiter menschlicher Intelligenzentwicklung ordnete er verschiedene Spielformen zu: Auf der Stufe der sensomotorischen, präverbalen und praktischen Intelligenz die „Übungsspiele", die er als „reproduktive Assimilationen" verstand. In den Phasen vorbegrifflichen, symbolischen und anschaulichen Denkens siedelte er die sogenannten „Symbolspiele" an (2. bis 7. Lebensjahr), auf den späteren Entwicklungsstufen die „Regel- und Konstruktionsspiele". Piaget unterschied zwischen dem Spielen als Wiederholung einer bereits beherrschten Handlung und der Wiederholung einer Tätigkeit, um dieselbe zu verstehen. Er meinte, im Spiel werde die Realität den Wünschen des Kindes angepasst und in seiner Form der „reinen Assimilation" höre das Spiel mit dem Nachlassen der „Egozentrik" gegen Ende der Symbolphase auf.

In seinem „Entwurf einer Psychologie des Spieles" vertrat Heckhausen (1978) die Ansicht, „beim gegenwärtigen Erkenntnisstand erscheine die genotypische Betrachtungsweise des Spiels erfolgversprechender als die bisher so ausgiebig beschriebene phänotypische". Er wies besonders auf das Phänomen des „Aktivierungszirkels" hin. Darunter verstand er das Aufsuchen einer psychischen Spannung vom Spielenden, die nach mehr oder weniger kurzer Zeit plötzlich abfällt, sich wieder auflädt, um erneut abzufallen im Sinne einer Kippbewegung mit langsamem Anstieg und schnellem Abfall oder auch mit schnellem Anstieg und langsamem Abfall. Mit dieser Beschreibung des Aktivierungszirkels betrat Heckhausen das Gebiet hirnphysiologischer und neuroanatomischer Forschung sowie den Bereich psychophysiologischer Untersuchungen: Er postulierte, dass verschiedene Arten des Spiels besondere Formen von Aktivierungszirkeln aufwiesen. Die englische Psychologin Millar (1973) postulierte: „Spiel ist paradoxes Verhalten: Vertrautes erforschen, bereits Beherrschtes üben, freundliche Aggression, Sex ohne Koitus, Aufregung über nichts, soziales Verhalten, das nicht von einer besonderen gemeinsamen Aktivität oder durch eine Sozialstruktur bestimmt wird, Vortäuschung, um nicht zu täuschen." Diese Betrachtungsweise ergänzt die Vorstellung von dem Merkmal der „Quasi-Realität" des Spiels im Sinne Heckhausens (1978). Moreno (1964), der das Stehgreif-Theater und später das Sozio-Drama und das Psycho-Drama kreierte, sprach von einer „Surplus-Realität", die in psychodramatischen Spielen einer vorweggenommenen Zukunft zum Tragen käme.

Ausgehend von der Erkenntnis- und Erlebensweise im Spiel lassen sich folgende Spiel-Typen unterscheiden (Klosinski, 1981):

Grundtypen des Spiels	*grundlegende Erkenntnis- und Erlebensweise*	*Kind*	*Erwachsener*
Erkundungs-spiele	kausal, abgrenzend	Neue Gegenstände und Zusammenhänge werden erprobt (ausgehend von der elementaren Welterkundung durch die Organe Hand und Mund im Säuglingsalter.	Forscherische Tätigkeiten, experimentelle Untersuchungen
Gestaltungs-spiele	struktural-ordnend, assoziierend	Gestaltung und Organisation verschiedenster Materialien: Bauen mit Klötzchen, Sandspiele etc.	Musische Tätigkeiten der verschiedensten Art, Planspiele
Geschicklich-keitsspiele	operational	Ausprobieren von Techniken und Fertigkeiten, z. B. Seilspringen, Wurfspiele etc.	Sportliche Betätigungen, Geduldspiele
Imitations-spiele – Rollenspiel – So-tun-als-ob-Spiel	formal-nach-vollziehend	Cowboy-und-Indianer-Spiel, Räuber und Gendarm, „Doktor-und-Familie"-Spiel	Übernommenes und eingefahrenes Rollenverhalten z.B. – Mode-Verhalten – Konsum-Denken – Image-Verhalten
Glücks- und Zufallsspiele	magisch	Abzählreime, Knobel-Spiele, Würfelspiele, Blätterzählen	Würfelspiele, Lotto, Toto, Wetten (Pferderennen), Roulette
Spiele des Rausches	ekstatisch	Rutschen, Schaukeln, sich drehen bis zum Schwindel, Tanzen, Toben, Karusselfahren	Tanz, Liebesspiel, „Geschwindigkeitsrausch" (z.B. Automobilrennen)

Die Abbildung soll deutlich machen, dass wir die verschiedenen Grundtypen des Spiels nicht nur bei Kindern, sondern in abgewandelter und u.U. in sublimierter Form auch bei Erwachsenen feststellen können. Diese Gliederung gibt lediglich eine grobe Orientierung und kann die Lebensäußerungen des Spiels nicht erschöpfend erklären oder abgrenzen. Nicht wenige Spielformen stellen, bezogen auf die hier vorgenommene Einteilung, ein Kompositum dar: Sportliches Wettspiel kann neben der Geschicklichkeitskomponente entscheidend vom ekstatischen Moment begleitet sein etc.

Unter tiefenpsychologischen Aspekten haben die unterschiedlichen Schulen dem kindlichen Spiel ganz verschiedene Funktionsdeutungen beigemessen: Freud (1965) selbst hat den kathartischen Charakter des Spiels in Zusammenhang mit dem Wiederholungszwang herausgearbeitet und war der Auffassung, das Kind spiele häufig, um Erlebnisse zu verarbeiten, mit denen es in der jeweiligen Situation nicht ganz fertig werden konnte (seine Vorstellung wurde von Piaget (1975) sozusagen übernommen). Der Adler'sche Ansatz hebt hervor, dass das kindliche Spiel Möglichkeiten bietet, mit Minderwertigkeitsgefühlen zurechtzukommen und diese eventuell schon früh abzubauen. Erikson (1978) betonte den hohen Stellenwert des Spiels im Hinblick auf den Prozess zunehmender Identität.

Spiel dient in den ersten Lebensjahren als entdeckendes Lernen (z. B. Bruner et al. (1976), als experimentierendes Lernen (Fagen, 1976) oder als Übergangsform zum abstrakten Denken und geplanten Handeln (Wygotski, 1973) und als Kommunikation (Bateson, 1955).

Voraussetzungen und Bedingungen, die Spielen ermöglichen:

Spielen bedeutet ein Wagnis eingehen, eine Offenheit für Veränderungen innerhalb bestimmter Spielregeln und „Spielplätze". Entwicklungsgeschichtlich können bereits am Spielverhalten der Tiere die Bedingungen studiert werden, die erfüllt sein müssen, damit Spielen möglich wird. Spielen setzt Vertrauen voraus und gehört zum allerersten Interaktionsfeld zwischen Mutter und Kleinkind. Spielplatz, Spielraum und Spielregeln ändern sich im Laufe der kindlichen und ganz allgemein im Verlaufe der seelischen Entwicklung. Auf diesen räumlichen Aspekt in jedem Spielvorgang hat besonders der Spieltheoretiker Huizinga (1939) hingewiesen: „Jedes Spiel bewegt sich innerhalb eines Spielraums, seines Spielplatzes, der materiell oder ideell, absichtlich oder wie selbstverständlich im Voraus abgesteckt worden ist. Die Arena, der Spieltisch, der Zauberkreis, der Tempel, die Bühne, die Filmleinwand, der Gerichtshof, sie sind allesamt der Form und der Funktion nach Spielplätze, d. h. geweihter Boden, abgesondertes, umzäuntes, geheiligtes Gebiet, in dem besondere Regeln gelten."

Vieles, das über das Spiel ausgeführt wurde, gilt auch in Bezug auf die Kreativität, die ja immer etwas Spielerisches an sich hat. Dies soll nunmehr ausgeführt werden:

2. Kreativität: Bedingungen und Funktionen

„Kreativität ist einer der verwirrendsten und mehrdeutigsten Begriffe der heutigen Psychologie und Pädagogik." Dieses Zitat stammt von Ausubel (1968) und gilt auch heute noch. Auch heute gibt es keine einheitliche Definition von Kreativität. Über die Entfaltung des Schöpferischen und bezüglich der Bedingungen, die eine Entwicklung des Kreativen ermöglichen, gibt es eine unendliche Fülle von Publikationen. Um die verschiedenen Teilaspekte des Phänomens bzw. Konstruktes Kreativität zu erfassen, sind mindestens drei verschiedene und sich ergänzende Zugänge zur Analyse der Kreativität notwendig: Sie beziehen sich 1. auf die kreative Persönlichkeit, ihre Merkmale und Fähigkeiten, 2. auf das schöpferische Produkt und 3. auf den schöpferischen Prozess.

2.1 Persönlichkeitsmerkmale

Nach der Theorie Greenacers (1957, 1958) ist die kreative Persönlichkeit insbesondere durch eine erhöhte Wahrnehmungsfähigkeit und Wahrnehmungsbereitschaft („sensory oversensitivity" and „sensory responsiveness") ausgezeichnet. Diese begünstigen sowohl ein intensiveres Gewahrwerden des eigenen Körpers als auch der Umgebung. Daraus erwachse dem Begabten nicht nur eine größere Möglichkeit zur Individuation, sondern auch eine erhöhte Konfliktbereitschaft. Dies wird in der Literatur als sogenannte „Ambiguitätstoleranz" bei Kreativen beschrieben und lässt sich als die Fähigkeit definieren, in einer problematischen und unübersichtlichen Situation zu existieren und trotzdem unermüdlich an deren Bewältigung zu arbeiten. Der Kreative kann die Ungelöstheit als Problem lange aushalten, ohne die intensive Arbeit an ihm aufzugeben.

Niederland und Englewoud (1978) glaubten aufgrund ihrer Analysen künstlerisch begabter Menschen einige gemeinsame Faktoren nennen zu können, die sich bei schöpferischen Persönlichkeiten häufig und ausgeprägt finden lassen:

1. Verwirrende Erlebnisse des Künstlers, vornehmlich im Bereich der „sensorisch-koenästhetisch-visuell-auditiven Erfahrung". Diesen Erlebnissen entspringe die Neigung zu „kreativem Staunen". Die Autoren diskutieren, ob die Fähigkeit des Künstlers, sich die gefühlsstarke Erfahrung des Staunens zu erhalten, vielleicht mit einem Verschwimmen oder Verwischen der Ich-Grenzen oder zumindest mit einer nicht sehr festen Abgrenzung von Selbst und Nicht-Selbst zu tun habe. Auch Byschowski (1951) sprach in diesem Zusammenhang von einer Beweglichkeit der Ich-Grenzen (mobility of ego-boundaries).
2. Niederland und Englewoud (1978) wiesen auf die Einsamkeit des Künstlers hin. Dabei zitierten sie Leonardo da Vinci: „Der Maler muß alleine leben, betrachten, was sein Auge sieht und mit sich selbst kommunizieren." Erikson (1971) hatte eindrucksvoll am Beispiel Gandhis nachgewiesen, dass der Kreative häufig im Kindesalter erlebt, von seiner Umgebung „in die Wüste geschickt zu werden" oder „in die Wüste zu gehen". Auchter (1978) hob hervor, die polaren Aspekte von Fusion und Isolierung, Bedürfnis nach Einsamkeit und tiefer Sehnsucht nach Verschmelzung würden das Lebensgefühl nicht nur des indischen Menschen wie Gandhi, sondern auch des schöpferischen Menschen bestimmen. Er folgerte hieraus, dass das frühe Gewahrwerden dessen, dass man von anderen unterschie-

den, d.h. getrennt ist, die Empfindung verstärke, von der Mutter getrennt zu sein. Finde das Kind in seiner schöpferischen Aktivität eine Bestätigung seiner Einmaligkeit und Einzigartigkeit, so umfasse dieses Gefühl zugleich auch eine Aggression gegen die Mutter, woraus dann Scham und Schuldgefühle resultierten. Auchter (1978) folgerte, dass jedes kreative Verhalten Schuldgefühle reaktiviere und verstärke, was dann wiederum nur durch eine narzisstische Abwehr ausgeglichen werden könne. Somit gerate der kreative Mensch oftmals in einen Kreislauf von Schuld und Schaffen, von Schöpfung und Schuld.

3. Körpergefühl und Wahrnehmung seien bei künstlerischen Menschen verändert. Diese Überlegungen führen über die Persönlichkeitsmerkmale hinaus und versuchen, die Motivation hinter der Kreativität zu analysieren. In diesem Zusammenhang sei auf Rickmann (1940) verwiesen, der in seinem Aufsatz „On the nature of ugliness and the creative impulse“ meinte, dass die „Abscheu vor der Häßlichkeit“ eine „Vis a tergo“ sei, die den Menschen in die kreative Leistung schleudere.
4. Das vierte Persönlichkeitsmerkmal bei Niederland und Englewoud (1978) ist das sogenannte „ozeanische Gefühl“, wobei die Autoren eine Art Nostalgie-Gefühl meinen. Es wird auf Prousts „Auf der Suche nach der verlorenen Zeit“ verwiesen, wo er sagt: „Das wahre Paradies ist das Paradies, das man verloren hat.“
5. Als letztes Kriterium wird die Traurigkeit und Trauer nach Objektverlust angeführt. Auchter (1978) war der Auffassung, Trauer und Kreativität würden gleichermaßen in der Erfahrung der frühen Separation von Mutter und Kind wurzeln. Grundhaltungen dem Tod gegenüber seien Resignation und Rebellion. Ein möglicher dritter Weg, ihm zu begegnen, sei die Kreativität. Auch Rose (1973) war dieser Überzeugung: „Der ursprüngliche Verlust in der Psyche des Künstlers bezieht sich auf die dyadische Einheit mit der Mutter, und die schöpferische Handlung befriedigt den unbewußten Wunsch, das erlebte Eins-sein mit der Mutter wieder zurück zu gewinnen.“

Viele analytische Autoren sind der Auffassung, bei der Kreativität handele es sich um Sublimierung: Die kreative Betätigung würde sich auf einen Ausgleich von Mangelerscheinungen auf allen Ebenen der Triebreifung beziehen (Chasseguet-Smirgel, 1974). Sigmund Freud (1910) sah einen weiteren Faktor für die schöpferische Persönlichkeit in der Anlage zur Bisexualität und glaubte, diese Bisexualität würde aufgrund der besonderen Qualität früher narzisstischer Erlebnisse und Fixierungen von dauernder Relevanz im Leben des Kreativen bleiben. Michael Balint (1959) machte darauf aufmerksam, dass Künstler immer „etwas in der Hand halten müssen“ (Pinsel, Meißel, Taktstock, Federhalter usw.). Dieses „Nicht-mit-leeren-Händen-Dastehen“ er-

Psychotherapie entweder mehr passiv über die Phantasie (Psychoanalyse) oder aktiv über das Spielen (Spieltherapie, Psychodrama, Gestalttherapie) gestaltet sein kann. Auch in der Transaktionsanalyse (Berne, 1967) wird durch eine „Gestaltungsumwandlung" eine Abwandlung des „Lebens-Skriptes" mittels Psychotherapie in Spielform durchzuführen versucht. Dabei ist es Ziel der Therapie, diese Transaktionen von verschiedenen Ich-Zuständen transparent zu machen, um das eingefahrene Spielverhalten zu durchbrechen. Unter den Autoren, die die Meinung vertreten, auch Erwachsenen-Psychotherapie habe einen entscheidenden spielerischen Aspekt, ist auch Ekstein (1977) hervorzuheben, der so weit geht, dass er das neurotische Symptom als ein Äquivalent der Spielunterbrechung ansieht. Winnicott (1972) ging davon aus, dass sich Psychotherapie in der Überschneidung von zwei Spielbereichen vollzieht, dem des Patienten und dem des Therapeuten. Dabei beschränkte er sich ausdrücklich nicht auf die Psychotherapie von Kindern, sondern schloss die Erwachsenen ein. Er meinte, wenn der Therapeut nicht spielen könne, so sei er für die Arbeit nicht geeignet. Wenn der Patient nicht spielen könne, so müsse etwas unternommen werden, um ihm diese Fähigkeit wiederzugeben, erst dann könne eigentliche Psychotherapie beginnen. Verwiesen sei auf psychoanalytische Arbeiten (z.B. Langs, 1978), die sich mit diesem Arzt-Patienten-Kommunikationsbereich bzw. mit dieser Interaktion im Dialog befassen und ein symbolisches Spielfeld beschreiben. Die regelmäßig in einer Psychotherapie beschriebene Regression im Dienste des Ichs des Patienten (Kris, 1952) wird von französischen Therapeuten als „reculer pour mieux sauter" beschrieben. Dies bedeutet die vorübergehende Aufgabe höherer Ich-Funktionen des Patienten mit dem Ziel, primär-prozesshaftes Denken möglich werden zu lassen, in die Ebene der Bilderwelt, die vorbewusste und unbewusste Traum- und Tiefenschicht des Menschen vorzustoßen. Der Therapeut übernimmt z.T. diese Ich-Funktionen des Patienten, „hält" ihn gleichermaßen, schützt ihn und sichert dieses „Spielfeld" für die Phantasie, für diesen regressiven Zustand. Gelangt der Patient zu primär-prozesshaftem Denken, dann können auf dem Wege der Assimilation und Integration alte Vorstellungsinhalte neu besetzt, neu gewichtet und neu miteinander verbunden werden. Aufgabe des Therapeuten ist es, um es modern zu sagen, bei einem solchen „Re-framing" durch Deutungen, Konfrontationen etc. mitzuhelfen. Immer aber kommt es zu einer Entstrukturierung von vorhandenen, gespeicherten Formen, Vorstellungs- und Erfahrungsverbindungen mit anschließender neuer Sichtweise durch Erhellung bislang verborgener, unbewusster, verdrängter Geschehnisse. Die hier beschriebene und angestrebte Regression ist kein pathologischer Prozess, sondern ein regelmäßig benutzter Vorgang, der zur Erholung der geistigen Prozesse des Bewusstseins dient, wie z.B. beim Schlafen, in der Meditation oder beim Tagträumen. Aufgabe des Therapeuten ist es, die Regression des Patienten zu erkennen, zu fördern, aber gleichzeitig nicht zu ausgeprägt voranzutreiben. Man muss sich auf das Gefühlsleben des Patienten einlassen, in seine Erfahrungswelt empathisch eintauchen, um dann wieder aus der Distanz des sich abgrenzenden Gegenübers das Phantasierte, vom Patienten Erlebte, zu verstehen, zu klären und zu verbalisieren (Klosinski, 1994).

4. Vom spielerischen und kreativen Umgang in der Psychotherapie mit Kindern und Jugendlichen: Praktische Beispiele

4.1 Das Zehn-Wünsche-Phantasiespiel: Wünsche als Wegweiser zu inneren Wirklichkeiten

Für Sigmund Freud – dies ist wenig bekannt – war Psychoanalyse „schöpferische Erzählkunst", zu der er den Patienten ermuntern wollte (vgl. Papini, 1934). James Hillmann (1986) hatte als Jungianischer Psychotherapeut Imagination im Freudschen Sinne aufgegriffen und am konsequentesten weiterentwickelt. Für Hillmann (1986) ist die zur Sprache gewordene Imagination eine Schöpfung, eine „poetische Fiktion" mit therapeutischer Potenz. Er möchte seine „Psychologie der Imagination" als „psychotherapeutische Poetik" verstanden wissen. Auch wenn diese Auffassung zu optimistisch und zu hoch gegriffen erscheint, so liegt ihr doch ein wahrer Kern zugrunde. In der psychotherapeutischen Arbeit mit Kindern und Jugendlichen ist es von großer Wichtigkeit, dem jungen Patienten möglichst umgehend, d.h. bereits in der ersten Begegnung, die Möglichkeit zu eröffnen, seine Hoffnungen, Ängste und Befürchtungen in einem Phantasiespiel so zu äußern, dass er sich nicht für seine Vorstellung durch die Eltern zu rechtfertigen braucht und sich nicht ausgefragt und analysiert vorkommen muss. Im Gegenteil, es sollte alles getan werden, den Patienten zu ermuntern, für ihn wichtige Aspekte seiner Welterfahrung in die Zukunft hinein spielerisch zu skizzieren. Man sollte ihm Mut machen, in der Phantasie ein Probehandeln vorwegzunehmen. Er soll nicht bei einer negativen Bestandsaufnahme stehen bleiben – diese liefern die Eltern mit ihren Klagen meist zur Genüge – ihm soll Gelegenheit gegeben werden, ein positives Kontrastprogramm zur misslichen Lage in Wunschform umreißen zu können (Klosinski, 1988). Dieses Phantasie-Fragespiel weist über einen psychodiagnostischen Bereich hinaus und kann als Einstieg in eine spätere Therapie dienen, da es häufig Elemente einer kreativ-schöpferischen Aktivität enthält und damit auch „therapeutische Wirkung" zu induzieren vermag.

Insbesondere Kinder, die sich durch ihre Eltern auf der „Anklagebank" fühlen, kann man zu diesem Phantasiespiel mit folgender Information ermuntern:

„Alle Kinder, die zu mir kommen, dürfen ein Phantasiespiel machen, dürfen sich etwas wünschen (und dürfen etwas zeichnen), wenn sie wollen. Stell Dir vor, ein Zauberer oder ein Magier würde Dir zehn Wünsche erfüllen, zehn Wünsche oder Veränderungen würden in Erfüllung gehen. Was würdest Du Dir wünschen, was würdest Du ändern wollen? (Wenn Du gerne malst, kannst Du auf einem zweiten Blatt zeichnen, wie der Zauberer eine ganze Familie in Tiere verzaubert hat)."

Während man eine Aktualanamnese mit den Eltern erhebt, schreiben die Kinder bis auf ganz wenige Ausnahmen bereitwillig im Wartezimmer ihre Wunschliste.

Die neunjährige Siglinde (anonymisiert) wurde im Rahmen einer Besuchs- und Ferienregelungsproblematik vorgestellt: Der Vater wollte mehr Besuchskontakte mit dem Kind, mit Übernachtungen und auch in den Ferien. Die Tochter lehnte dies angeblich ab.

Bei der ersten Begegnung machte Siglinde sofort das Zehn-Wünsche-Phantasiespiel mit und schrieb Folgendes auf ein Blatt Papier:

1. Einen Hund.
2. Jeden Tag mit meiner Freundin spielen.
3. Dass ich jeden Tag Geburtstag habe.
4. Dass ich hexen könnte.
5. Mit meinem Papa einkaufen.
6. Dass ich ein Auto hätte.
7. Dass meine Freundin einmal übernachten könnte.
8. Jeden Tag nur Sport und Reli.
9. Dass ich 18 bin.
10. Ein schönes altes Fachwerkhaus.

Im anschließenden Dialog führte das Mädchen aus, warum es hexen wolle: Dass es sich wie „Bibi Blocksberg" überallhin wünschen und in alles verwandeln könnte. Siglinde fühlte sich den Streitereien ihrer Eltern ohnmächtig ausgesetzt, wollte es beiden recht machen und hätte sich am liebsten sowohl zum einen als auch zum anderen „gehext". Es mangelte ihr an Zuwendung. Deswegen überrascht es nicht, dass sie sich ferner wünscht, jeden Tag Geburtstag zu haben und damit gleichsam jeden Tag die entsprechende besondere Zuwendung zu erhalten. Mit ihrem Wunsch, bereits 18 Jahre alt zu sein, wird deutlich, dass sie unter dem Abhängigkeitsverhältnis insbesondere zur Mutter leidet und eine Unabhängigkeit und Autonomie ersehnt.

Bei Siglinde dienten ihre Wünsche und Veränderungsphantasien als Wegweiser und als Einstieg in die augenblickliche Lebenssituation und ermöglichten es, mit ihr in einen Dialog zu kommen. Sie ging auf das Phantasiespiel ein, es war nicht nötig, sie zur Familiensituation „auszufragen". Sie machte ein Angebot mit ihren Wünschen, machte sozusagen von sich aus „das Fenster so weit auf", wie sie wollte.

Die von ihr gegebenen Wunschantworten spiegeln sowohl bewusst wahrgenommene, reale Lebensprobleme wie auch Wunschträume mit unbewussten, regressiven Tendenzen wider. Zusammenfassend lässt sich über die Erfahrungen mit diesem Phantasiespiel Folgendes feststellen:

- Weil das Kind Wünsche, Sehnsüchte und Veränderungsphantasien besitzt, ist es in aller Regel schnell bereit, auf dieses Spiel einzugehen. Oft fällt die Hemmschwelle weg, die ein Kind manchmal hat, um die Zeichnung der Familie in Tieren vorzunehmen oder etwas im Szenokasten zu gestalten.
- Wünsche befassen sich – sehen wir von stereotypen Antworten ab – mit Zukunft, mit Möglichkeiten und regen zu Hoffnung und Veränderung an. Damit sind formulierte Wünsche oft Zielsetzungen, ein Sich-Besinnen auf Ideale. Wunschträume sind konstruktive Entwürfe, auch wenn sie häufig als notwendige Kompensation einer in Bedrängnis geratenen Psyche zu verstehen sind.
- Die Möglichkeit, eine Vielzahl von Wünschen äußern zu können, ermuntert den Patienten dazu, dass er verschiedenste Ebenen und Dimensionen seiner Wirklichkeit benennt und den Wunsch gestalterisch bearbeiten kann.
- Mit den zehn Wünschen werden eine grobe Selbsteinschätzung sowie die Bewertung von alterstypischen Problembereichen vorgenommen, wobei sich z.B. durch Mehrfachnennungen oder Rangfolge die persönliche Gewichtung und Bedeutungszumessung eines individuellen Problems im psychischen Raum erahnen lässt.
- Es handelt sich beim Zehn-Wünsche-Phantasiespiel um eine Mixtur aus einem sehr kurzen, unstrukturierten Problemfragebogen und einem projektiven Fragenangebot.
- Grundsätzlich ist wie bei jedem projektiven Test die Gefahr der Überinterpretation gegeben.

4.2 Phantasiespiel: Zur Geschichte meiner Geschichte

Wenn in einer laufenden psychotherapeutischen Behandlung von Jugendlichen (oder Erwachsenen) der Patient in auffallender Weise Träume verneint oder über Gedankenassoziationen stereotyper Art klagt, hat sich der Versuch mit folgendem Phantasiespiel bewährt (Klosinski, 1994):

Der Therapeut merkt an, dass in jedem Menschen Möglichkeiten und Wege einer Weiterentwicklung angelegt sind, auch wenn die Wege hierzu im Moment verschüttet erscheinen. Manchmal würden wir in Form von Träumen oder Tagträumen bildhaft etwas von diesen neuen Möglichkeiten erfahren, sehen oder erahnen dürfen. In den Träumen würden oft sonderbare und „verrückte“ Verbindungen hergestellt, mit denen man häufig nichts anfangen könne. Gelegentlich sei aber interessant, was einem dazu „einfalle". Über diese Einfälle (zu diesen Verrücktheiten) nachzudenken, sei mitunter spannend und lohnend. So wie im Traumzustand die Phantasie mit einem spielerisch umgehe, könne man auch im wachen Zustand seinen Gedanken freien Lauf lassen und zu Gedankenverbindungen kommen, die komisch, verrückt wirkten und zunächst keinen Sinn machten. Um solch ein Gedankenspiel mit verrückten Gedanken zu machen, sei es notwendig, das Problem, das man habe, in einem Schlagwort zu umschreiben, z. B. Schulangst, Zwangsgedanken etc. Der Patient wird dann gefragt, ob er sein Problem in solch einem Schlagwort formulieren kann, was meist keine Schwierigkeit darstellt. Er wird dann aufgefordert, dieses Wort vertikal Buchstabe für Buchstabe auf ein Blatt Papier zu schreiben. Nachdem der Patient dies getan hat, wird er animiert, spontan zu jedem Buchstaben ein Wort in der Waagerechten hinzuschreiben, so, wie es ihm gerade einfällt. Daraufhin wird er ermuntert, diese Worte vorzulesen, und anschließend angehalten, aus diesen Worten einen „Schachtelsatz" zu konstruieren, der alle Worte beinhaltet. Der Therapeut weist darauf hin, dass dieser Satz nicht "logisch" sein müsse. Meist würde es auch gar nicht gelingen, in einem solchen Satz alle Worte in einen sinnvollen Zusammenhang zu stellen. Diese Satzkonstruktion sei ein Phantasiespiel, das jeder ganz persönlich ausgestalte, es sei völlig egal, was herauskommt. Der Therapeut würde zu dem Schlagwort des Patienten genauso spielerisch phantasieren und würde seinen Satz, wenn der Patient dies wolle, mitteilen.

Erika (anonymisiert) litt seit mehreren Jahren an einer Bulimie. Sie war das zweite von drei Geschwistern, die Eltern waren beide in akademischen Berufen tätig. Nach ca. 20 Psychotherapiestunden, in denen sie keinen einzigen Traum erinnern konnte und in denen sie in Monologen minutiös ihre Beziehung zur Mutter vortrug, kam sie erneut in die Stunde und klagte, sie habe seit einigen Tagen wieder relativ viel erbrochen. Auf die Frage, ob sie in einem Schlagwort ihr Problem angeben könne, nannte sie das Wort „Unzufriedenheit". Man erklärte ihr das Phantasiespiel und ermunterte sie, das Wort „Unzufriedenheit" mit einzelnen Buchstaben senkrecht untereinander zu schreiben und sich zu jedem Buchstaben spontan ein Wort einfallen zu lassen.

Erika schrieb zu den Buchstaben des Wortes Unzufriedenheit folgende Worte in der Waagerechten: Unglück, Neid, Zufriedenheit, Nebel, Frust, Reue, Idee, Eigenständigkeit, Denken, Essen, Nutzen, Heute, Erleben, Identität, Treue.

Folgendes „Satzungetüm" fiel ihr dazu ein: „Das Unglück des Neides und das Übel der Zufriedenheit bringen Frust und Reue, dadurch kommt das Essen, ohne Nutzen, ohne zu denken, ohne die Eigenständigkeit Ideen zu haben, eine Identität, um das Heute zu erleben, ohne selbst frei zu sein."

Im Dialog äußerte die Patientin, ihr Wortungetüm würde ihr einen Sinn machen: Wenn sie an die Zukunft denke, an die Zeit nach dem Abitur, dann verdrücke sie sich, fange an zu erbrechen. Reue habe etwas damit zu tun, dass sie wieder angefangen habe zu erbrechen. Ihr falle auch ein, dass sie zuviel denke, dass sie zu perfektionistisch sei. Es folgte daraufhin ein intensives Gespräch über ihre Identität als Frau. Die Patientin äußerte am Ende der Stunde, sie sei eigentlich erschrocken darüber, wie locker sie heute über das Erbrechen habe sprechen können, so, als ob es nicht zu ihr gehöre. Das mache sie betroffen. Es habe sie gereut, dass sie so locker darüber habe sprechen können, jetzt sei die Sache aber schon weit weg. Dies war das erste Mal, dass die Patientin Betroffenheit über ihr Erbrechen zeigte! Sie wurde gefragt, ob sie ihre „geistige Mahlzeit" – das Wortungetüm, das sie heute zubereitet und selbst aufgenommen hatte – haben möchte, was sie verneinte. Der Therapeut merkte an, dass sie womöglich etwas Ähnliches mache wie beim Erbrechen: Sie lasse nicht zu, dass die Nahrung in ihr etwas bewirken könne, in ihr bleiben könne. Daraufhin lachte die Patientin und meinte, diese Nahrung werde doch in ihr bleiben. Der Therapeut hatte das Gefühl, dass sie ihm ihr Wortungetüm auch als Geschenk überlassen wollte.

Das Phantasiespiel „Zur Geschichte meiner Geschichte" sollte nicht ständig mit einem Patienten wiederholt werden, sondern dem Patienten lediglich Mut machen für „neues Denken", neue Assoziationen mit neuen Bedeutungsinhalten. Ein solches Spielverhalten bedeutet freilich, ein Wagnis einzugehen, offen für Veränderungen innerhalb bestimmter Spielregeln und „Spielplätze" zu sein.

5. Ausblick

In der Psychotherapie sollten neue Sehensweisen und Entscheidungsmöglichkeiten vom Patienten selbst entdeckt und entworfen werden. Dies ist nur dann möglich, wenn durch eine entsprechende Atmosphäre Vertrauen und Hoffnung auf dem Spielfeld des therapeutischen Dialoges erwachsen können. Das so verstandene Spiel gibt die Möglichkeiten, Dinge aufzulösen, es zerlegt die Welt in die Möglichkeiten, aus denen sie verwirklicht wurde, und tastet die Möglichkeiten ab, aus denen eine ganz andere, neue Welt und Sichtweise verwirklicht werden kann. Psychotherapie als ärztliche Kunst, als „Kunstspiel", wird den Patienten dazu ermuntern, sich auf dieses Spiel einzulassen.

Das klassische, spiel- oder gesprächstherapeutische Setting in der Kinder- und Jugendlichenpsychotherapie muss immer wieder kreativ abgewandelt werden. Die Vorstellung, dass spielerische Elemente nur in die Spieltherapie der Kinderpsychotherapie gehören und in der Jugendlichen- oder Erwachsenenpsychotherapie grundsätzlich nicht anwendbar seien, ist auch vom theoretischen Ansatz her falsch. Im Gegenteil: Je mehr spielerische Elemente eingebaut werden können, desto eher kann sich eine eigene, kreative Seite des Patienten entwickeln, die für eine erfolgreiche Psychotherapie notwendig ist.

Literatur

Auchter, Th.: Die Suche nach dem Vorgestern. Trauer und Kreativität. Psyche, 32. Jg. 1: 52–77, 1978.

Ausubel, D.F.: Educational psychology: a cognitive view. McGraw Hill, New York, 1968.

Balint, M.: Angst, Lust und Regression. Stuttgart, Klett, 1959.

Bateson, G.: A theory of play and fantasy. American Psychiatric Association, Psychiatric Research Report. II., December 1955.

Berlyne. D.E.: Konflikt, Erregung, Neugier. Zur Psychologie der kognitiven Motivation. Stuttgart, Klett, 1974.

Berne, E.: Spiele der Erwachsenen. Reinbek, Rowohlt, 1967.

Binswanger, L.: Der Mensch in der Psychiatrie. Pfullingen, Günther Neske-Verlag, 1957.

Bruner, J.S.; Jolly, A.; Sylva K. (Eds.): Play. Ist role in development and evolution, New York, 1976.

Bühler, K.: Abriß der geistigen Entwicklung des Kindes. Quelle und Meyer, 7. Aufl., Heidelberg, 1949.

Byschowski, G.: From Catharsis to work of art: The making of an artist. In: Wilbur, G.B. and Muensterberger, W. (Ed.): Psychoanalysis and culture. New York, Int. Univ. Press, 1951.

Chasseguet-Smirgel, J. (Hg.): Psychoanalyse der weiblichen Sexualität. Frankfurt a.M., Suhrkamp, 1974.

Ehrenzweig, A.: Die drei Phasen der Kreativität. In: Kraft, H. (Hg.): Psychoanalyse, Kunst und Kreativität heute. 107–121, Köln, Dumont, 1984.

Ekstein, R.: Von der Sprache des Spiels zum Spiel mit der Sprache. In: Becker, A.M und Reiter, L. (Hg.): Psychotherapie als Denken und Handeln. 27–53, Kindler, München, 1977.

Erikson, E.H.: Gandhis Wahrheit. Frankfurt a.M., Insel, 1971.

Erikson, E.H.: Kinderspiel und politische Phantasie. Stufen in der Ritualisierung der Realität. Suhrkamp, Frankfurt a.M., 1978.

Fagen, R.: Modelling how and why play works. In: Bruner, J.S.; Jolly, A.; Sylva, K. (Eds.): Play. Ist role in development and evolution, New York, 96–115, 1976.

Freud, S.: Studien über die Hysterie. G.W. I, 1895.

Freud, S.: Eine Kindheitserinnerung des Leonardo da Vinci. G.W. VIII, 1910.

Freud, S.: Vorlesungen zur Einführung in die Psychoanalyse. G.W. XI, 1917.

Freud, S.: Die Verneinung. G.W. XIV, 1925.

Freud, S.: Abriß der Psychoanalyse, Fischer-Bücherei, Frankfurt a.M., 1965.

Ghiselin, B.: Ultimate criteria for two levels of creativity. In: Taylor and Barron (Ed.): Scientific creativity: ist recognition and development. Wiley, New York, 1963.

Greenacre, Ph.: The childhood of the artist. Psychoana. Study Child. 12: 47–72, 1957.

Greenacre, Ph.: The family romance of the artist. Psychoana. Study Child. 13: 9–35, 1958.

Grinberg, L.: Psychoanalytical Observations on creativity. The Israel Annals of Psychiatry and Related Disciplines 10: 137–148, 1972.

Groos, K.: Spiele der Menschen. Fischer, Jena, 1899.
Guilford, J.P.: Traits of creativity. In: Anderson: Creativity and ist cultivation. pp. 142–162, Harper, New York, 1959.
Heckhausen, H.: Entwurf einer Psychologie des Spiels. In: Flitner,A. (Hg.): Das Kinderspiel. Piper & Co, München, 1978.
Hillmann, J.: Die Heilung erfinden – Eine psychotherapeutische Poetik. Zürich, Schweizer Spiegel-Verlag, 1986.
Huizinga, J.: Homo ludens. Versuch einer Bestimmung des Spielelementes der Kultur. Akad. Verlagsanst. Pantheon. Basel/Brüssel/Köln/Wien, 1939.
Klosinski, G.: Dimensionen des kindlichen Spiels und die Dimension Spiel in der Erwachsenenpsychotherapie. Psychother. med. Psychol. 31: 137–143, 1981.
Klosinski, G.: Das „10-Wünsche-Phantasiespiel". Gedanken und Erfahrungen zum „projektiven Fragen" am Beginn des therapeutischen Dialoges mit Kindern und Jugendlichen. Acta paedopsychiatrica 51: 164–171, 1988.
Klosinski, G.: „Zur Geschichte meiner Geschichte". Anleitung und Ermunterung des Therapiepatienten zum spielerisch kreativen Umgang mit eigenen „ver-rückten" Phantasien. Musik-, Tanz- und Kunsttherapie 5: 131–137, 1994.
Klosinski, G.: Der psychotherapeutische Dialog und der schöpferische Gestaltungsprozeß – Gemeinsamkeiten und Unterschiede. Musik-, Tanz- und Kunsttherapie 5: 55–58, 1974.
Kris, E.: Psychoanalytik explorations in art. Int. Univ. Press, New York, 1952.
Langs, R.: Some Communicative Properties of the Bipersonal Field. J. of the Int. Psychoanal. Therapy 7: 87–135, 1978.
Mead, G.H.: Geist, Identität und Gesellschaft, Suhrkamp, Frankfurt a.M., 1968. Original: Chicago Univ.-Press, Chicago, 1934.
Millar, S.: Psychologie des Spiels. Otto-Maier-Verlag, Ravensburg, 1973.
Moreno, J.L.: Psychodrama, Vol. 1 3ed., Beacon House, Beacon, New York, 1964.
Niederland, W.G. und Englewood, N.J.: Analytische Überlegungen zur künstlerischen Kreativität. Psyche 4: 329–354, 1978.
Papini, G.: A visit to Freud. Review of Existential Psychology and Psychiatry 3. No 2, 1969.
Piaget, J.: Nachahmung, Spiel und Traum. Gesammelte Werke, Bd. 5, Studienausgabe, Klett, Stuttgart 1975.
Piaget, J.: Psychologie der Intelligenz, Kindler, München, 1976.
Platon: Phaidros oder vom Schönen, Reclam, Stuttgart, 1957.
Platon: Nomoi, Sämtliche Werke, Bd. 6, Rowohlt, Reinbek, 1977.
Rickmann, J.: On the nature of agliness and the creative impulse. Int. J. Psychoanal. 21: 294–313, 1940.
Rose, G.: On the shores of the self; irredentism and the creative impulse. Psychoanal. Rev. 60: 587–604, 1973.
Spencer, H.: The principles of psychology. London 1955 (Republ.: Farnborough, Hauts, 1970).
Sterba, S. et al.: Panel on "creativity". Int. J. Psychoanal. 53: 21–30, 1972.
Stern, W.: Psychologie der frühen Kindheit bis zum 6. Lebensjahr. 9. Aufl., Quelle und Meyer, Heidelberg, 1967.
Waelder, R.: Die psychoanalytische Theorie des Spiels. Z. f. psychoanal. Pädagogik, 6: 184–194, 1932.
Winnicott, D.W.: Vom Spiel zur Kreativität, Stuttgart, Klett, 1973.
Wygotski, L.S.: Play and its role in the mental development of the child. In: Soviet Psychology 5: 6–18, 1967.

Macht, Machtmissbrauch und Machtverzicht: Anmerkungen zum therapeutischen Umgang mit Kindern, Jugendlichen und ihren Eltern*

Einleitung

Das Gebot „primum nil nocere“ (vor allem nicht zu schaden) ist und war eine ethische Maxime des Arztes, die auch heute gilt. Wenn Stierlin (1989) von der Familie und insbesondere von den Eltern als „fördernder Umwelt“ fordert, sie müssten imstande sein, zum Kind ein Zusammenspiel von Beziehungsgleichgewichten zwischen Gleichheit und Verschiedenheit, Befriedigung und Versagung, Stimulierung und Stabilität sowie Nähe und Distanz herzustellen, so gilt dies auch für Pädagogen und insbesondere für Kinder- und Jugendpsychiater und -psychotherapeuten. Das ganze Spektrum unterschiedlichster Erwartungen, Wünsche, Forderungen, Gefühle und Frustrationen, das der Patient auf den Therpeuten überträgt, kann letzteren labilisieren und inadäquat reagieren lassen: Dies wird sich in Vorwürfen, Ablehnung oder einer anderen Form des Missbrauchs von Macht äußern, die – so Reimer (1991) – „in der Arzt-Patienten-Beziehung allein schon durch die Überlegenheit des Wissens gegeben ist“.

Es sollen im Folgenden

1. allgemeine Überlegungen zum Thema angestellt werden,
2. wichtige Bedingungen von Macht und Machtmissbrauch in der Einzeltherapie bzw. Gruppen- und Familientherapie herausgearbeitet werden und
3. Empfehlungen zur Vermeidung bzw. Minderung therapeutischen Machtmissbrauchs im jugendpsychiatrischen Bereich erfolgen.

1. Allgemeine Überlegungen zu Macht, Machtmissbrauch und Machtverzicht

Eltern, Pädagogen, Ärzte und Therapeuten sind einer besonderen Wechselwirkung von Aktion und Reaktion, Macht und Ohnmacht, von Machtan-

* Überarbeiteter Vortrag anlässlich der gemeinsamen Jahrestagung 1994 des Berufsverbandes der Ärzte für Kinder- und Jugendpsychiatrie und Psychotherapie in Deutschland e.V. und der Deutschen Gesellschaft für Kinder- und Jugendpsychiatrie e.V. am 16.09.1994 in Aachen; überarbeitete Publikation: Klosinski, G.: Macht, Machtmißbrauch und Machtverzicht – Anmerkungen zum therapeutischen Umgang mit Kindern, Jugendlichen und ihren Eltern. Forum der Kinder- und Jugendpsychiatrie und Psychotherapie, Mitgliederrundbrief III: S. 25–32 (1994).

eignung und –missbrauch mit all ihren Implikationen ausgesetzt. Insbesondere die Geschichte der Psychiatrie legt Zeugnis ab von der Unfreiheit und Ohnmacht psychisch Kranker, von ihrer Marginalisierung durch die Gesellschaft sowie von der Ohnmacht der Ärzte, die schwerkranke Patienten verwahren mussten.

Machtmissbrauch als Gewaltanwendung gegenüber Abhängigen und Schutzbefohlenen, sei es in Form der körperlichen Misshandlung, des sexuellen Missbrauchs oder des emotionalen (psychischen) Missbrauchs in allen seinen Schattierungen, ist tägliche Realität. Das Erlebnis von Macht und Eigenmächtigkeit einerseits, von Machtmissbrauch andererseits, sei er erlitten oder begangen worden, sowie die Erfahrung von Machtverzicht gehören zu den Grunderfahrungen des Menschen im Laufe seiner Entwicklung. Rivalität, Machtstreben und Geltungsdrang sind notwendige Ober- und Untertöne einer Begleitmusik, die die primäre und sekundäre Sozialisation ausmachen.

Das Erleben von Macht und Ohnmacht ist gebunden an die Erfahrung, etwas bewirken, in Gang bringen zu können bzw. völlig hilflos einem Mächtigeren ausgeliefert zu sein.

In der Trotzphase des Kleinkindalters sowie in der Pubertät werden omnipotente und grandiose Phantasien und Einstellungen auf die „Feuerprobe“ gestellt. Ein zum Machtmissbrauch notwendiges Machtgefälle zwischen Elternteil und Kind verwischt sich in der Wahrnehmung der Beteiligten: Das „Täter-Opfer-Verhältnis“ kann sich umkehren, das ursprüngliche Opfer wird zum Täter, möchte sich aus kindlicher, erdrückender Ohnmacht befreien und wird zum Tyrannen. Neben einem Lernprozess greift das Kind unbewusst nach der Macht mit dem Mittel der projektiven Identifikation (Identifikation mit dem als Aggressor erlebten Erwachsenen), triumphiert über eine erlebte Ohnmacht und Demütigung. Im zirkulären Wechselspiel von Aktion und Reaktion kommt es zur Rollenumkehr: Die Eltern sind aus ihrer Sicht Opfer geworden und sehen sich häufig (unbewusst) genötigt, die alte Ordnung des Abhängigkeits- und Machtgefälles wieder herzustellen.

Je enger und abhängiger sich die Wechselbeziehung zwischen Eltern und Kind darstellt, desto größer wird die Unschärfe zwischen Macht- und Ohnmachtserlebnis, zwischen Täter und Opfer, zwischen masochistischen und sadistischen Zügen auf beiden Seiten.

Es bedarf eines Balanceaktes, den der Erwachsene vornehmen muss, um einerseits nicht einer überstrengen, rigiden Unterwerfungs- und Autoritätspädagogik zu verfallen, die eine relative Autonomie-Entwicklung im Keime ersticken würde, und andererseits jedoch auch nicht in einen „Laissez-faire-Stil“ auszuufern, der dazu beitrüge, dass sich die Kinder zu Tyrannen entwickeln und ihre Allmachtsphantasien bestätigt sehen würden.

Ohne die zwei Rahmenbedingungen Sicherheit und Freiraum kann sich kein Kind seiner Fähigkeit und seines Wollens bewusst werden.

Die Dialektik von Bindung und Lösung, die von der Geburt bis zum Tod anhält, ist verbunden mit Ängsten und Aggressionen, Ängsten in Form von Trennungsängsten, Versagensängsten, Existenzängsten – dies nicht nur beim Kind, sondern auch beim Erwachsenen, beim Pädagogen, beim Therapeuten und bei den Eltern. Das Individuum in der Familie und in der Gesellschaft muss sich seine Position, seinen Platz und seinen Rang erkämpfen und behaupten. Geschwisterrivalität, Rangdispute hören nicht mit der Volljährigkeit auf. Sie werden weiter (aus)gelebt, insbesondere dann, wenn der Konflikt als unbewusster, nicht ausgestandener Machtkampf weiterbesteht, der Verdrängung anheimfällt und in Form des „Schattens", des „Nichtgelebten" seinen Tribut fordert und auf immer neue Objekte projiziert wird. Erlebte Abhängigkeit und erlebter emotionaler Missbrauch in der Entwicklung werden so zu einer nie versiegenden Quelle von späterem Machtmissbrauch.

Welche Persönlichkeitsanteile eines Individuums fördern machtmissbrauchendes, gewaltanwendendes, sadistisches Verhalten? Wir müssen davon ausgehen, dass ein rigides, strafendes Über-Ich, entstanden und verinnerlicht durch Eltern, die auf Gehorsam und Unterwerfung aus waren, den Menschen gleichsam wie von einem bösen Geist besessen regiert, sich seiner bemächtigt. Machtverhältnisse im psychischen Haushalt sind u.a. auch Spiegelbilder realer, erlebter Machtverhältnisse und Machtausübungen, d.h. erlebter Machtmissbrauch in Familie, Schule und Gesellschaft lebt sich weiter, wird weitergetragen, tradiert von Generation zu Generation. Wenn Henry de Montherlant (1974) formulierte: „Macht gibt es nicht, nur Missbrauch der Macht", so weist dies darauf hin, dass der Mächtige, seien es die Eltern in der Familie oder der Landesvater, mit seiner Macht und „Allmacht" primär Schutz und Förderung gewährt, die als solche aber gar nicht besonders wahrgenommen werden, sondern als selbstverständlich gelten. Lediglich die Unterdrückung und der Missbrauch der Macht werden schmerzlich wahrgenommen. Es ist allen Menschen eigen, dass sie sich im Machtglanz des Herrschers und der Mächtigen sonnen, daran teilhaben wollen. Dies weist auf ein narzisstisches Begehren hin, nach dem Prinzip der projektiven Identifikation, das sich unter entwicklungspsychologischen Aspekten aus der frühen Kindheitserfahrung her- und ableiten lässt.

Wenn Alexander Solschinizyn (1974) fragt: „Warum breitet sich Verstehen stets unterhalb der Macht aus?", so wird deutlich, dass Machtverzicht eben erst möglich ist durch ein tieferes Verstehen und Wahrnehmen komplexer Zusammenhänge, während die Machtausübung häufig den direktesten Weg darstellt, um im Sinne von Aktion und Reaktion ans Ziel zu kommen.

2. Ursachen von therapeutischer Macht und Machtmissbrauch in der Einzel-, Gruppen- und Familientherapie

Elias Canetti (1971) hat den Unterschied zwischen Gewalt und Macht in einem Bild dargestellt, nämlich am Verhältnis zwischen Katze und Maus: Ist die Maus gefangen, im Maul der Katze, so ist sie in deren Gewalt. Wenn die Katze mit der Maus spielt, sie wieder loslässt, dann steht sie in der Macht der Katze, die sie zurückholen kann. Im Maul bleibt keine wirkliche Hoffnung mehr, es ist keine Zeit und es ist kein Raum um einen. Die Arzt-Patienten-Beziehung kann eine gewaltsame Beziehung werden, z.B. dann, wenn eine zwangsweise Medikation erfolgen muss, wie bei hochgradig erregten, aggressiven und psychotischen Patienten, wenn sie sich gegen eine notwendig werdende Medikation wehren. Die Patienten stehen aber allemal in der Macht des Therapeuten, auch auf einer offenen Station, auch in einem ambulanten Setting, sei es in der Einzel-, Gruppen- oder Familientherapie. Wir Therapeuten machen uns zu selten klar, dass im therapeutischen Dialog das Fragen den Aspekt des Eindringens annehmen kann. Es kann als Mittel der Macht eingesetzt werden und sich wie ein Messer in den Leib des Gefragten schneiden. Canetti (1971) ist der Auffassung, „die unschuldigste Frage ist diejenige, die isoliert bleibt und keine weitere nach sich zieht“. Er fährt fort: „Die Wirkung der Fragen auf den Fragenden ist eine Hebung seines Machtgefühls; sie geben ihm Lust, noch mehr und mehr Fragen zu stellen. Der Antwortende unterwirft sich um so mehr, je häufiger er den Fragen nachgibt. Die Freiheit der Person liegt zum guten Teil in einem Schutz vor Fragen. Die stärkste Tyrannei ist es, die sich die stärkste Frage erlaubt. Klug ist eine Antwort, die dem Fragen ein Ende macht!“

Einen therapeutischen Machtmissbrauch in subtiler Weise übt der Therapeut immer dann aus, wenn er dem Patienten ein Geheimnis entreißen möchte. Das Geheimnis stellt gleichsam ein psychologisches Bollwerk gegen das Fragen dar. In der Regel hat der Patient ein Geheimnis, das er nur dann preisgibt, wenn er sich anvertrauen kann. Aber auch der Therapeut hat ein Geheimnis: Es sind seine psychodynamischen Erkenntnisse, die er gewinnt, die er sich macht, die er aber nicht dem Patienten zur Unzeit deutend vorsetzen darf. Indem der Therapeut aber glaubt, den psychischen Konflikt- und Wirkmechanismus einer Symptomatik bei einer Erkrankung zu erkennen, eignet er sich gleichsam das Geheimnis des Patienten an und kann es missbrauchen.

Zur Macht gehört eine ungleiche Verteilung des Durchschauens: Der Mächtige durchschaut, aber er lässt sich nicht durchschauen. Dies kann für die Arzt-Patienten-Beziehung eine Falle sein. Der Patient projiziert auf den Therapeuten Allmachtsphantasien, der Patient unterwirft sich und der Therapeut wird zum übermächtigen Vater.

Im arabischen „Buch von der Krone" heißt es: „Es ist ein Recht der Könige, ihre Geheimnisse vor Vater, Mutter, Brüdern, Frauen und Freunden zu bewahren." Wie viele Therapeuten gleichen in dieser Gepflogenheit den Sassaniden-Herrschern?

Sowohl in der Einzeltherapie als auch in der Gruppen- und insbesondere in der Familientherapie fällt dem Therapeuten (dem therapeutischen Team) durch „Urteilen" bzw. „Aburteilen" ein ganz erheblicher Machtfaktor zu: Der Therapeut interpretiert und richtet, was gut, schlecht und böse ist. Im Gruppensetting wird insbesondere jener Therapeut seine Macht missbrauchen und zum mächtigen Richter werden, der nicht nur die Anerkennung des Patienten oder der Familien, sondern auch die Anerkennung des therapeutischen Teams oder des Co-Therapeuten benötigt. Um nochmals Canetti (1971) zu zitieren: „Die Urteilskrankheit ist eine der verbreitetsten, die es unter Menschen gibt, und praktisch alle sind von ihr befallen." Es sei hinzugefügt, dass es für Therapeuten, Mitarbeiter des therapeutischen Teams sowie Pädagogen etc. eine Verlockung bedeuten kann, dieser „Urteilskrankheit" zu verfallen. Diese Gefahr ist insbesondere gegeben, wenn die „therapeutischen Helfer" keine Eigenanalyse durchlaufen haben und am Beginn ihrer Berufskarriere als „hilflose Helfer" ihre eigene Unsicherheit durch Macht über den Patienten stabilisieren.

Zu große Nähe und Empathie fördern symbiotische Abhängigkeitswünsche der Patienten. Gegenseitiges Verstehen wird dann zum „süßen Gift der symbiotischen Sprachlosigkeit" mit der Gefahr des sexuellen oder emotionalen Missbrauchs.

Da die Projektionen und Übertragungsaspekte, die der Patient mit seinen Eltern durchgemacht hat, im stationären Setting mit dem therapeutischen Team eine Neuauflage erfahren, kommt es mit großer Regelmäßigkeit zum Problem des Loyalitätskonfliktes: Das Kind bzw. der Jugendliche sieht die therapeutischen Bezugspersonen als Quasi-Ersatz-Eltern an (dies gilt insbesondere bei neurotischen Patienten) und erwartet von ihnen, dass sie sich anders als seine Eltern und ganz in seinem Sinne verhalten werden. Insbesondere junge, unerfahrene Mitarbeiter, die dem Patienten mit seiner kranken Symptomatik Hilfestellung geben wollen, laufen Gefahr, sich mit dem Patienten zu identifizieren, und nehmen dadurch unbewusst ihre Projektion als bessere Eltern an. Dadurch wird aber oft die Nähe und Empathie verstärkt, so dass die Gefahr einer zu großen Nähe zwischen Betreuer und Patient entsteht.

Um solch eine Entwicklung zu vermeiden, muss auch das Personal in eine Inter- und Supervision eingebunden sein, bei der solche Übertragungsprozesse beleuchtet und hinterfragt werden, damit es nicht zum Machtmissbrauch kommt.

Unbewusste eigene Familienkonflikte und Bindungen an eine bestimmte Normvorstellung können dazu führen, dass der Therapeut einer Familie seine Probleme zur Bearbeitung auflädt, dass Therapieziele an einer für ihn adäquaten, für die Familie aber unter Umständen realitätsfernen Vorstellung ausgerichtet werden (Schönfelder, 1979).

Wenn in Gruppenpsychotherapie-Verfahren der Gruppentherapeut als Leiter den Gruppendruck der Gruppenmitglieder dahingehend ausnützt, dass er den Protagonisten in der Gruppe zur Aufgabe seiner psychischen Abwehr drängt, so bewegt er sich auf dem schmalen Grat, der meist unmerklich in einen psychischen Missbrauch übergeht. Selbstverständlich ist nicht jede Konfrontation oder Brüskierung im therapeutischen Setting emotionaler Machtmissbrauch: Wenn der Patient aus der Sicht des Therapeuten gefordert werden kann und muss, so mag diese Vorgehensweise ihre Berechtigung haben, insbesondere dann, wenn der Patient seinerseits mit dem Therapeuten entsprechend „umging", ihn in seiner Übertragung zum negativ besetzten Objekt machte. In jeder aufdeckenden Therapie läuft der unerfahrene Therapeut Gefahr, seine Gegenübertragung im Sinne einer Machtmanipulation unbewusst einzusetzen, wenn er nicht durch eine entsprechende Supervision zur Wahrnehmung und Reflexion dieser Gegenübertragung angehalten wird.

Den Patienten in eine tiefe Regression hineinfallen lassen oder gar hineinstoßen, ohne ihn aus diesem Zustand wieder herauszuholen, kann ebenfalls Machtmissbrauch bedeuten. Regression im Dienste des Ichs kann notwendig und Voraussetzung für eine „kopernikanische Wende" im Heilungsprozess des Patienten sein, der sich z. B. hinter seiner Abwehr perfekt verbarrikadiert und damit seinen Leidenszustand zementiert hatte. Das Beispiel der Herbeiführung einer Regression beim Patienten macht deutlich, wie schmal der Grat zwischen noch notwendiger, seelisch schmerzhafter therapeutischer Arbeit einerseits und therapeutischem Machtmissbrauch andererseits ist.

In Anlehnung an die Definition des narzisstischen Missbrauchs von Reimer (1990) soll hier der emotional-psychische Missbrauch im therapeutischen Arzt-Patienten-Verhältnis wie folgt definiert werden:

> „Unter psychisch-emotionalem Missbrauch im Arzt-Patienten-Verhältnis sind alle Interaktionen und Beziehungskonstellationen zwischen dem Therapeuten und dem Patienten zu verstehen, die primär dem Wunsch des Therapeuten nach egoistischer und narzisstischer Gratifikation dienen und die die gesunde Entfaltung des Patienten verhindern bzw. zumindest erheblich erschweren."

3. Überlegungen zur Vermeidung bzw. Minderung von Macht und Machtmissbrauch im kinder- und jugendpsychiatrischen Setting

Der Kinder- und Jugendpsychiater und -psychotherapeut, aber auch der Sonderpädagoge, Heilpädagoge und Sozialarbeiter, der mit ihm anvertrauten

Jugendlichen umgeht, bewegt sich, wie es Reimer (1991) formuliert, „ständig im Dickicht komplizierter Subjektivität. Er ist über lange Zeit einem Ansturm unterschiedlichster Gefühle seines Patienten ausgesetzt; er muß damit empathisch umgehen können auf dem Hintergrund von klaren Grenzen, Distanz und Abstinenz." Die Abhängigkeit und das Ausgeliefertsein des Patienten bedingen ein Machtgefälle, das besonders dann missbraucht werden kann, wenn der Therapeut, wie oben ausgeführt, den Patienten benötigt, um eigene Defizite aufzufüllen oder um seine eigenen Werte und Normvorstellungen zu verwirklichen bzw. durchzusetzen. Dies zeigt, wie wichtig und unabdingbar eine gut fundierte Selbsterfahrung für alle im kinder- und jugendpsychiatrischen Setting arbeitenden „Therapeuten" ist. Sie wird immer dann unabdingbar, wenn es sich um eine aufdeckende Psychotherapie handelt. Mitarbeiter ohne eine Eigenanalyse müssen durch Supervision gestützt werden, wobei es auch um die Psychohygiene der Team-Mitarbeiter geht: Noch immer ist viel zu wenig bekannt, dass die Psychohygiene der Therapeuten, ihre Regenerations- und Verarbeitungsfähigkeit gar nicht zu unterschätzen ist, wenn man nicht einem Burn-out-Syndrom und damit letztlich auch einem agierenden Machtmissbrauch Vorschub leisten will.

Die Bewusstwerdung der eigenen Aggression, der eigenen Gewaltanteile und Machtgelüste und die Integration derselben in die eigene Person bieten letztlich die beste Gewähr dafür, dass der Teufelskreis der Projektion und der reaktiven Gewalt sowie des Machtmissbrauchs vermindert wird.

Ein befriedigendes Privatleben ist eine der wichtigsten Voraussetzungen für die Wahrung einer notwendigen therapeutischen Distanz.

Die Angehörigenarbeit in der stationären Kinder- und Jugendpsychiatrie bedarf eines großen Geschickes und muss in der Kinder- und Jugendpsychiatrie und -psychotherapie immer wieder reflektiert werden, da insbesondere auch junge Mitarbeiter ihre eigene Ablösungsproblematik als Gegenübertragung mit einbringen und dadurch, wie ausgeführt, besonders Gefahr laufen, sich mit dem Patienten zu identifizieren und eine zu große Nähe zuzulassen (Klosinski, 1990).

Mit Reimer (1990) wird hier die Meinung vertreten, dass sowohl der Patient als auch seine Eltern, aber auch die Öffentlichkeit mehr darüber informiert werden müssen, was Psychotherapie ist und unter welchen Rahmenbedingungen und Regeln sie abläuft. In einem solchen Kontext kann dann auch auf die Gefahr von Regelverletzungen hingewiesen werden.

Wir Erwachsenen müssen unseren Kindern und Jugendlichen vorleben, wie ein behutsamer Umgang mit der Macht möglich ist und wann Machtverzicht keine Schwäche, sondern Stärke bedeutet.

Literatur

Canetti, E.: Masse und Macht. Claassen Verlag, Hamburg, 2. Aufl. 1971.
Klosinski, G.: Angehörigenarbeit in der Kinder- und Jugendpsychiatrie: Grenzen, Chancen und Hindernisse im stationären Setting. TW Neurologie/Psychiatrie, 6: 485–491, 1992.
Klosinski, G. (Hg.): Macht, Machtmissbrauch und Machtverzicht im Umgang mit Kindern und Jugendlichen. Huber Verlag, Bern 1995.
de Montherlant, H.: siehe bei Ronner.
Reimer, Ch.: Abhängigkeit in der Psychotherapie. Prax. Psychother. Psychosom. 35: 294–305, 1990.
Reimer, Ch.: Patientenschelte. DIA-GM, 20: 1943, 1991.
Ronner, M. M.: Die besten Pointen des 20. Jahrhunderts, Ott-Verlag, Thun, 1974.
Schönfelder, Th.: Familientherapeutische Aspekte in der Kinder- und Jugendpsychiatrie. Acta paedopsychiat. 44: 169–177, 1979.
Solschenizyn, A.: siehe bei Ronner.
Stierlin, H.: Aggression in der menschlichen Beziehung. In: Mitscherlich, A.: Bis hierher und nicht weiter – ist die menschliche Aggression unbefriedbar? Pieper & Co., München, 119–134, 1969.

II. Entwicklungsaspekte

Risiken und protektive Faktoren für die psychosoziale Entwicklung unserer Kinder und Jugendlichen: Verletzlichkeit und Widerstandsfähigkeit von Kindern und Jugendlichen gegenüber Stress*

Einleitung

Am 10. Oktober eines jeden Jahres wird weltweit der Internationale Tag der seelischen Gesundheit „begangen". Was ist seelische Gesundheit, was ist eine gesunde seelische Entwicklung, welche Faktoren hemmen und fördern sie?

Warum entwickelt sich ein Kind, das in seiner frühen Kindheit durch Kriegswirren bedingt seine Eltern verloren hat und als Vollwaise in einem Heim aufwuchs, relativ unproblematisch, während ein anderes Kind, das in seiner Kindheit die besten Voraussetzungen für eine gute Entwicklung erfahren hat, letztlich unvorhergesehene, psychopathologisch auffällige Symptome entwickelt, die den Eltern nicht erklärbar sind?

Vorab einige Anmerkungen zu den Begriffen „Verletzlichkeit" und „Widerstandsfähigkeit" im Untertitel: Mit Verletzlichkeit und Widerstandsfähigkeit sind die wichtigen Begriffe Vulnerabilität (vulnerability) und Resilienz (im Englischen spricht man von risiliency) gemeint, die in den letzten Jahrzehnten unter entwicklungspsychologischen und entwicklungspsychopathologischen Aspekten hohe Aufmerksamkeit in der Forschung erfahren haben.

Als Vulnerabilität wird die individuelle Bereitschaft verstanden, unter Risikobedingungen einen negativen Entwicklungsverlauf zu nehmen. Im Gegensatz hierzu meint der Begriff Resilienz (Spannkraft oder Prallkraft) bzw. Resistenz jene Widerstandsfähigkeit, wenn eine erfolgreiche Lebensbewältigung auch unter Entwicklungsbedingungen möglich ist, die durch Risikofaktoren überschattet sind. Das Vulnerabilitätsprinzip hat sich als ein fundamentales Entwicklungsprinzip zur Erklärung der Genese einer Reihe von kinder- und jugendpsychiatrischen Erkrankungen herauskristallisiert. Es ist als übergeordnetes Denkkonstrukt, als Meta-Modell in der Lage, eine Fülle von empirischen Ergebnissen zur Entstehung, zur biologischen Fundierung und zur therapeutischen Ansprechbarkeit in ein Gesamtsystem zu integrieren. Prinzipiell geht das Vulnerabilitätskonzept davon aus, dass genetische oder frühkindliche Risikofaktoren nicht direkt zu klinisch manifesten psychischen Erkrankungen führen. Dies konnte an einer Reihe von Familien- und Zwillingsstudien sowie an Untersuchungen von adoptierten Kindern

* Überarbeiteter Vortrag, gehalten am 12.10.2000, Gotthilf-Vöhringer-Schule Wilhelmsdorf, anlässlich der Fachtagung Innovation und Menschlichkeit 2000.

mit schizophrenen Störungen gezeigt werden. Vielmehr geht man davon aus, dass eine besondere Umweltempfindlichkeit vererbt wird, die ungünstige Entwicklungsfaktoren, d.h. Risiken auf biologischer und psychosozialer Ebene, in besonderer Weise zur Wirkung kommen lässt. Dieses Zusammenspiel von Faktoren führt dann zu einer zunehmenden Labilisierung der Umweltanpassung des betreffenden Individuums. Bereits geringfügige Anlässe oder neu zu bewältigende Entwicklungsaufgaben im Lebenszyklus können dann das in spezifischer Weise vulnerable Individuum zur Dekompensation bringen.

Die Widerstandsfähigkeit oder Resilienz gegenüber Stress bzw. Stressoren hängt von den Bewältigungsstrategien ab, die dem Kind selbst zur Verfügung stehen oder derer es sich mit Unterstützung der Umwelt bedienen kann. In der Forschung spricht man von Coping, d.h. von Bewältigungsstrategien.

Folgende Aspekte sollen erörtert werden:

1. Zunächst soll auf die derzeit meistdiskutierten Modelle von Entwicklung eingegangen und skizziert werden, was eine gesunde, normale Entwicklung ist.
2. Dann wird auf die Verletzlichkeitsfrage, d.h. die Vulnerabilität, und die Risikofaktoren in der Entwicklung eingegangen und
3. auf protektive Faktoren im Entwicklungsverlauf hingewiesen.
4. Neuere Studien im Bereich der Coping-Strategien bei Kindern und Jugendlichen werden vorgestellt.
5. Empfehlungen werden ausgesprochen, was Eltern, Lehrer und die Gesellschaft tun können, um eine gesunde Entwicklung zu fördern.

1. Modelle von Entwicklung – was ist eine gesunde, normale Entwicklung?

Nach Montada (1987) kann man je nach Person-Umwelt-Bezug vereinfachend vier theoretische Grundrichtungen von Entwicklungsmodellen unterscheiden: Ein *endogenistisches Modell* erachtet weder die Aktivität des Kindes noch aktive Umwelteinflüsse als für die Entwicklung bedeutsam. Im Zentrum dieser Theorien steht vielmehr der Begriff der Reifung. Sie wird als anlagemäßig und einem inneren Programm notwendigerweise folgend angesehen. Die Umwelt dient dabei nur als Unterstützung, ist aber für die Ausbildung der Merkmale nicht essentiell notwendig.

Exogenistische Theorien oder Modelle gehen davon aus, dass aktive Umwelteinflüsse auf den Menschen, der quasi als „Tabula rasa“ geboren ist, Einfluss nehmen. In diesen Modellen ist das sich entwickelnde Kind Spielball und Rezeptionsorgan einer aktiven Umwelt. Gleichsam wie in eine Wachstafel gravieren sich die Umweltkonstellationen in die sich entwickelnde Psyche des Kindes ein und erzeugen so Erkenntnis, Wissen und innere Abbilder.

Früh-konstruktivistische Theorien oder Modelle gehen von Entwicklung als Selbstkonstruktion aus: Der Mensch braucht die Umwelt als Anregung und Matrix zur Entwicklung, die wesentlichen Impulse gehen jedoch vom Menschen selbst aus. Die Umwelt spielt nur eine passive Rolle.

Die heute wohl anerkanntesten Theorien in Bezug auf Entwicklung stellen die sogenannten *interaktionistischen Theorien oder Modelle* dar: Sie verbinden ein aktives, selbstmotiviertes und seine Entwicklung selbst vorantreibendes Individuum mit einer ebenso aktiven, fördernden und erfüllenden Umwelt. Auf diese Weise wirken kulturelle Anforderungen, Normen, Wünsche anderer Menschen und materielle Umgebungsbedingungen als Entwicklungsreiz und Herausforderung, die die individuelle Entwicklung günstig oder ungünstig beeinflussen können. Die interaktionistische Theorie räumt dem Individuum eine aktive Rolle bei der Gestaltung der Umwelt ein. Das Individuum sucht und formt die Umweltbedingungen nach seinem Gutdünken in gleichem Maße, wie es von diesen geformt wird.

Entwicklung kann man als einen Prozess ansehen, der sich aus Wachstum, Reifung und Lernen zusammensetzt. Man hat sie mit folgender Umschreibung definiert: „Entwicklung ist eine nicht zufällige, erklärbare Veränderungsreihe, die mit dem individuellen Lebenslauf verknüpft ist" (Oerter, 1987). Damit ist Entwicklung ein integrierender Prozess, an dem folgende Faktoren beteiligt sind: 1. genetische Faktoren (Vererbung), 2. sozio-kulturelle Faktoren: die engere Umwelt (Familie und Schule) sowie die weitere Umwelt (Sozialschicht etc.). Diese sozio-kulturellen Faktoren machen Lernangebote, die die Entwicklung fördern oder hemmen. Hinzu kommen 3. innerseelische, dynamische Faktoren wie bewusste Selbststeuerung und unbewusste dynamische Prozesse.

Entwicklung wird somit auf verschiedenen Ebenen sichtbar: Wir haben die Betrachtungsebene der Körperfunktionen, die Entwicklung von Organsystemen. Und wir haben die Verhaltensebene: Bei ihr liegt der Fokus auf der Entwicklung des Sozialverhaltens und der Interaktion des Kindes mit seinen wesentlichen Bezugspersonen. Die „Innenseite" der Entwicklung lässt sich auch als psychische Strukturbildung verstehen: Es handelt sich um jene psychische Struktur, die mit zunehmendem Alter gleichsam als Bibliothek oder Videothek gelebter Erfahrungen, Gedanken und Gefühle in einem Selbstkonstruktionsprozess anhand der durch die Umwelt vermittelten Erlebnisinhalte entsteht (Resch, 1996). Wir sprechen von Selbst- und Objektrepräsentanz, von affektologischen Schemata, d.h. von Wirklichkeitskonstruktionen und -konzepten, die sich anhand der Interaktionserfahrungen mit der Umwelt entwickeln. In diesem Zusammenhang ist auf die Begriffe Assimilation und Akkomodation des Entwicklungspsychologen Piaget einzugehen: Er verstand unter Assimilation das Einführen eines neuen Objektes oder Gedankens in einen bereits vorhandenen Gedanken oder ein Schema, unter Akkomodation die Tendenz, sich an ein neues Objekt anzupassen. Beides sind einander ergänzende Prozesse in der Anpassung an die Umwelt. Ausgehend von Piaget hat Ciompi (1982, 1988) das Modell eines affektlogischen Bezugssystems entworfen: Er postulierte, dass Affekt und Logik zwar unterschiedliche, aber untrennbar miteinander verbundene Bewertungsmöglichkeiten der Welt seien, die ein gemeinsames Konstruktionsprinzip für unsere repräsentativen Bestände abgeben. Das eine Mal stehe der affektive Anteil im Vordergrund, das andere Mal der kognitive. Die Theorie der Affektlogik postuliert also die Entwicklung eines globalen Bezugssystems mit beiden Valenzen, wobei das Bezugssystem das integrale Ergebnis der gesamten Umwelterfahrung des Menschen darstellt. Emotionale Strukturierungen des Weltbezuges sind phylogenetisch älter, globaler, in der Modulation träger, haben aber Priorität. Kognitive Strukturierungen können die emotionalen überformen, sie sind phylogenetisch jünger, von momentanen Befindlichkeiten abhebbar und rasch modellierbar.

Normale Entwicklung verläuft nicht kontinuierlich, sondern weist durchaus schnellere und langsamere Phasen auf. Dabei können auch einzelne Entwicklungsabfolgen mit großer Variabilität unterschiedlich ablaufen, ohne dass eine Fehlentwicklung resultiert.

Aus der Tatsache, dass 80% der nachgeburtlichen Hirndifferenzierung innerhalb der ersten vier Lebensjahre erfolgen, wird sogleich ein besonderes Risiko für die Entwicklung deutlich, das wir auch als „biologische Vulnerabilität" bezeichnen können. So sind z.B. Infektionen beim Säugling gefährlicher als beim älteren Kind. Andererseits hat das Kleinkind und insbesondere der Säugling in Bezug auf seine Hirnfunktionen eine noch höhere Adaptations- und Kompensationsfähigkeit.

Wenn wir ein Kind in seiner Entwicklung betrachten, so können wir unterscheiden zwischen seiner motorischen Entwicklung, seiner Sprachentwicklung, der Entwicklung seiner Wahrnehmungsfunktionen (Sehen und Hören) sowie seiner sozialen Entwicklung (Spielverhalten) und seiner geistigen Entwicklung. Wichtig ist, dass wir von einer psychomotorischen Entwicklung sprechen, d.h. dass die psychosoziale Entwicklung mit der motorischen Entwicklung und Reifung relativ eng gekoppelt ist.

Zunächst erfährt der Säugling die Welt über den Mund, er ist am Anfang des Lebens ein „orales Wesen". Im zweiten und dritten Lebensjahr, wenn das Kind die Herrschaft über die Ausscheidungsfunktionen erlangt, bekommt das Hergeben des Urins und des Stuhls eine besondere Bedeutung in der Interaktion mit den Hauptbezugspersonen. Das Kind durchläuft dann ein sogenanntes „magisches Stadium", in dem es Phantasie und Realität nicht scharf trennen kann, in dem es besonders suggestibel ist und in dem seine

Welt einen Spiegel seiner selbst darstellt und, wie wir sagen, anthropomorph wahrgenommen wird: Die Sonne hat ein freundliches Gesicht, ebenso der Mond und die Sterne. Alle Wesen sind beseelt, alles ist auf das Kind bezogen, das im Mittelpunkt dieser Welt steht. Mit etwa drei Jahren sollte das Kind Gruppenfähigkeit besitzen, sollte sich auch von der Mutter bzw. seiner Bezugsperson für einige Stunden trennen lassen. Es folgt dann das Schul- und Lernalter, die sogenannte Latenzphase bis zum Eintreten der geschlechtlichen Reife in der Pubertät und Adoleszenz.

Wenn ein Kind sich nicht normal entwickelt, entwicklungsverzögert ist oder gar Entwicklungsrückschritte aufweist, kann dies am Kinde selbst, an mangelnden Anregungen durch die Umwelt bzw. an einer gestörten Beziehung des Kindes zu seinen Hauptbezugspersonen liegen. Nur durch „beidäugiges“ Wahrnehmen, d. h. durch Erkennen der psychosozialen *und* der somatogenen Bedingungsgefüge, werden wir dem Prozess der Entwicklung und der Abweichung bis hin zum Krankhaften gerecht.

2. Vulnerabilität und Risikofaktoren der Entwicklung

Die Vulnerabilitätskonzepte gehen davon aus – dies wurde bereits ausgeführt –, dass genetische oder frühkindliche Risikofaktoren nicht direkt zu klinisch manifesten psychischen Erkrankungen führen. Man geht davon aus, dass eine besondere Umweltempfindlichkeit vererbt wird, die ungünstige Entwicklungsfaktoren, d. h. Risiken auf biologischer und psychosozialer Ebene, in besonderer Weise zur Wirkung kommen lässt. Kommen dann nicht zu bewältigende Entwicklungsaufgaben oder traumatische „life-events“ hinzu, kann es zu einer psychischen Dekompensation bzw. zu abweichendem Verhalten kommen.

Bezüglich der biologischen Risikofaktoren ist Folgendes zu sagen: Es gibt für eine Reihe von Erkrankungen Hinweise auf eine genetische Weitergabe, beispielsweise bei Erkrankungen der Eltern (oder Großeltern und/oder Onkel/Tanten) an Schizophrenie oder bei manisch-depressiven Erkrankungen. Dabei wird nicht die Krankheit selbst, sondern nur eine Vulnerabilität vererbt. Auch für kinderpsychiatrische Erkrankungen wie Enuresis und Essstörungen werden genetische Faktoren in ihrer Bedeutung für die Genese diskutiert.

Als *pränatales* Schädigungsrisiko gelten beispielsweise Infektionen, aber auch Blutungen, Rhesusunverträglichkeit oder cerebrale Krampfanfälle der Kindesmutter während der Schwangerschaft. *Perinatal* kann eine verlängerte oder erschwerte Geburt unter Risikobedingungen zu cerebraler Traumatisierung führen. *Postnatale* Risikofaktoren wären z. B. Schädelhirntraumata, Hirnentzündungen, Tumoren oder Vergiftungen. Alle diese biologischen

Faktoren können letztlich eine Schädigung der Hirnsubstanz zur Folge haben, wodurch die „neuronale Plastizität" ungünstig beeinflusst wird. Dadurch steigt das Risiko für eine mangelnde Ausdifferenzierung von speziellen Hirnleistungen und Kompetenzen.

Als *soziale Risikofaktoren* sind allgemein zu nennen:
- abnorme intrafamiliäre Beziehungen,
- psychische Störung, abweichendes Verhalten oder Behinderung in der Familie, insbesondere der Elternteile,
- inadäquate oder verzerrte intrafamiliäre Kommunikation,
- abnorme Erziehungsbedingungen,
- abnorme unmittelbare Umgebung,
- akute belastende Lebensereignisse,
- gesellschaftliche Belastungsfaktoren,
- chronische Belastungen im Zusammenhang mit Schule und Arbeit,
- belastende Lebensereignisse infolge von Verhaltensstörungen oder Behinderung des Kindes.

Bezogen auf das Lebensalter des Kindes ist heute unbestritten, dass zum Zeitpunkt der Geburt folgende allgemeine Risikofaktoren von Bedeutung sind: chronische Armut, geringer Bildungsgrad der Mutter, psychische Auffälligkeiten der Eltern.

Spätere Risiken und Belastungsfaktoren sind Folgende: Trennung im ersten Lebensjahr, wiederholte Krankheiten der Kinder selbst, Erkrankungen der Eltern, ein behindertes Geschwisterkind, die Abwesenheit des Vaters, Scheidung und Trennung der Eltern sowie außerfamiliäre Unterbringung.

Dies bedeutet nicht, dass einer dieser Belastungs- oder Risikofaktoren eine Fehlentwicklung einleiten muss. Sehr häufig ist dies nicht der Fall, sondern erst dann, wenn noch andere Belastungsfaktoren hinzukommen, setzt eine negative Entwicklung ein.

Erhebliche Risikofaktoren des Kindes, die zu einer gestörten Mutter-Kind-Interaktion führen können, sind vielfach nicht bekannt: Es handelt sich um Kinder, die in ihrer Entwicklung von Geburt an oder kurz nach der Geburt hoch auffällig sind und an eine Mutter-Kind-Interaktion höchste Anforderungen stellen. Wir wissen aus Studien zur intrafamilialen Gewalt, dass z.B. unter misshandelten Kindern der prozentuale Anteil an Früh- und Mangelgeborenen zwei- bis dreimal so hoch ist wie im Bevölkerungsdurchschnitt (Engfer, 1986).

Entwicklungsverzögerte Kinder werden schnell zum „schwierigen Kind"; es stellen sich „Verhaltensprobleme" dieser Kinder ein, d.h. sie reagieren anders als erwartet. Ein besonderes Problem stellen die sogenannten „Schreikinder" dar: Ein Teil von ihnen hat Nabelkoliken und Verdauungsstörungen nach dem Trinken, ist kaum zu beruhigen. Für die Eltern ist dies eine ganz erhebliche Belastung, auf die sie oft entnervt reagieren. Dasselbe gilt für jene

Kinder, die im ersten Lebensjahr nicht durchschlafen, nachts schreien: Es kommt dann häufig zu Überforderungssituationen der Mütter mit Schlafdefizit, Frustrationsintoleranz und erhöhtem Risiko einer gestörten Mutter-Kind-Beziehung.

Auch Kinder, die in ihrem Sensorium beeinträchtigt sind, reagieren anders. Wenn sie zum Beispiel den Blickkontakt zur Mutter verweigern, stellen diese Kinder letztere auf eine harte Probe. Es kommt zwangsläufig zur Interaktionsstörung, wie dies von autistischen Kindern bekannt ist.

Auch vor- und unehelich geborene Kinder, die nicht erwünscht sind, tragen bekanntermaßen ein erhöhtes Risiko, nicht geliebt, nicht angenommen und dadurch körperlich und seelisch misshandelt bzw. vernachlässigt zu werden.

Einen besonderen ersten „Wetterwinkel" in der Entwicklung des Kindes stellt die Trotzphase dar. Die Kinder erleben in dieser Zeit einen großen Zuwachs an Freiheitsgraden: Ihre Motorik befähigt sie, neue Räume zu erobern, sie können stehen und gehen, sich von der Mutter entfernen. Die Sprache ist in diesem Stadium in aller Regel bereits soweit ausgebildet, dass sie sich artikulieren können, auch „nein" sagen. Kinder in dieser Phase erfahren eine Inflation ihrer Fähigkeiten, entwickeln Allmachtsphantasien und sind noch nicht in der Lage, eine kritische Realitätsprüfung vorzunehmen. Fast regelmäßig entwickelt sich dann ein Machtkampf zwischen der Hauptbezugsperson (meist der Mutter) und dem Kind. Einerseits gilt es, den Willen des Kindes nicht in jedem Falle zu brechen, andererseits muss das Kind aber auch strukturiert, begrenzt und hierdurch geschützt werden. Oft ist dies eine Gratwanderung zwischen Skylla und Karyptis.

Auf die zweite große Ablösungsphase, die Pubertät, soll an dieser Stelle nicht eingegangen werden. Wir alle wissen, dass sie heute fast zur „normativen Krise" unserer Jugendlichen geworden ist, zumal in unserer Gesellschaft jeder Jugendliche aufgerufen ist, individuell und selektiv die Schritte in die Erwachsenenwelt hinein zu wagen. Die klassischen Identitäts-, Autoritäts- und psychosexuellen Krisen beginnen in dieser Zeit des Umbruchs.

Auf den unterschiedlichen Entwicklungsstufen müssen Entwicklungsaufgaben und Entwicklungsthemen gemeistert werden. Eine erfolgreiche Bewältigung führt zur harmonischen Weiterentwicklung, ein Versagen im Rahmen einer solchen Entwicklungsaufgabe macht das Individuum unglücklich, stößt auf Ablehnung durch die gesellschaftliche Umgebung, führt zu Schwierigkeiten bei der Bewältigung späterer Aufgaben, stellt einen Risikofaktor dar, vermindert das Selbstbewusstsein, erhöht die Verletzlichkeit und geht damit in die „Vulnerabiliät" ein.

Das Bindungsverhalten des Kindes zur Hauptbezugsperson kann zum Risikofaktor werden: Wir wissen von Bindungsstudien in den letzten Jahren und Jahrzehnten, dass die Kontinuität der Beziehung in den ersten Lebensmonaten und Lebensjahren einen großen Einfluss auf das spätere Bindungsverhalten der Kinder anderen Menschen gegenüber hat. Die ersten Lebensmonate sind gekennzeichnet durch eine Mutter-Kind-Dyade, durch ein fein abgestimmtes gegenseitiges Stimulieren zwischen Mutter und Kind, wobei in aller Regel bereits sehr früh eine Triade hinzukommt (Interaktion zwischen Vater, Mutter und Kind). Mütter, die ihre Kinder zu stark an sich binden, z.B. zu lange in der Dualunion verhaftet sind und ihre Kinder mehrere Lebensjahre stillen, bewirken, dass nicht nur ihr Partner frustriert und eifersüchtig wird, sondern dass ihr Kind in einer zu langen Abhängigkeit verharrt. Dies hat zur Folge, dass es beim Kind zu ganz erheblichen Trennungs- und Verlustängsten kommt, die häufig chronifizieren.

Ein zu häufiger Wechsel der Bezugspersonen führt andererseits zur Bindungsunsicherheit oder gar -unfähigkeit, zur emotionalen Mangelsituation, zur seelischen Depravation und zu dem, was wir Hospitalismus oder „Heimschaden“ nennen. Je nach Ausprägungsgrad sind diese Kinder distanzlos, beziehungshungrig, dissozial oder beziehungsunfähig.

Hingewiesen sei auf die Besonderheiten in der *magischen Phase* des Kindergartenalters: Kinder in der magischen Phase, dem klassischen Spielalter (zweieinhalb bis sechs Jahre) sind besonders suggestibel und empfänglich für das, was an sie herangetragen wird. Manche Eltern nutzen diese Suggestibilität und dieses magische Verhaftetsein aus, indem sie dem Kind „Schauermärchen“ erzählen, um es für ihre Zwecke zu funktionalisieren: Wenn z.B. die Großmutter erzählt, der „Nachtgrapp“ würde die Kinder wegholen, wenn sie abends bei Dunkelheit nicht zu Hause sind, bedient sie sich der Suggestibilität und Einbildungskraft der Kinder, manipuliert und missbraucht sie, was zu ganz erheblichen Ängsten bei den Kindern führen kann, die noch lange nachwirken. Dies gilt auch für Drohungen, die der Nikolaus am Nikolaustag ausspricht.

Hingewiesen werden muss auch auf die Tatsache, dass Partnerschaftskonflikte der Eltern für Kinder den häufigsten Stress- und Risikofaktor darstellen, insbesondere bei solchen Kindern, die später misshandelt werden. Gewaltstudien zeigen, dass 11 bis 25% misshandelnder Eltern als Kinder selbst misshandelt wurden. Eltern, die ihre Kinder vernachlässigen, emotional, körperlich oder sexuell misshandeln oder missbrauchen, sind häufig selbst psychiatrisch auffällig: Bei ihnen liegen z.B. Alkoholismus, psychotische oder schwere neurotische Erkrankungen und Persönlichkeitsstörungen sowie Persönlichkeitszüge mit mangelnder Impulssteuerung, Isolationstendenz und hohem Angstpegel vor.

Interessant sind die Ergebnisse der sogenannten Mannheimer Risikokinder-Studie (Schmitt et al., 1994), die u.a. die Auswirkungen psychosozialer Risiken für die Kindesentwicklung untersuchte. Insgesamt wurden in dieser Studie 362 Kinder, darunter 210 „Hochrisiko-Kinder“ im Alter von drei Jahren und 24 Monaten mit zahlreichen Instrumenten untersucht. Diese Studie konnte zeigen, dass psychosoziale Faktoren in Form des Erziehungsverhaltens klare Einflüsse auf die kognitive Entwicklung und auf die Verhaltensentwicklung des Kleinkindes hatten. Überraschend war, dass die Qualität der Mutter-Kind-Interaktion ein besserer Prädiktor für die Weiterentwicklung des Kindes ist als der Entwicklungsstand des Kindes selbst (z.B. zeigte sich, dass Kinder im Alter von drei Monaten mit gestörten Dyaden im Alter von zwei Jahren in ihrer kognitiven Entwicklung um 16 IQ-Punkte schlechter abschnitten als eine Kontrollgruppe). Damit konnte bewiesen werden, dass die Störung der Mutter-Kind-Interaktion zu gravierenden Entwicklungsrückständen im kognitiven Bereich führt.

Andererseits haben besonders gelungene Mutter-Kind-Interaktionen protektive und kompensatorische Wirkungen: Die Mannheimer Studie konnte zeigen, dass bei Kindern mit hohem organischen Risiko bei Vorliegen einer besonders gelungenen Mutter-Kind-Interaktion die Wahrscheinlichkeit einer neuropsychiatrischen Störung im Alter von drei oder 24 Monaten um das 2,3-fache gemindert war. Bei Kindern mit hohem psychosozialen Risiko können besonders gelungene Mutter-Kind-Interaktionen die Wahrscheinlichkeit einer neuropsychiatrischen Störung im gleichen Altersbereich um das 2,0-fache mindern. Daraus folgt, dass die psychosozialen Bedingungen, unter denen ein Kind aufwächst, insbesondere das Erziehungsverhalten sowie die Mutter-Kind-Beziehung, wesentlich stärker in den Blickpunkt von Vorbeugebemühungen rücken müssen (Esser et al., 1994).

Schließlich sei noch darauf hingewiesen, dass für kinderpsychiatrische Erkrankungen bis zur Pubertät eine biologische Vulnerabilität für Jungen vorliegt: Jungen sind schon in den ersten Lebensjahren aggressiver als Mädchen, und zwar sowohl in Bezug auf die verbale als auch auf die physische Aggressivität. Mädchen sind den Jungen bis zur Pubertät im allgemeinen Entwicklungstempo, in der Ausreifung der Sprachfunktionen und im motorischen Bereich überlegen. Jungen sind biologisch vulnerabler als Mädchen und neigen in diesem Zeitraum daher auch häufiger zu physischen und körperlichen Erkrankungen. Wir haben ein Phänomen in der Kinder- und Jugendpsychiatrie: Es besteht eine sogenannte Knabenwendigkeit der psychischen Auffälligkeiten: Einnässen, Einkoten, Stottern, Tics und Stereotypien sind bei Jungen häufiger anzutreffen als bei Mädchen.

3. Protektive Faktoren im Entwicklungsverlauf und wichtige Grundbedürfnisse für eine gesunde, positive Entwicklung

Man hat eine hierarchische Klassifikation von Bedürfnissen postuliert, in welcher die jeweils „höheren Bedürfnisse“ sowohl situationsbezogen als auch in der individuellen Entwicklung erst dann auftauchen, wenn die jeweils tieferstehenden befriedigt sind.

Diese Rangfolge umfasst
1. physiologische Bedürfnisse,
2. Sicherheitsbedürfnisse,
3. Besitz- und Liebesbedürfnisse,
4. Statusbedürfnisse und Bedürfnisse nach Achtung sowie
5. Bedürfnisse nach Selbstverwirklichung und eigener Entwicklung (Maslow, 1954).

Als protektive Faktoren im Entwicklungsverlauf haben sich nach Werner (1989) drei große Faktorenkomplexe herauskristallisiert:

1. *Individuelle Faktoren*
   z. B. Aktivierungsgrad, Grad des sozialen Interesses, Intelligenzfaktoren, Kompetenz im sozialen Bereich und Fähigkeiten zur Kommunikation (Sprache, Lesefähigkeit). Die Entwicklung des Selbst zu Selbstvertrauen und Handlungskontrolle wirkt ebenfalls im weiteren Verlauf protektiv.
2. *Affektive Bindungen*
   Sie können innerhalb und außerhalb der Familie bestehen, ermöglichen die emotionale Unterstützung in Belastungszeiten, wirken als protektive Mechanismen, egal ob diese von einem Elternteil, einem anderen Familienmitglied, Verwandten oder Freunden kommen.
3. *Externe soziale Unterstützung im Sinne des sozialen Netzwerks*
   Sie bewirkt die Möglichkeit zur Integration in Gruppen, Schule oder Arbeitsfeld und kann sich auf Kinder unter Risikobedingungen ebenfalls günstig auswirken.

Damit können protektive Faktoren zusammenfassend wie folgt definiert werden: Sie sind in der Lage, das Individuum unter Risikobedingungen – in der Interaktion mit eventuellen Vulnerabilitätsfaktoren – vor einer negativen Entwicklung zu schützen.

Bezogen auf das Kind kennen wir folgende protektive Faktoren für eine gesunde Entwicklung: Erstgeborene erhalten mehr Zuwendung vonseiten der Eltern. Bringt ein Kind als Säugling eine hohe Aktivität sowie ein positives Sozialverhalten mit, entwickelt ein Kind die Fähigkeit zur Selbsthilfe und eine gute Kommunikation, hat es ausgeprägte Interessen, verfügt es über Selbstkontrolle und ein positives Selbstkonzept, so sind dies alles protektive Faktoren, die spätere, belastende Ereignisse auffangen können.

In Bezug auf die Umgebung wirken als protektive Faktoren: intensive Zuwendung durch die Hauptbezugspersonen, eine positive Eltern-Kind-Beziehung, weitere Bezugspersonen (neben der Mutter), Freunde und Kameraden, Regeln, strukturierter Haushalt, Zusammenhalt der Familie sowie bei Bedarf Hilfe und Rat, z. B. durch Eltern oder Lehrer.

Ein positives Selbstbild und Selbstsicherheit sind protektive Faktoren, die günstige Coping-Strategien ermöglichen.

4. Coping-Strategien bei Kindern und Jugendlichen

Man kann sagen, dass Assimilation und Akkomodation im Bewältigungsmodus (Coping) ein Gleichgewicht bilden. Bewältigung ist immer eine Auseinandersetzung mit Schwierigkeiten. Entwicklung, dies ist zu folgern, ist eine Funktion von Ungleichgewichten: Wo es keine Probleme, Konflikte und Ungereimtheiten gibt, bleibt die Auseinandersetzung aus, und es gibt keine Entwicklung. Das menschliche Leben ist im Wesentlichen konfliktuös und durch Mangel und Überraschungen gekennzeichnet. Das Individuum wird aus dem Gleichgewicht geworfen und verändert sich in Richtung einer Optimierung, indem es versucht, sein Gleichgewicht wiederherzustellen. Durch Bewältigungsprozesse ist der Erfolg noch nicht garantiert, aber Coping basiert auf der Annahme, dass es besser ist, möglichst viel Informationen zu sammeln, und dass es sinnvoll ist, sich einem sozialen Abstimmungsprozess zu unterziehen, bevor man handelt. Coping basiert auf dem Realitätsprinzip. Die Bewältigung ist eine Form der Ich-Prozesse. Menschen, die ihre Schwierigkeiten durch Coping meistern, bleiben aufeinander bezogen. Durch Abwehrmechanismen und Fragmentierung wird hingegen ihre Bezogenheit zerstört. Sie ermöglichen sich dann zwar einen „privaten Triumph", jedoch zum Preis einer „sozialen Niederlage" (vgl. Herzog, 1991).

Im Abwehrmodus sind Assimilation und Akkomodation im Ungleichgewicht. Abwehr ist ein überassimilatorischer Prozess (leerlaufende Assimilation) und bedeutet die Stiftung von Sinn, wo für andere Menschen keiner ist. Während Coping eine absichtsvolle, gewählte und flexible Strategie bedeutet, die der intersubjektiven Realtität und Logik verpflichtet bleibt, sind Abwehrmechanismen zwanghaft starr und verzerren die intersubjektive Logik. Während Coping noch einen angemessenen Ausdruck und entsprechende Verarbeitung von Affekten erlaubt, ist dies bei Abwehr von affektiv getriggerter Dringlichkeit nur indirekt möglich und außerdem von der Erwartung getragen, dass negative Gefühle auch behoben werden können, ohne das Problem wirklich zu lösen.

Im Gegensatz zur Bewältigung sind Abwehrmechanismen rigide Strategien, die situationsunabhängig anwendbar sind und eine Desaktualisierung der problembezogenen Irritation auf globale Weise ohne wirkliche Problemlösung ermöglichen.

Coping-Strategien sind Strategien, die eine Wahl der Perspektive ermöglichen. Demgegenüber ermöglichen Abwehrmechanismen nur noch die Wahl der Reaktion. Die Sichtweise wird jedoch bereits in einer ganz bestimmten Form festgelegt.

Formen von Abwehrmechanismen, die mitunter zur Aufrechterhaltung des seelischen Gleichgewichtes notwendig werden, sind Sublimation, Isolierung, Intellektualisierung, Ungeschehen-Machen, Verdrängung, Dissoziation, Verschiebung, Verleugnung, Tagträumen, Projektion, Spaltung, Idealisierung, Entwertung und Omnipotenz.

Unterscheiden kann man problemfokussiertes Coping, auf Emotionen fokussiertes Coping, positive und negative Bewältigungsstrategien.

Was Kinder und Jugendliche betrifft, so konnten auf den verschiedenen Entwicklungsstufen unterschiedliche Coping-Strategien herausgearbeitet werden: So ist z.B. das Bindungsverhalten des Kleinkindes als eine der ersten Formen einer Bewältigung anzusehen, um die Mutter zur Rückkehr zu bewegen. Als positives Coping kann das Entwickeln von Problemlösungsstrategien im interpersonalen Dialog angesehen werden.

Häufig anzutreffende typische negative Bewältigungsstrategien wären Schuldzuweisungen auf andere (im Sinne einer externalen Attribution) oder, unter psychodynamischen Gesichtspunkten, die typische Projektion.

Im Folgenden sei ein Beispiel für ein auffälliges Verhalten nach einem schweren Verlusttrauma skizziert, bei dem seelische Verletzlichkeit und Widerstandsfähigkeit dicht beieinander liegen.

Fallbeispiel:

Der neunjährige Robert (anonymisiert) ist Einzelkind und wurde mir vorgestellt mit der Frage, ob eine Psychotherapie vorgenommen werden soll. Roberts Vater kam vor einem Jahr durch einen Motorradunfall ums Leben. Robert war bei dem Unfall dabei, er saß auf dem Rücksitz, als in einer Kurve ein anderer Motorradfahrer mit dem Motorrad seines Vaters zusammenstieß. Während Robert damals nur geringfügige Verletzungen erlitt und nicht bewusstlos war, war sein Vater offenbar sofort tot, der andere Motorradfahrer erheblich verletzt. Robert erzählte später, der Papa habe sich nicht bewegt und aus dem Mund geblutet. Er, Robert, habe dann nur geschrien. Als dann der Notarzt gekommen sei, so die Mutter, habe das Kind gesagt, der Papa sei ohnmächtig. Robert kam ins Krankenhaus. Als die Mutter ihn dort besuchte, habe der Junge ganz nüchtern mitgeteilt, der Papa sei ohnmächtig. Sie musste ihm mitteilen, dass der Papa tot sei, worauf Robert wie auf Knopfdruck geäußert habe: „Wir reden nicht mehr darüber!" Der Junge wollte zunächst auch nicht zur Beerdigung, ging dann doch mit.
Robert, der sich hier so tapfer und „vernünftig" verhielt, hatte auf diese Weise seinen emotionalen Schmerz verdrängt, in diesem Moment nicht zugelassen, so dass dies einem durchaus gelungenen und adäquaten Bewältigungsversuch nach großem Schmerz entspricht. Die Frage war natürlich, ob das Verlusstrauma des Vaters damit bereits „bewältigt" war. Dies wird man natürlich verneinen müssen. Der Junge entwickelte dann auch ein halbes Jahr später psychosomatische Kopf- und Bauchschmerzen, fing an, Fingernägel zu kauen. Im therapeutischen Gespräch schilderte er nun seine Hilflosigkeit, als er nach dem Unfall am Straßenrand gesessen und um Hilfe gerufen habe. Der Papa habe nicht mehr sprechen können. Der Junge war erst jetzt bereit, auch emotional über dieses schwere Trauma des Vaterverlustes zu berichten.

Eine besonders ausgeprägte Stresssituation für ein Kind ist gegeben, wenn sich die Eltern trennen oder scheiden lassen. Die Möglichkeiten, hierauf zu reagieren und im Sinne eines Bewältigungsansatzes „das Beste daraus zu machen“, sind ganz unterschiedlich: Die meisten Kleinkinder entwickeln psychosomatische Symptome: Sie nässen wieder ein, haben Bauch- und Kopfschmerzen. Schulkinder versuchen depressive oder gar suizidale Eltern zu stützen, übernehmen oft sie überfordernde Rollen im Sinne einer Parentifizierung. Andere Kinder zeigen im Sinne einer Schutzfunktion eine totale Parteinahme für einen Elternteil im Loyalitätskonflikt, da sie das Hin- und Hergerissensein nicht mehr aushalten können. Wieder andere Kinder versuchen, genau ein Gleichgewicht zwischen den auseinandergebrochenen Elternteilen herzustellen, indem sie von sich aus vorschlagen, an dreieinhalb Tagen in der Woche beim Vater und an dreieinhalb Tagen bei der Mutter zu sein. Die Kinder tendieren häufig zu jenen Bewältigungsstrategien, bei denen sie eine Schuldentlastung verspüren, da viele Kinder empfinden, sie trügen Mitschuld am Auseinandergehen der Eltern.

In diesem Zusammenhang soll das *salutogenetische Modell* von Antonovsky (1987) erwähnt werden: Antonovsky beschreibt ein Modell der Aufrechterhaltung physischer und psychischer Gesundheit angesichts der Tatsache, dass der Mensch sich seiner stressverursachenden Lebenssituation nicht entziehen kann. In Untersuchungen zu Stress, Coping und Krankheitssymptomen wurden jene Anpassungsstile von Menschen analysiert, die trotz hoher Stressbelastung gesund und wohlbehalten blieben. Dabei zeigte sich, dass stressresistente Menschen drei Persönlichkeitsmerkmale aufwiesen (Cobasa, 1990):

1. die persönliche Beteiligung (Commitment): Diejenigen, die trotz einer Reihe stressauslösender Lebensereignisse nicht krank wurden, waren Menschen, die sich trotz des Belastungspegels an ihren Lebensfeldern beteiligt fühlten. Diejenigen, die unter Stress eher mit Symptomen reagierten, zeigten gegenüber ihren eigenen Handlungen eine Entfremdung.
2. Es zeigte sich, dass resistente Individuen einen höheren Grad an persönlicher Kontrolle über die Situation aufwiesen (Locus of control). Stressvulnerable Individuen fühlten sich eher machtlos und hatten eine externale Kontrollüberzeugung.
3. Stressresistente Individuen betrachteten ihre Belastungen als Herausforderung. Sie waren mehr an neuen Dingen und Veränderungen in ihrem Leben interessiert. Jene stressbelasteten Individuen, die Krankheitszeichen aufwiesen, wurden mehr vom Status quo angezogen und waren durch die Aussicht auf Veränderung irritiert.

Antonovsky konnte zehn psychosoziale Resistenzbereiche als Resistenzressourcen beschreiben:

1. materielle Ressourcen,
2. Intelligenz, Wissen,
3. Ich-Identität,

4. flexibles Coping-Repertoire,
5. soziale Unterstützung, Bindungen,
6. Wesenszüge des Beteiligtseins, der internen Kontrolle, des Herausgefordertseins,
7. kulturelle Stabilität,
8. magisches Denken,
9. Religion, Philosophie und Kunst,
10. gesundheitspräventive Haltung.

Wenn Lebensereignisse für einen Menschen vorhersagbar sind, hat er auch mehr Kapazitäten für unliebsame Überraschungen. Es entsteht dadurch ein Kohärenzgefühl (sense of coherence), das als globale Orientierung das Ausmaß angibt, in welchem ein Mensch das andauernde, aber dynamisch anpassungsfähige Gefühl der Selbstsicherheit besitzt. Dieses Gefühl nährt die Erwartung, dass alle internalen und externalen Lebensereignisse vorhersagbar sind und dass die Dinge mit einer hohen Wahrscheinlichkeit gut ausgehen werden, wobei dem Leben und den eigenen Handlungen eine Sinnhaftigkeit zugeschrieben wird. Dieses Kohärenzgefühl kennzeichnet Menschen, die unter Belastungssituationen stark und gesund bleiben. Vorhersagbarkeit, Steuerbarkeit und Sinnhaftigkeit kennzeichnen also das Kohärenzgefühl. Chronische Zustände der Betroffenheit und Bedrohung sind ganz offensichtlich dysfunktional und gesundheitsgefährdend und erschüttern das Kohärenzerleben.

5. Welche pädagogischen Einstellungen fördern eine gesunde Entwicklung mit guten Bewältigungsmechanismen?

In der Frühphase des Lebens bedarf es eines notwendigen Gleichgewichts und Zusammenspiels zwischen Befriedigung und Versagung, Stimulierung und Stabilität, Nähe und Distanz sowie Gleichheit und Verschiedenheit. Diese Beziehungsgleichgewichte müssen immer wieder neu hergestellt und gefunden werden, je nach Alter stellen sie im Sinne einer fordernden Umwelt einen der wichtigsten präventiven Faktoren dar, die einen Ablösungs- und Reifungsprozess des Kindes ermöglichen. Es gilt die erwähnten Grundbedürfnisse auf den verschiedenen Entwicklungsstufen zur Verfügung zu stellen. Es ist notwendig, zu fördern und zu fordern. In der allerfrühesten Kindheit muss dreierlei gewährleistet sein:

1. eine bedingungslose Annahme des Kindes durch eine Bezugsperson (primäre Liebe),
2. ein Verstehen des Kindes in seiner Besonderheit auf den verschiedenen Entwicklungsstufen und

3. das Gewähren eines Freiraumes, in dem das Kind geschützt experimentieren und die Welt erobern kann.

Das Kind könnte dann in der Phase seines Ausgeliefertseins im ersten Lebensjahr formulieren: Ich bin, was ich an Hoffnung habe. In der Trotzphase sollte es das Gefühl entwickeln dürfen: Ich bin, soweit ich gewillt und fähig bin, ich selbst zu sein. Als Kindergartenkind müsste das Kind im Spiel gefördert werden und müsste sagen dürfen: Ich bin, so viel wie ich Gefühl an Initiative verspüre. Im Schulalter muss das Kind immer wieder spüren, dass es gebraucht wird, dass es sich nützlich einbringen kann.

Was für Jugendliche Not tut, ist das Gefühl des Erfülltseins von zukünftigen persönlichen gesellschaftlichen Zielen sowie der Glaube an die Realisierbarkeit dieser Ziele.

Eine fördernde, protektiv wirkende Umwelt wird eine gute Ich-Entwicklung beim Kinde anstreben sowie die Suche nach einer persönlichen Identität unterstützen und das Selbstkonzept (Selbstwertgefühl) fördern helfen. Flittner hat bereits 1993 Leitgedanken für eine fördernde Umwelt durch Familie und Schule formuliert:

1. Kinder verstehen,
2. Ausdruck und Gestaltung ermöglichen,
3. ganzheitlich lehren und lernen,
4. Begabungen finden und fördern,
5. Gemeinschaft über Konkurrenz setzen, Ausgrenzungen überwinden,
6. Kinder hilfreich beurteilen,
7. Vertiefung und Einwurzelung anbahnen,
8. Konzentration und Stille üben,
9. Brücken zur Wirklichkeit schlagen,
10. an die großen Aufgaben öffentlicher Verantwortung heranführen und
11. eine Kultur des Lebens und des Arbeitens entwickeln.

Was bedeuten diese Schlagwörter? Kinder verstehen hat auch etwas zu tun mit der Bereitschaft, sich selbst immer wieder neu und anders zu sehen und eigene Anteile wie in einem Spiegelbild in und bei den Kindern festzustellen. Ferner bedeutet Kinder verstehen, sie auf den entsprechenden Entwicklungsstufen abzuholen, ihre notwendigen Bedürfnisse anzuerkennen und diesen gerecht zu werden. Kinder verstehen meint, sie nicht nur intellektuell zu verstehen. Wie negativ das Vorbild der Erwachsenen bei unserer Jugend sein kann, zeigt sich besonders deutlich im Bereich der Süchte: Der Alkohol-, Nikotin- und Medikamentenabusus von Eltern und Großeltern hat Auswirkungen auf das Suchtverhalten von Kindern und Jugendlichen. Insbesondere Pubertierende benötigen ältere Freunde und Neben-Eltern, Mentoren oder Paten. Reifungskrisen sind Beziehungskrisen – Störungen in der Beziehung des Menschen zu seinen Welten, zur Innen- und Außenwelt, zur „Mit- und Umwelt".

Ein Aphorismus und eine Empfehlung von Ilse Franke-Öhl lautet:

> „Das oberste Gebot der Erziehung heißt: Geduld!
> Man kann Knospen nicht mit den Händen aufbrechen."

Literatur

Antonovsky, A. (1987): Unraveling the Mystery of Health. Jossey-Bass, San Francisco.

Ciompi, L. (1982): Affektlogik über die Struktur der Psyche und ihre Entwicklung. Klett-Cotta, Stuttgart.

Ciompi, L. (1988): Außenwelt, Innenwelt: Die Entstehung von Zeit, Raum und psychischen Strukturen. Vandenhoeck & Ruprecht, Göttingen.

Engfer, A. (1986): Kindesmisshandlung. Enke-Verlag, Stuttgart.

Esser, G.; Laucht, M. & Schmidt, M.H. (1994): Die Auswirkungen psychosozialer Risiken für die Kindesentwicklung. In: Karch, D. (Hrsg.): Risikofaktoren der kindlichen Entwicklung. Steinkopff, Darmstadt, S. 143–157.

Flittner, A. (1993): Reform der Erziehung. Piper, München, 2. Auflage.

Herzog, W. (1991): Der „Coping-Man" – ein Menschenbild für die Entwicklungspsychologie. Schweizerische Zeitschrift für Psychologie 50, S. 9–23.

Maslow, A.H. (1954): Motivation and Personality. Harper & Row, New York.

Montada, L. (1987a): Themen, Traditionen, Trends. In: Oerter & Montada (1987), Kap. 15, S. 738–766.

Oerter, R. & Montada, L. Hrsg. (1987): Entwicklungspsychologie. Psychologie Verlags-Union, München, 2. Auflage.

Oerter, R. (1987a): Jugendalter. In: Oerter & Montada (1987), S. 265–338.

Resch, F. (1996): Entwicklungspsychologie des Kindes- und Jugendalters. – Ein Lehrbuch. Beltz, Psychologie Verlags-Union, Weinheim.

Werner, E. (1989): High-risk children in young adulthood: a longitudinal study from birth to 32 years. Amer. J. Orthopsychiat. 59, S. 72–81.

Zur Bedeutung der Gleichaltrigen-Gruppe im Jugendalter: Chancen und Risiken aus jugendpsychiatrischer Sicht

Einleitung

Der Phase der Pubertät und Adoleszenz kommt unter entwicklungspsychologischen Aspekten „Wetterwinkel-Funktion“ zu, handelt es sich doch um die zweite, große Separationsphase in der Entwicklung des Kindes zum Erwachsenen, nachdem in einer ersten Separationsphase, in der sogenannten „Trotzphase“ des Kleinkindesalters (eineinhalb bis drei Jahre), eine erste Loslösung von den primären Bezugspersonen, insbesondere von der Mutter, erfolgte. Man hat auch von der sogenannten „normativen Krise“ der Pubertätsentwicklung gesprochen und damit dem Rechnung getragen, was viele Eltern und Lehrer durchleben, wenn sie die Jugendlichen in ihrer Autoritätskrise begleiten. Das Verhalten der Jugend wird nicht erst in unserer Zeit als problematisch und schwierig wahrgenommen: Die psychischen Veränderungen, die mit der körperlichen Metamorphose in dieser Altersstufe einhergehen, führen immer wieder zu Generationskonflikten, wie ein Blick in die Geschichte beweist. Bereits Melanchthon formulierte im 16. Jahrhundert: „Der grenzenlose Mutwillen der Jugend ist ein Zeichnen, dass der Weltuntergang nahe bevorsteht.“ Auf seinem Entwicklungsweg hin zu einer reifen Persönlichkeit bedarf der Jugendliche der Unterstützung durch die Gleichaltrigen-Gruppe, die sowohl einen positiven als auch einen negativen Einfluss auf ihn ausüben kann. Um dies besser zu verstehen, muss auf die Psychodynamik und die intrapsychischen Aspekte der Pubertätsentwicklung sowie auf gruppendynamische Gesetzmäßigkeiten eingegangen werden, wie sie sich immer wieder einstellen.

Die weiteren Ausführungen zum Thema sollen deshalb wie folgt gegliedert werden:

1. Entwicklungsaufgaben und Grundbedürfnisse in der Adoleszenz
2. Psychodynamik und Bindungsaspekte der Jugendphase
3. Die Bedeutung der Gleichaltrigen-Gruppe für delinquentes und aggressives Verhalten
   a. unter Berücksichtigung der Gesetze der Gruppendynamik
   b. im Hinblick auf Gruppenfeindlichkeit und rechtsradikale Gruppierungen
4. Schlussfolgerungen

1. Entwicklungsaufgaben und Grundbedürfnisse in der Adoleszenz

„Gäbe es die Wissenschaft der Krise, die Krisologie, so müsste sie sich vorrangig mit der Pubertätskrise befassen." Dieser Satz des Spaniers Alfonso-Fernandez (1986) mag sehr pointiert klingen, und doch, wie kaum eine andere Entwicklungsphase des Individuums stellt gerade die zweite und eigentliche Separations- bzw. Trotzphase (Provokationsphase) einen neuralgischen Punkt auf dem oft steinigen Weg zur reifen Persönlichkeit dar. Mit Trennung und Ablösung ist selbstverständlich nicht nur die äußere, sondern auch die innere Trennung gemeint, d. h. die Ablösung vom Elternhaus, von der Familie, ferner auch der Abschied von der Kindheit und von der Welt der idealisierten Eltern-Imagines.

Garrison und Garrison (1975) beschrieben folgende sechs Grundbedürfnisse in der Adoleszenz:

1. *Physiologische Bedürfnisse*: Hervorzuheben sind das Bedürfnis nach körperlicher und sexueller Betätigung sowie das Bedürfnis, hinsichtlich der eigenen Körperlichkeit anerkannt zu werden.
2. *Sicherheitsbedürfnis*: Die für die Jugendlichen hinsichtlich ihrer Konsequenzen nur schwer überschaubaren biologischen und psychologischen Veränderungen akzentuieren den Wunsch nach Sicherheit. Diese wird weniger innerhalb der Familie, sondern eher in der Gruppe Gleichaltriger gesucht.
3. *Unabhängigkeitsbedürfnis*: Reifungsabläufe und gesellschaftliche Erwartungen lösen einen starken Drang nach Unabhängigkeit aus. Dieser wird durch den Zuwachs an kognitiven Möglichkeiten verstärkt und führt zu Auseinandersetzungen mit den Restriktionen und Erwartungen der Eltern.
4. *Bedürfnis nach Zugehörigkeit* (Liebesbedürfnis): Die Abkehr vom Elternhaus, das Gefühl, nicht verstanden zu werden, der Unabhängigkeitsdrang sowie die neuen kognitiven Möglichkeiten führen vielfach zu einer Isolierung des Adoleszenten, was wiederum ein Bedürfnis nach Liebe und Zuneigung mobilisiert.
5. *Leistungsbedürfnis* (Leistungsmotivation): Diese hat verschiedene Wurzeln: den Wunsch nach Erprobung der neuen kognitiven Fähigkeiten, die Erlernung von Achtung und Wertschätzung durch Leistung, den Versuch, das andere Geschlecht durch Leistung zu beeindrucken usw.
6. *Bedürfnis nach Selbstverwirklichung* und Ich-Entwicklung: Die Motivation zur Entwicklung der eigenen Persönlichkeit findet man in der Adoleszenz in allen Kulturen. Sie ist oft verknüpft mit der Leistungsmotivation und mit dem Bedürfnis, anerkannt und akzeptiert zu werden. Selbstverwirklichung

und Ich-Entwicklung bedeuten, die eigenen Fähigkeiten zu realisieren und sie fortlaufend weiterzuentwickeln. Diese Motivation korreliert in hohem Maße mit der Entwicklung eines günstigen Selbstkonzeptes.

Um voll in die Erwachsenenwelt integriert zu werden, muss der Jugendliche in unserer Gesellschaft in sechs Aufgabenbereichen seine eigene, individuelle Lösung finden. Er muss Folgendes erreichen:

1. eine mehr oder weniger vollständige „äußere" Trennung vom Elternhaus sowie eine „innere" Unabhängigkeit,
2. eine psychosexuelle Identität,
3. die Fähigkeit, tragende Bindungen aufzubauen und aufrechtzuerhalten, und dies sowohl in Bezug auf gegengeschlechtliche, genitale Bindungen als auch in Hinsicht auf psychische Bindungen unter gleichgeschlechtlichen Partnern,
4. die Entwicklung eines persönlichen Wert- und Moralsystems,
5. die Bereitwilligkeit zur Arbeit und das Hineinfinden in eine entsprechende Tätigkeit und
6. eine Rückkehr zu bzw. eine Wiederbegegnung mit den Eltern, wobei sowohl von dem Jugendlichen als auch von den Eltern gegenseitiges partnerschaftliches Anerkennen als Ausgangspunkt der neuen Beziehung Voraussetzung ist.

Bei der Bewältigung dieser Aufgabenbereiche sieht sich der Heranwachsende aufgrund altersspezifischer, psychodynamischer Gegebenheiten (siehe unter Punkt 2.) und Reifungsprozesse „Extrempositionen" gegenüber, die als Gegensatzpaare in Erscheinung treten, zwischen denen er hin und her schwankt und durch die hindurch er seine eigenen Wege finden muss. Dies sind die Polaritäten Abhängigkeit und Unabhängigkeit, Macht und Ohnmacht (Potenz und Impotenz), Passivität und Aggressivität, Nächstenliebe und Eigenliebe, Identität und Identitätsdiffusion, Rationalität und Irrationalität (Areligiosität und Religiosität). Diesen „menschlichen Rahmenbedingungen" ist auch der Erwachsene im weiteren Lebenslauf ausgesetzt; in der Pubertäts- und Adoleszentenphase erscheinen diese Extrempositionen gleichsam brennglasartig vergrößert bzw. akzentuiert.

Wenn noch heute bei sogenannten „Naturvölkern" Pubertätsriten die Aufnahme in die Gruppe der Erwachsenen zur Zeit der Reife markieren sollen, so müssen wir uns bezogen auf unsere Gesellschaft fragen, was denn die Kennzeichen des Erwachsenseins in unserer Kultur sind. Ist es die Zigarette, das Moped, das Motorrad oder erst das Auto? Ist es der Gesellenbrief oder das Abitur, oder ist es erst der 18. Geburtstag, der auch juristisch die Rechte und Pflichten des Erwachsenseins markiert? Vergleicht man den klassischen Ablauf von Pubertätsritenphasen (Phase der Trennung, Phase des Übergangs und Phase der Integration in die Erwachsenengruppe), so zieht sich in unserer Gesellschaft die erste Phase, die Trennung, langsam und schleppend dahin, kommt meist nur gegen den Widerstand der Eltern zustande. Hingegen ist die zweite Phase, die Übergangsphase, in unserer Gesellschaft extrem verlängert: In ihr spielen sich die Jugendkultur, die Gegenkultur, die Rebellion und die Alternativszene ab. Es gibt aber einen entscheidenden Unterschied zwischen unserer Jugend und der Jugend in traditionellen Gesellschaften: Während bei den Initiationsriten der Naturvölker die Integration in die Erwachsenenwelt durch das Zeichen am Körper deutlich wird, allen unübersehbar sichtbar gemacht, möchte der heutige Jugendliche in unserer modernen Gesellschaft, dass man am Körper und an seinem Äußeren die Distanz gegenüber der Erwachsenenwelt ablesen kann! Bucher und Pohl (1986) sprachen von der „optischen Frechheit“, mit welcher die Inszenierung der Jugendlichen-Rebellion vorgenommen wird, ausgetragen auf ihrem eigenen Körper und an ihrer Kleidung. Haartracht, Kleidung und Körperausdruck, die eigenwillige Verwendung von Attributen und Symbolen, ihre Veränderung und ihre Entfremdung suchen verzweifelt einen stetig neuen Entwurf von Sprache, Gestik und Erscheinung, um zu signalisieren: Wir, die Jugend, wollen anders sein, anders leben, wir machen uns unsere Kultur selbst und setzen uns von der Erwachsenenwelt ab. Jugendliche in unserer Gesellschaft stehen geradezu unter Zugzwang, in einer Jugendkultur leben zu müssen, in einer Art „Dauerworkshop“, in dem man immer etwas Neues bringen muss, um „in“ zu sein. Der Trend heißt Selbstmodellierung, Auffallen gegenüber der Erwachsenenwelt, Sich-Absetzen, Sich-Abtrennen ohne herauszufallen aus der Peer-Gruppe. Ziel ist es mitunter, vom individuellen Nobody zum auffällig uniformen Kleingruppenstar emporzusteigen, möglichst jedoch in einem Gruppengefühl aufzugehen und gleichzeitig so ganz anders und doch ganz gleich wie die anderen zu sein. Neben der Peer- und Kleingruppe kann sich der Jugendliche unserer Tage auch vielen Underground- und Counter-Cultures anschließen. Waren es Anfang der 60er Jahre noch die Hippies, dann die Gammler und Provos, die sich aus der Beatbewegung der Nachkriegs-USA formiert hatten, so kamen nach den Rockern und den Skinheads der 70er Jahre die Teds und Mods, die eine Kette von Jugendkulturen einleiteten: Glitzerrock, Punk, New Wave, New Romantics, Grufties und Gothics. Heute steht dem Jugendlichen ein ganzes Repertoire an Protestlaufen zur Verfügung, das er abrufen kann.

In einer Zeit der Sinn- und Wertekrise stößt das Verhalten unserer Jugendlichen bei den Erwachsenen häufig auf Unverständnis, es bereitet Angst. Andererseits sind Erwachsene gelegentlich auch fasziniert von der Rebellion der Jugend, die heimlich bewundert wird, weil sie stellvertretend für die Erwachsenen den Kampf um Sinnfindung in radikaler Form aufgenommen hat. Der von C.G. Jung als „Individuation“ beschriebene Weg der inneren Wandlung und Reifung des Erwachsenen in der Lebensmitte wird in der Pubertät und Adoleszenz nicht nur angedeutet, sondern auch ein Stück weit beschritten. Damit soll zum nächsten Punkt übergeleitet werden:

2. Psychodynamik und Bindungsaspekte in der Jugendphase:

„Gute Jugend glaubt, dass sie Flügel habe und dass alles Rechte auf ihre herbrausende Ankunft warte, ja erst durch sie gebildet, mindestens durch sie befreit werde. Mit der Pubertät beginnt das Geheimnis der Frauen, das Geheimnis des Lebens, das Geheimnis der Wissenschaft." Mit diesem Zitat von Ernst Bloch aus „Prinzip Hoffnung" (1959) sei auf eine zentrale Fragestellung der Pubertät hingewiesen, die zur zentralen Fragestellung des Menschseins wird, zur Frage: „Wer bin ich?". Es ist dies das Rätsel der Sphinx, mit dem der Mensch zum ersten Mal in der Pubertät konfrontiert wird. Das Geheimnis der Sphinx ist das Geheimnis des Menschen schlechthin. Der Mensch ist die Sphinx selbst: ein Wesen aus Unbewusstheit und Bewusstheit, eine Amalgamierung aus Anomalität und Vernunft, versinnbildlicht in dem Tier-Mensch-Wesen, wobei der Kopf stets als menschliches Antlitz dargestellt wird, als Zeichen der Bewusstheit, der Leib hingegen als Tierleib, verwurzelt im Animalischen. Das vermännlichte Ich des Helden tritt dem Drachen des Unbewussten gegenüber und der Heilige Georg als Drachentöter wird zum Symbol des Jugendalters. Als Überwinder der Furcht vor dem Weiblichen, vor dem Abgrund, dem Urschoß und der Gefahr des Unbewussten, in die er hineingeht, vermählt sich der Held siegreich mit ihr, die als große Mutter die Jünglinge zu kastrieren und als Sphinx sie umzubringen pflegt. Es geht in der Pubertät also vor allem um diese Auseinandersetzung mit den verinnerlichten Eltern-Imagines, um die Auseinandersetzung mit dem „guten" und dem „bösen" Aspekt der großen Mutter, um den „verfolgenden" und um den „helfenden" Vater.

Jugendzeit ist eine Phase des inneren Aufbruchs der eigenen Seele; der Jugendliche hört vermehrt auf Stimmen aus tieferen Schichten seiner Psyche, und der Drang, ihnen zu folgen, wird kompromisslos und total. Es ist gleichzeitig eine bedenkenlose Lebensliebe bei todesnaher Sehnsucht, wobei die Sehnsucht zunächst unbestimmt und dann sehr stark partnerbezogen ist. Es ist die Auseinandersetzung mit den Es-Anteilen, mit der Sexualität, und die Entwicklungsphase gleicht der Nacht-Meer-Fahrt eines Helden. Damit aber ist Pubertät der eigentliche Beginn der bewusst erlebten Individuation. Die Hinwendung des Jugendlichen zur Gleichaltrigen-Gruppe entspricht einem modernen Argonautenzug: Der Jugendliche befindet sich in seinem Idealismus auf der Suche nach dem „goldenen Vlies", nach dem „heiligen Gral", nach dem eigenen wahren „Selbst". Die Telemachie, die Vatersuche des Telemachos, kann als ein symbolischer Weg beschrieben werden, den ein Jugendlicher durchwandern muss, um sich aus einer zu engen Mutterbeziehung bei fehlendem Vater befreien zu können. Telemachos gelingt dies durch die Hilfe der Gleichaltrigen-Gruppe und durch einen Mentor (Klosinski, 1985).

Welche intra- oder extrapsychischen Gegebenheiten erleichtern oder erschweren eine Lockerung der Bindung an das Elternhaus, an die Eltern-Imagines und eine Orientierung an extrafamiliären Werten und Personen? Mit Zsef und Wyss (1985) lassen sich vier Grundformen menschlicher Bindung unterscheiden, die in der Jugendzeit sämtlich einem schnellen „Gestaltwandel" unterworfen sind. Es handelt sich um folgende Bindungsformen:

1. die personale Bindung (in Form der zwischenmenschlichen Beziehung),
2. die Bindung an den eigenen Körper als leibhafte Verankerung im sich neu formenden Körper-Ich und damit verbunden
3. die Bindung an die persönliche Zeit, die individuelle Lebensgeschichte und den Lebensraum (Herkunft-Zukunft) und
4. die Bindung durch verinnerlichte und soziale Ordnungsbezüge, Prinzipien, Verbote und Gebote. In der folgenden Abbildung wurden diese Bindungsformen in Anlehnung an Wilhelm Busch anschaulich zu machen versucht (Klosinski, 1988).

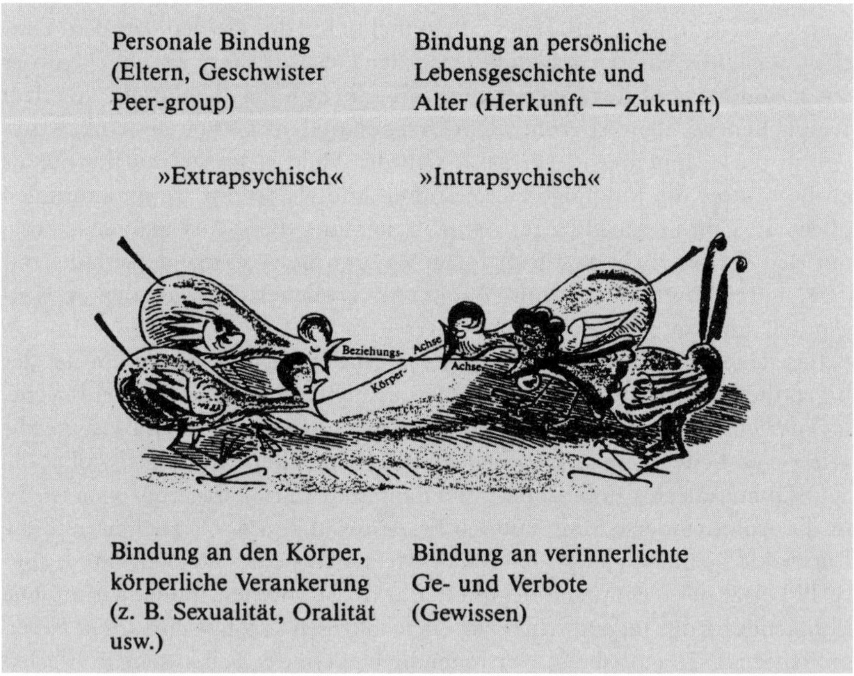

Abb.: Intra- und extrapsychisches „Doppeltes Double-bind" der Pubertät (in Anlehnung an Wilhelm Busch)

Die tragische Geschichte der vier Hühner der Witwe Bolte ist bekannt. Der Ausgang der meisten Pubertätskrisen ist hingegen weniger tragisch, wenngleich die Turbulenzen häufig einen ähnlichen Schwierigkeitsgrad der „Verstrickung" erreichen. Mit diesem Bild von Wilhelm Busch soll die Doppelgesichtigkeit der Bindung, jeder Bindung, in Erinnerung gerufen werden, die dadurch gegeben ist, dass sowohl durch den Verlust von Bindung, also durch Trennung, als auch durch die Bindung selbst Probleme entstehen. Bindungsangst und Bindungslosigkeit, misslungene Bindungsversuche oder unerfülltes Bindungsverlangen sind Erfahrungen, die wir alle mehr oder weniger gut durchlitten haben. Mit diesen vier Bindungsmodalitäten, die natürlich für jede andere Lebensphase ebenso gelten, die in der Pubertät und Adoleszenz aber eine besondere Akzentuierung erfahren, sind auch die zentralen Aufgaben dieser Altersphase angedeutet:

1. Die Bindung an den sich stark wandelnden Körper bedeutet, dass der Jugendliche mit dem eigenen veränderten Körperbild fertig werden muss. Er muss das veränderte Body-Image ich-synthon, d.h. als zu sich gehörend erleben; hypochondrische Ängste und Pubertätsaskese sind Zeichen dafür, dass dies nicht immer leicht ist.
2. In der personalen Bindung ist die Aufgabe des Jugendlichen angesprochen, Beziehungen zu Gleichaltrigen herzustellen, die tiefer und tragender Natur sind, die sowohl den seelisch-geistigen als auch den körperlich-sexuellen Bereich betreffen.
3. Die Bindung an die persönliche Lebensgeschichte, an das Alter und den Lebensraum impliziert, dass der Jugendliche in die Zukunft gerichtet den sozialen und ökonomischen Status des Erwachsenen zu erreichen versuchen muss, d.h. er muss in die Arbeitswelt des Erwachsenen hineinwachsen.
4. Der Jugendliche steht vor der Aufgabe, ein eigenes Wert- und Moralsystem aufbauen zu müssen. Dies bedeutet, die Bindung an Ge- und Verbote aus der Kindheit neu überprüfen zu müssen und durch persönliche Erfahrungen eventuell umzugestalten und für sich neu zu bestimmen.

3. Die Bedeutung der Gleichaltrigen-Gruppe für delinquentes und aggressives Verhalten

Mit der zunehmenden Hinwendung des Jugendlichen an die Gleichaltrigen-Gruppe in der Pubertät und Adoleszenz wird eine zunehmende potentielle intrafamiliale Gewalt, die vom Jugendlichen ausgeht, zum Teil nach außen verlagert. Bisherige Geborgenheitsgefühle in der Familie verwandeln sich jetzt in enge Intimität und Ängste, kleingehalten oder gar vergewaltigt zu werden, Familientraditionen werden als Zwänge erlebt. Der damit eingeleitete Wandel und die Übernahme eines Teils der Elternfunktion durch die Peer-Gruppe bedeuten Verunsicherung, Rebellion und Suche nach neuer seelischer Heimat einschließlich neuer Sinn- und Wertvorstellung. Die Entwertung der Eltern scheint proportional mit der Überhöhung von Idolen und der Unterwerfung unter die Gleichaltrigen-Gruppen-Regel einherzugehen. Stellen sich die Eltern diesem Wandeln zu sehr in den Weg, kommt es zum Kampf, zur Adoleszentenkrise mit reaktiver intrafamilialer Gewalt auf beiden Seiten. Andererseits muss sich der Jugendliche an den Vorstellungen der Eltern „reiben" können.

Die Bedeutung der Peer-Gruppe für aggressives und abweisendes Verhalten wird in ihrer erheblichen Bedeutung häufig unterschätzt: Körperlich akzelerierte Kinder und Jugendliche, die den Risikopfad der Frühentwicklung beschreiten, sich stark im Ablösungs- und Autoritätskonflikt mit den Eltern befinden (sich einer Clique anschließen), unterliegen desto mehr der Gruppendynamik, je weniger Einfluss die Eltern noch auf sie ausüben. Gewalttätige Jugendliche sind überdurchschnittlich häufig in Jugendcliquen, in denen ein hohen Maß an Gewaltakzeptanz besteht (Eisner et al., 2000).

3a. Die Bedeutung der Gleichaltrigen-Gruppe unter Berücksichtigung der Gesetze der Gruppendynamik

Wegen der Bedeutung dieser Peer-Gruppen für delinquentes und aggressives Verhalten sei auf vier Gesetze der Gruppendynamik verwiesen, wie sie Battegay (1986) formuliert hat:

- Das erste ist das *Gesetz der Konvergenz der Meinungen und Verhaltensweisen*: Jede Gruppe tendiert dahin, abweichende Meinungen und Haltungen auf ein Mittelmaß zusammenzudrücken. Dieser Mechanismus, der für den Zusammenhalt von Gruppen wesentlich ist, führt dazu, prinzipiell alles Fremdartige vom Leben der eigenen Gruppe auszuschließen bzw. von vornherein abzuwehren.
- Das *zweite Gesetz der Gruppendynamik* knüpft hier an: Jede Gruppenbildung basiert auf der Bindung der innerhalb der Gruppe auftretenden Aggression durch die Aufstellung einer eindeutigen Rang- und „Hackordnung". Die Führer, die „Alpha-Mitglieder" der Gruppe, werden definiert, man ordnet sich ihnen unter.
- An dritter Stelle kann folgendes *psychodynamisches Gesetz* formuliert werden: Jede Gruppe definiert sich durch einen gemeinsamen Gegner, gegen den sie zu kämpfen versucht und gegen den sie gemeinsam zusammensteht (Außenfeind).
- Hinzu kommt noch ein *viertes, verstärkendes Prinzip*: Die innere Psychodynamik muss umso krasser und ungehemmter wirken, je stärker die Grup-

pe sich von innen oder außen bedroht fühlt und je größer der Faktor der Angst ist. Unter dem Druck der Angst wird die Gruppe den Kampf gegen die gemeinsame Gefahr, gegen den Außenfeind aufnehmen und dadurch vom inneren Konflikt ablenken. Diese Gesetzmäßigkeit führt in aller Regel dazu, dass in einer Gruppe eine Abgrenzung aufgebaut wird, die das Gemeinschaftsgefühl stärkt und gleichzeitig bei Gefahr einen Außenfeind aufzuweisen hat, den es gemeinsam zu bekämpfen gilt. Gruppen leiten über diesen Mechanismus aggressive Potentiale nach außen ab (dies gilt für Familien genauso wie für Parteien oder ganze Volksgruppen!).

Dadurch, dass Frühpubertierende und Pubertierende im Ablösungsprozess vom Elternhaus gerade in der Gleichaltrigen-Gruppe eine neue Heimat finden, etablieren sich besonders stark und regelmäßig Aggressionsprobleme in Bezug auf Außenfeinde. Aggressionskontrolle erleben unsere Frühpubertierenden und Jugendlichen sensibilisiert durch die staatliche Gewalt, die Erwachsenenwelt und die Ersatzeltern. Die aggressionserlaubende oder -rechtfertigende Einstellung der Gesamtgruppe ist es, die über das Gewaltpotential des Einzelnen entscheidet: Eine spanische Studie hat z. B. gezeigt, dass Jugendliche, die in höherem oder geringerem Maße Gewalt akzeptieren bzw. rechtfertigen, als grundsätzliches Argument anführen, dass sie auch Gewalt empfangen haben bzw. Opfer von Gewalt waren. 1998 wurde in sieben Städten (Zürich, Stuttgart, München, Kiel, Leipzig, Hannover und Hamburg) eine Erhebung bezüglich Opfererfahrung durchgeführt: Mit 16,5 % der befragten Jugendlichen weist Zürich in diesem Jahr die geringste Opferrate auf, mit 28,1 %, ist sie in Hannover am höchsten (Eisner et al., 2000). Dabei ist es eben nicht nur direkt und persönlich erfahrene Gewalt, sondern auch die strukturelle Gewalt, d. h. Gewalt, die sich auf gesellschaftliche Verhältnisse bezogen hat. 46 % der befragten Jugendlichen hatten ihre Neigung zur Gewalt bzw. Gewalttoleranz mit dem Argument gerechtfertigt, dass es in der Gesellschaft und der Struktur eine systematische und generalisierte Gewalt gebe, die sich auch gegen Jugendliche wendet. Offenbar schließen sich Jugendliche in Bezug auf diese „Wahrnehmung" in ihrem Urteil in der Gleichaltrigen-Gruppe zusammen.

Wie sehr die Faktoren Aggressionserlaubnis und Aggressionsrechtfertigung bei Gleichaltrigen-Gruppen von Bedeutung sein können, zeigen die Mutproben in Cliquen: Man muss etwas Bedeutsames gestohlen haben oder entsprechende Schmerzen (das Ausdrücken von Zigaretten auf der Haut) erduldet haben, um in die betreffende Gruppe aufgenommen zu werden.

Eisner (1995) konnte in einer Studie nachweisen, dass männliche Jugendliche, die ein leistungsorientiert-konformes Männlichkeitsbild ablehnen und sich mit einem „aggressiven Männlichkeitsbild" identifizieren, selber vermehrt Gewalt ausüben. Er vertritt die Auffassung, dass kulturell vermittelte

Geschlechtsidentitäten mindestens ebenso zur Erklärung von jugendlicher Gewalt beitragen wie Unterschiede im biologischen Geschlecht, und konnte diese Meinung varianzanalytisch untermauern.

Warum die Zugehörigkeit zur Jugendlichenclique auch ein Risiko bedeuten kann, soll ferner am Beispiel jugendlicher Kriminalität aufgezeigt werden. Bei jugendlichen Straftätern ist es wichtig, zwischen Einzelstraftaten und Gruppendelikten zu unterscheiden: Treten nur Einzelstraftaten auf, liegen häufig erhebliche psychopathologische Störungen oder schwere Beziehungskrisen mit den Eltern vor. Bei Gruppenstraftätern handelt es sich nicht selten um das Zusammenspiel von unterschiedlichen Positionen und Rollen in der Gruppe, die die Einzelnen einnehmen: Der Anführer der Gruppe liefert die Idee, abhängige Mitläufer werden miteingebunden und bieten sich als ausführendes Organ an, um ihre Position z.B. in der Gruppe zu festigen oder zu stärken. Viele Jugendliche würden Straftaten alleine nie begehen, in der Gruppe hingegen werden sie geradezu dazu „verführt".

3b. Die Bedeutung der Gleichaltrigen-Gruppe im Hinblick auf Fremdenfeindlichkeit und rechtsradikale Gruppierungen

Zunächst sei kurz auf die Rolle der Angst bei der Entstehung von Fremdenfeindlichkeit, Rassismus und Gewalt eingegangen. Ängste werden über Aggressionen abgewehrt bzw. abgeführt: Hinter den Aggressionen verbirgt sich häufig ein Angstpotential, das aber nicht ins Bewusstsein kommen darf. Horst-Eberhard Richter (1992) hat zusammen mit seinem Mitarbeiter Schürhoff überprüft, wie die Persönlichkeitsstruktur der Deutschen beschaffen ist, die für Türken, Asylbewerber und Spätaussiedler entweder positive oder negative Gefühle hegen. Es stellte sich heraus, dass diejenigen Deutschen ausgeprägte Antipathie gegen Türken, Asylbewerber und Spätaussiedler äußern, die sich persönlich überhaupt als eher misstrauisch und kontaktunsicher beschreiben (im Giessen-Test). Wie sie selbst sagen, tun sie sich in der Zusammenarbeit mit anderen schwer, sie sondern sich lieber ab. Umgekehrt fehlt diese Antipathie weitgehend bei denjenigen Deutschen, die sich als kontaktfreudig, kooperativ, liebesfähig und fürsorglich beschreiben und an ihrem Selbstwert wenig zweifeln. Asylanten und Ausländer sind uns fremde Menschen. Das Verhältnis zum Fremden schlechthin ist stets ambivalent: Einerseits geht von ihm eine Angst aus, andererseits aber auch eine Faszination. Im Bilde des Fremden sammelt sich all das, was bedrohlich ist, bzw. bedrohlich war, sei es in der Beziehung zu den Eltern, Brüdern, Schwestern, Lehrern oder anderen. Im Sinne der Tiefenpsychologie C.G. Jungs können wir sagen, dass das Fremde den „Schatten", d.h. den dunklen, nicht gelebten, noch nicht integrierten Teil der Psyche verkörpert. Dieses Fremde als ängstigendes Moment drängt gerade dazu, dass es zum Wuchern von Feindbildern und Vorurteilen, d.h. letztlich zu Projektionen kommt. Ein weiteres Phänomen ist, dass genau jene Ängste, die in der Gruppe besonders tabuisiert sind und nicht angesprochen werden dürfen, nach außen verlagert werden müssen: Bei vielen Jugendlichen-Rechtsradikalen-Gruppierungen wird in Bezug auf Außenstehende besonders heftig die Homosexualität bekämpft; über homosexuelle Neigung zwischen den Gruppenmitgliedern darf aber nicht gesprochen werden. Alle Formen von Ängsten können auf das Fremde projiziert werden: Bindungsängste, Zukunftsängste, Unterlegenheitsängste etc.

Der Eintritt in eine rechtsradikale Gruppierung bedeutet bei gut bürgerlichen Familien häufig die Ausstoßung dieser Jugendlichen aus den Familien. Statt sich langsam „reibend" mit den Eltern auseinander zu setzen und von ihnen abzulösen, kommt es dann zu einem völligen Abbruch familiärer Beziehungen oder zu einer Ausstoßung der Jugendlichen. Streeck-Fischer (1992) hat von „Endzeit-Stimmungen" in solchen Familien gesprochen, in denen man sich wechselseitig nur noch den sozialen Tod wünscht. Der sozial ausgeschlossene Skinhead entwickelt Rettungsphantasien, die die Gewalt mit einschließen: Er möchte das Vaterland säubern von „dreckigem Ungeziefer oder Türken-Schweinen". Damit werden, wie ausgeführt, Lähmungsgedanken, Ohnmachts- und Leergefühle sowie zahlreiche Ängste projiziert und „überwunden". Gleichzeitig werden in der Gruppe, die Gewalt ausübt, Insuffizienz- und Unsicherheitsgefühle massiv kompensiert. Dies wird an folgenden Mitteilungen eines rechtsradikalen Jugendlichen deutlich, die bei Reimitz (1989) nachzulesen sind: „Du bekommst ein ungeheures Gefühl von Macht, wenn eine große Gruppe von uns die Straße runterrennt, niemand wagt es, Dich zu belästigen, Dich anzurühren, sogar die Polizei hat Respekt vor uns. Außerdem verschafft es Dir eine höllische Aufmerksamkeit. Die Leute beachten Dich, wenn wir nicht so aussehen und so wären, würde uns niemand beachten."

Das Verhalten der jugendlichen Skinheads gleicht einem „Phallus-Kult" mit Überbetonung von Männlichkeit, Härte und Brutalität. Dies ist häufig zur Abwehr der eigenen, in der Pubertät und Adoleszenz aufkommenden latenten homosexuellen, passageren Neigungen notwendig. Weil jugendliche Ausländer den jugendlichen Skinheads in Bezug auf ihren gesellschaftlichen Status und ihre Zukunftsperspektiven oft besonders nahe sind, werden sie zum Selbstschutz als andersartig und fremd überzeichnet. Die Rettungsphantasien in den Köpfen der rechtsradikalen Jugendlichen werden durch einen nicht unbeträchtlichen Teil der älteren Generation geduldet bzw. sogar unterstützt. Erwachsene werden durch die Gefahr der Überfremdung mit ausländischen Mitbürgern genauso wie Jugendliche „bedroht", wenn sie, wie dies H.-E. Richter und Mitarbeiter nachweisen konnten, sozial unsicher sind und ein vermindertes Selbstwertgefühl aufweisen. Wir müssen also annehmen, dass jugendliche Rechtsradikale die Unterstützung einer größeren Erwachsenen-Gruppe spüren und indirekt zu weiteren Aktivitäten ermuntert werden. Wir dürfen aber auch nicht verkennen, dass Jugendliche, die in Gruppierungen wie die Skinheads oder die Autonomen hineingehen, einen langen Marsch von subtiler, oft auch realer oder struktureller Gewalt in Familie, Schule und Gesellschaft erfahren haben.

4. Schlussfolgerungen

Wenn die Gleichaltrigen-Gruppe in der jugendlichen Ablösungsphase von den Eltern deren Funktion völlig übernimmt, scheint das Risiko in Bezug auf negative Auswirkungen je nach dem Verhalten und der Einstellung der Peer-Gruppe den Autoritäten und der Gesellschaft gegenüber deutlich erhöht zu sein. Die aktive Teilnahme an Vereinen, in denen prosoziales Verhalten gefördert und gelebt wird, kann eine besonders positive Wirkung auf die Entwicklung vieler Jugendlicher haben, wenn gute Freunde bzw. die ganze Clique in diesem Verein aktiv werden.

Um das Risiko eines negativen Einflusses der jugendlichen Peer-Gruppe zu minimieren, bedarf es einer „fördernden Umwelt", die auf allen Entwicklungsstufen unserer Kinder und Jugendlichen vorhanden sein sollte, damit Aggression in die „rechte Bahn" gelenkt werden kann und damit eine Entwicklung in Gang kommt, die hin zu einer gesunden Selbstbehauptung, Standfestigkeit und Zivilcourage führt und ein gesundes Selbstbewusstsein ermöglicht. In Bezug auf die Frühphase des Lebens wäre das von Stierlin (1969) trefflich beschriebene notwendige Gleichgewicht im Zusammenspiel zwischen Befriedigung und Versagung, Stimulierung und Stabilität, Nähe und Distanz sowie Gleichheit und Verschiedenheit der wohl wichtigste präventive Faktor, da es ganz wesentlich zu einer fördernden Umwelt beiträgt, die einen Ablösungs- und Reifungsprozess des Kindes bis ins Erwachsenenalter ohne allzu große destruktive Gewaltfreisetzung ermöglicht. In der Dialektik dieser Beziehungsgleichgewichte zwischen den Bezugspersonen und dem Kind entfaltet sich eine positive Gegenseitigkeit. In ihr wird das Instrument der Aggressionsbewältigung geschmiedet. Die Hauptbezugsperson (meist die Mutter) muss dem Kind gegenüber zugleich kindlich und erwachsen sein, sie muss das Kind befriedigen, muss ihm auch Versagungen zumuten. Die Mutter muss dem Kind ferner zugleich schützender Schirm vor Überstimulierung und Quelle der Anregung sein. Je verwundbarer der kindliche Organismus und die sich entwickelnde Psyche sind, umso stärker muss dieser Schirm sein.

Generell lassen sich allgemeine Aussagen zu einer positiven, gedeihlichen Entwicklung und damit auch zu einer späteren gelungenen Ablösung vom

Elternhaus formulieren, Punkte, die bei der Prävention kindlicher und jugendlicher Delinquenz bedeutsam sind. Dabei sind folgende Bemühungen wichtig:

1. Erziehungsbemühungen hin zu Selbstvertrauen und einem positiven Selbstwertgefühl;
2. Ermöglichung von und Befähigung zu Problemlösungsstrategien;
3. Förderung eines Gefühls, gebraucht zu werden und nützlich zu sein;
4. Aufbau der Empathiefähigkeit und der Fähigkeit, verschiedene Rollen in verschiedene Kontexten zu übernehmen (z.B. durch Rollenspiele);
5. Förderung von Vereinsaktivitäten mit prosozialem Verhalten und mit Einübung von Fair-Play;
6. Erkennen von Risikogruppen mit entsprechender Unterstützung (insbesondere hyperkinetische Kinder, Kinder mit Impulskontrollstörungen, hohem Erregungsniveau und erheblichen familiären Belastungen);
7. realistische Beschulung: Vermeidung von Unter- und Überforderung.

Initiationsmotive der pubertären Reifung finden wir in Sagen, Mythen und Märchen. Wir müssen diese verborgenen Schätze wiederentdecken, uns dieser Symbole und Bilder vermehrt bewusst werden, sie an unsere Jugendlichen herantragen, damit sie wirken können.

In der Zeit der Pubertät, einer Übergangszeit, bedarf es nicht nur der Gleichaltrigen-Gruppe, sondern der Eltern, Freunde und „Neben-Eltern“. Dies kann eine Großmutter, ein Großvater, eine Lehrerin oder ein Lehrer sein. Der Jugendliche bedarf besonders dann eines „Mentors“ (Klosinski, 1985), wenn gesellschaftlich verankerte Initiationsriten rar geworden sind.

Die Reifungsschritte des Jugendlichen können nicht isoliert betrachtet werden. Sie sind gekoppelt an Reifungsschritte der Eltern. Es bedarf einer größeren Solidarität der Generationen untereinander: Erwachsene wie Heranwachsende stehen vor den gleichen ungelösten und oftmals unlösbar scheinenden Aufgaben der Zukunft. Dabei verbietet es sich, die Erziehung der Jugend als eine einseitige Beeinflussung und Belehrung von Unmündigen durch Mündige zu betrachten.

Da die Jugendzeit eine wichtige Phase der Individuation, eingebunden in die Dialektik von Trennung und Bindung, von Ablösung und Integration darstellt, verläuft der Prozess der Selbstwertung zyklisch, und das Erlebnis der Ganzheit der Person geht oftmals verloren und muss immer wieder neu erlebbar werden. Pubertät und Adoleszenz werden damit zur Drehscheibe unterschiedlichster Bindungsmodalitäten. Deshalb kann der Ablösungskonflikt des Jugendlichen nicht isoliert betrachtet werden, sondern ist eingebettet in die Psycho- und Soziodynamik der Familie und des Umfeldes, insbesondere der Gleichaltrigen-Gruppe. Oft kann der Jugendliche die Eltern erst dann verlassen, wenn er sicher ist, dass die Beziehung zwischen den

Eltern, die er zurücklässt, eine neue Einheit und Ganzheit bewirkt. Neue Bindungen und Beziehungen sind für den Heranwachsenden dann möglich, wenn es ihm gelungen ist, auch seine bisherigen psychischen Bindungen an die Eltern von einer allzu idealistischen zu einer realen Beziehung umzuformen. Dies kann nur dann geschehen, wenn es zu einer realen Auseinandersetzung mit den Elternteilen kommt.

Schließlich muss festgehalten werden, dass die Ablösungs- und Trennungsproblematik des Jugendlichen im Sinne eines Spiegelbildes Ausdruck unserer Gesellschaftskrise ist: Wir Erwachsenen finden in allen entscheidenden Bereichen des Lebens ähnliche Konfliktkonstellationen vor, die wir nur allzu gerne auf die Jugendlichen projizieren, ohne selbst eine Lösung anbieten zu können. Was Not tut, ist eine Erziehung hin zu einer gekonnten, gutartigen Aggressionsbereitschaft, die zu einem relativ friedlichen Miteinander führen könnte. Stets gilt es, die biologisch verankerte, körperliche Seite aggressiver Regungen, die intrapsychische Dimension sowie die sozial-psychologische Bedingtheit aggressiver Äußerungen zu bedenken und richtig zu bewerten. Über einen Gewaltverzicht gegenüber Mitmenschen hinaus bedarf es auch einer Eindämmung von Gewalt, die der Mensch der Natur und der Schöpfung antut, da er sie beherrschen möchte, ohne zu erleben und zu empfinden, dass er mit ihr in einem Verhältnis von Geben und Nehmen steht, das aus dem Gleichgewicht geraten ist. Jeder Erwachsene ist an seinem Ort dazu aufgefordert, in diesem Sinne verantwortliches Vorbild für eine maßvolle Lebenseinstellung und Lebensführung zu sein, die hinführt auf ein Bewusstsein der Geschwisterlichkeit aller Wesen.

Literatur

Alfonso-Fernandez, F.: Epochaler Erscheinungswandel der normalen Pubertät. In: Nissen, G. (Hrsg.): Psychiatrie des Pubertätsalters. Huber, Bern/Stuttgart/Wien, S. 36–52, 1986.

Battegay, R.: Der Mensch in der Gruppe. Band I: Sozialpsychologische und dynamische Aspekte. Bern, Huber, 1986.

Bloch, E.: Das Prinzip Hoffnung. Surkamp, Frankfurt/M., 1959.

Bucher, W. und Pohl, K.: Zum Buch zur Ausstellung. In: Deutscher Werkbund e.V. und Württembergischer Kunstverein Stuttgart (Hg.): Schock und Schöpfung – Jugendästhetik im 20. Jahrhundert, Luchter-Hand, Darmstadt/Neuwied, S. 9–10, 1986.

Eisner, M.: Männlichkeit und Gewalt – Ergebnisse einer Befragung von Jugendlichen in Zürich. In: Bauhofer, St. und Bolle, P.-H. (Hg.): Innere Sicherheit – innere Unsicherheit? Kriminologische Aspekte. Verlag Ruegger, Zürich, S. 189–221, 1995.

Eisner, M.; Manzoni, B.; Ribeaud, D.: Gewalterfahrung von Jugendlichen. Verlag Seuerländer, Aarau/Schweiz, 2000.

Garrison, K.C. und Garrsion jr. K.C.: Psychology of Adolescence, 7 th ed. Prentice-hall, Englewood Cliffs/N.J., 1975

Klosinski, G.: Die Telemachie – Die Suche des Sohnes nach dem Vater. Praxis Psychotherapie und Psychosomatik 30: 169–179, 1985.

Klosinski, G.: Spaltung zur Ganzheit? Trennung und Ablösung in der Jugendzeit. In: Hartmann-Kottek-Schroeder, L. (Hg.): Spaltung und Ganzheit – ein Grundschema unserer Entwicklung, Kösel-Verlag, München, S. 122–137, 1988.

Reimitz, M.: Skinheads. In: Bock, M. et al (Hg.): Zwischen Resignation und Gewalt. Oblaten, 1990.

Richter, H.-E.: Umgang mit der Angst, Hamburg, 1992.

Stierlin, H.: Aggression in der menschlichen Beziehung. In: Mütscherlich, A.: Bis hierher und nicht weiter – Ist die menschliche Aggression unbefriedbar. Piper und Co, München, S. 119–134, 1969.

Streeck-Fischer, A.: „Geil auf Gewalt". Psychoanalytische Bemerkungen zur Adoleszenz und Rechtsextremismus. In: Psyche 46/8: 745–768, 1992.

Zsef, H. und Wyss, D.: Bedeutung von Bindung und Trennung für die Entstehung von Krankheiten. Nervenarzt 56: 245–251, 1985.

Kurz-, mittel- und langfristige Folgen sexueller Gewalt bei Kindern und Jugendlichen*

Einleitung

Seit gut zwei Jahrzehnten ist das Thema des sexuellen Missbrauchs nicht nur durch gelegentlich sensationell aufgemachte Berichte in Zeitschriften (z.B. der „Spiegel" Nr. 25/1994: „Jeder Mann ein Kinderschänder?") zu einem Dauerthema in der Bevölkerung geworden, auch die soziologische, psychologische und kinderpsychiatrische Forschung hat sich national und international dieses Themas angenommen. Der sexuelle Missbrauch stellt eine besondere Form des Kindesmissbrauchs bzw. der asymmetrischen intrafamilialen Gewalt dar. Sexueller Missbrauch ist gekoppelt an einen emotionalen, psychologischen Missbrauch, wobei letzterer zu entsprechend negativen Auswirkungen nach sexuellem Missbrauch führt.

Bevor auf die kurz-, mittel- und langfristigen Folgen des sexuellen Missbrauchs bei Kindern und Jugendlichen eingegangen wird, sollen die Problematik der Definition, die Prävalenz sowie die Ursachen thematisiert werden.

1. Definition und Prävalenz des sexuellen Missbrauchs

In der Literatur basiert die Definition des sexuellen Missbrauchs meist auf deskriptiv-sozialwissenschaftlichen und ethischen Gesichtspunkten. So definieren Schechter und Roberge (1976): „Unter sexuellem Missbrauch von Kindern und Jugendlichen versteht man ihre Beteiligung an sexuellen Handlungen, die sie aufgrund ihres Entwicklungsstandes nicht verstehen, dazu kein wissentliches Einverständnis geben können, die sexuelle Tabus der Familie und der Gesellschaft verletzen und zur sexuellen Befriedigung eines nicht Gleichaltrigen oder Erwachsenen dienen." Problematisch ist bei dieser Definition das Wort Beteiligung, das die Vorstellung von der Mitschuld des Kindes suggeriert und eine lange Tradition hat: Sie wurde in der „Malefitz-Prozessordnung der kurfürstlichen Durchlaucht in Bayern/Fürstentum Oberpfalz" 1658 sogar explizit kodifiziert: Auf Notzucht mit Gewaltanwendung an einem Mädchen unter 12 Jahren stand die Todesstrafe, auf Notzucht ohne

* Überarbeiteter Vortrag, gehalten am 31.03.1998 in Rottenmünster anlässlich der Interdisziplinären Tagung zum Thema „Psychische Folgen traumatischer Lebensereignisse".

Gewalt Auspeitschen und Landesverweis. „Das Mägdlein aber sollte nach Gelegenheit der Sachen gestrafet werden" (zitiert nach Geisler, 1959).

Bedeutsam ist die Differenzierung zwischen intrafamilialer und extrafamilialer sexueller Gewalt. Der Begriff Inzest ist in diesem Zusammenhang nicht präzise genug, da er einen Beischlaf zwischen Blutsverwandten impliziert, der offen lässt, ob ein sexueller Missbrauch vorliegt oder nicht: Wenn ein Stief- oder Pflegevater seine Tochter missbraucht, ist es strenggenommen kein Inzest, wohingegen sexuelle Intimität zwischen gleichaltrigen Geschwistern als Inzest bezeichnet werden müsste. Letztere wäre wegen des fehlenden Altersunterschiedes aber nicht als intrafamiliale Gewalt zu bezeichnen.

Eine aus kinder- und jugendpsychiatrischer Sicht angemessene Definition des intrafamilialen sexuellen Missbrauchs gibt Fegert (1987):

> „Als intrafamilialer sexueller Mißbrauch werden sexuelle Handlungen in einer Pseudopartnerschaft zwischen zwei Personen bezeichnet, die entweder nahe Verwandte sind oder sich selber als nahe Verwandte oder als sehr vertraut erleben (Stiefeltern, Partner der Mutter, Stiefgeschwister, Babysitter etc.), wobei diese Personen ein struktureller Unterschied hinsichtlich Macht und Verantwortung sowie unterschiedliche soziale und emotionale Reife und sexuelle Informiertheit trennen."

Typisch für den intrafamilialen sexuellen Missbrauch sind die Chronizität der pseudopartnerschaftlichen Beziehungen und die daraus resultierende emotionale Verstrickung und Rollenverwirrung. Der Missbrauch durch einen fremden Täter ist sehr viel häufiger ein einmaliges Ereignis, das oft eindeutig als Angriff oder Trauma sofort erkannt wird und das Kind somit nicht zusätzlich zur Traumatisierung in Rollenkonflikte stürzt. Der intrafamiliale Missbrauch geht hingegen häufig ohne körperliche Gewaltanwendung vor sich, er ist oft schwer zu diagnostizieren, und noch umstrittener sind die Folgen dieses „unsichtbaren Traumas". Während extrafamilialer sexueller Missbrauch schnell angezeigt wird, geschieht dies bei intrafamilialem sexuellem Missbrauch, wenn überhaupt, meist sehr spät.

Lange Zeit wurde die Problematik des sexuellen Missbrauchs von Kindern von analytischer Seite aus nicht ernst genommen, da Sigmund Freud davon ausging, dass bei hysterischen Patientinnen frühkindliche sexuelle Phantasien und Wünsche diese Neuroseform ursächlich ausgelöst hätten. Erst Ferenczi (1932) wies darauf hin, dass die Verführungstheorie Freuds so nicht zutrifft, als er formulierte: „Der naheliegende Einwand, es handele sich um Sexualphantasien des Kindes selbst, also um hysterische Lügen, wird leider entkräftet durch die Unzahl von Bekenntnissen dieser Art von Sich-vergehen an Kindern seitens Patienten, die sich in der Analyse befinden."

Bereits der Kinsey-Report ermittelte, dass einer Befragung von 4.000 Frauen zufolge 25% aller Amerikanerinnen vor dem 13. Lebensjahr sexuelle Kontakte mit Erwachsenen hatten. Eine Übersicht über Prävalenz-Ziffern aus dem englischsprachigen Raum (Raupp und Eggers, 1993) gibt Zahlen an, die zwischen 6% und 62% bei Mädchen und zwischen 3% und 13% bei Jungen variieren. Die Unterschiede sind durch methodische und definitorische Aspekte bedingt, insbesondere durch eine unterschiedliche Altersbegrenzung, durch das Ein- oder Ausschlusskriterium von Hands-off-Aktivitäten (Missbrauchsformen ohne direkten Körperkontakt), durch die Befragungsmethodik und durch die Auswahl des Befragungskollektivs.

In den alten Bundesländern der BRD hat die in der Buchveröffentlichung von Kavemann und Lohstöter (1984) erstmals genannte Zahl von jährlich 300.000 sexuell missbrauchten Kindern auch in verbreiteten ärztlichen Organen durch das häufige Zitieren fast offiziellen Charakter gewonnen. Als Grundlage für diese Schätzung wurden die Ergebnisse der von Baurmann (1983) durchgeführten Inzidenzstudien des Bundeskriminalamtes genannt. Der gleiche Autor korrigierte seine Hochrechnung in den 90er Jahren und bezifferte das Dunkelfeld für den Bereich des § 176 StGB (sexueller Missbrauch von Kindern) bei etwa 50.000 Fällen von versuchtem und vollendetem, gewaltfernem und gewalttätigem sexuellen Missbrauch an Kindern pro Jahr. Raupp und Eggers (1993) befragten 1.009 volljährige Studenten und Studentinnen sowie Berufsfachschüler und -schülerinnen in Essen. Sie kamen zu dem Ergebnis, dass die erhobenen Prävalenzraten für alle Missbrauchsvarianten, die nach geltendem Recht strafwürdig sind, bei 25,2% für Mädchen und bei 6,3% für Jungen liegen. Diese Raten setzen sich aus den Angaben der jungen Frauen zusammen, die zu 2,3% Anal-, Oral- oder Geschlechtsverkehr, zu 11,7% manuelle Manipulationen, zu 4,6% Exhibitionismus und zu 6,6% andere sexuelle Verhaltensweisen ohne direkten Körperkontakt erleben mußten. Mädchen waren gegenüber Jungen besonders im Grundschulalter häufiger betroffen. Missbrauchserlebnisse mit direktem Körperkontakt wurden zu 90% Personen aus dem sozialen Nahraum zugeschrieben (zu 60% Mitgliedern aus der Familie), nur in 8% sind es Fremde. Die Missbrauchsverantwortlichen sind zu 95% männlichen Geschlechts, für Übergriffe mit Körperkontakt bei Jungen werden auch in 25% der Fälle Frauen verantwortlich gemacht.

2. Ursachen des sexuellen Missbrauchs von Kindern und Jugendlichen

Bei intrafamilialem sexuellem Missbrauch ist neben der körperlichen sexuellen Stimulation die durch eine groteske Doppelbotschaft bedingte psychische Notlage eine wesentliche Ursache für die späteren negativen Folgen und Auswirkungen: In der an sich häufig positiven Beziehung zwischen Vater und Tochter sucht die Tochter den liebevollen Vater, während er ihr im Augenblick des sexuellen Missbrauchs nicht auf der Ebene des Vaters begegnet, sondern sich dem Kind gleichsam als Partner anbietet. Umgekehrt kann das Kind für den Vater nicht Kind sein, sondern muss in die Rolle der Partnerin treten, weil dies der Vater so möchte. Damit herrscht eine völlige Rollenvermengung und Rollenumkehr vor: einerseits Vater und Tochter, andererseits Partner und Partnerin. Würde das Mädchen zum Vater sagen: „Du bist jetzt mein Partner", würde der Vater sagen: „Nein, nein, ich bin Dein Vater und verbiete Dir, dass Du mit irgendjemandem über das Geschehene sprichst!" Der Erwachsene hat die Gewalt, die Beziehung ist wegen der eindeutigen Machtverhältnisse asymmetrisch!

Väter und Stiefväter, die ihre Töchter bzw. Stieftöchter sexuell missbrauchen, stehen in einer unbefriedigenden intimen Beziehung zur Mutter des Opfers. Diese unbefriedigende sexuelle Beziehung zwischen den Erwachsenen führt häufig auch dazu, dass die Mütter vom Missbrauch an der Tochter wissen. Gelegentlich war die Mutter in der Kindheit selbst missbraucht worden und mutet ihrem eigenen Kind mehr oder weniger unbewusst das gleiche Schicksal zu. Unter psychodynamischen Aspekten kann der Missbrauch aus dem Erleben der Mutter als eine Verschiebung der sexuellen Interaktion zwischen Vater und Mutter auf Vater und Tochter angesehen werden, wobei sowohl homoerotische Wünsche als auch projektive masochistische, mehr oder weniger unbewusste Identifikationen eine Rolle spielen können.

Nicht nur die wissenden Mütter und Stiefmütter sind in ihrer Kindheit relativ häufig selbst missbraucht worden, auch bei den Tätern ist der Prozentsatz eigener Missbrauchserfahrung ähnlich wie bei körperlich misshandelnden Vätern erhöht. Bekannt ist ferner, dass körperlicher und sexueller Missbrauch in Alkoholikerfamilien etwas häufiger vorkommt.

Zusammenfassend lässt sich häufig feststellen: Es sind Machtmissbrauchsumstände und weniger krankhafter Triebstau oder Handlungen von alkoholisierten Bestien, die zum sexuellen Missbrauch innerhalb der Familie führen. Brown-Miller (1978) formulierte: „Men never rape their equals in power" (Männer vergewaltigen niemals jemanden, der sich in der gleichen Machtposition befindet).

Ein besonderes Kapitel stellt der sexuelle Missbrauch unter Geschwistern dar. In der Regel spricht man erst dann von Missbrauch, wenn der Altersunterschied zwischen dem Jungen und dem Mädchen mindestens fünf Jahre beträgt (z.B. 16-jähriger Bruder und 11-jährige Schwester). Die Festlegung des Altersunterschiedes auf fünf Jahre ist problematisch, wenn man an einen 21-jährigen Bruder und eine 16-jährige Schwester denkt. Auch hier ist das Entscheidende, dass beim sexuellen Missbrauch kein „informed consent" besteht: Wenn sexueller Missbrauch vorliegt, besitzt das Kind nicht denselben Informationsstand wie der Erwachsene. Selbst wenn es über die direkten Sexualvorgänge aufgeklärt ist, heißt dies noch nicht, dass es wie ein Erwachsener die soziale Tragweite erfassen kann. Sexuelle Beziehungen zwischen

Erwachsenen und Kindern widersprechen deshalb dem Konzept des „informed consent“ durch die völlig ungleiche Beziehung mit mehrfach begründetem Machtgefälle. Deshalb hat auch Richter-Appelt (1995) fünf Merkmale des sexuellen Missbrauchs unterschieden:

1. eine sexuelle Handlung,
2. eine Abhängigkeitsbeziehung,
3. die Bedürfnisbefriedigung des Mächtigeren,
4. die mangelnde Einfühlung des Täters in das Kind und
5. das Gebot der Geheimhaltung.

3. Kurz-, mittel- und langfristige Folgen sexueller Gewalt bei Kindern und Jugendlichen

Obwohl sich die Mehrzahl der Autoren in der Auffassung einig ist, dass sexueller Missbrauch fast ausnahmslos zu erheblichen negativen Auswirkungen in der Entwicklung der Kinder führt, gibt es auch Mitteilungen in der Literatur, die Spätfolgen sexueller Misshandlung infrage stellen. So gaben Baker und Duncan (1985) an, 42% der von ihnen befragten Betroffenen hätten über keine schädigenden Auswirkungen berichtet, 4% sogar über positive Konsequenzen. Andere Autoren stellen die Schädlichkeitshypothese ebenfalls infrage und halten positive Erfahrungen aus sexuellen Beziehungen zwischen Erwachsenen und Kindern für möglich, „wenn Freiwilligkeit vorliege“ (zitiert nach Lechmann, 1988, S. 219).

Die möglichen psychosozialen Konsequenzen des sexuellen Missbrauchs lassen sich in frühe, mittelfristige und langfristige Folgen unterteilen:

Als *kurzfristige Folgen* sexuellen Missbrauchs für die Kinder sind bekannt: physische Verletzungen, Schmerzen, Enttäuschung, Misstrauen, Resignation, Depression, massive Beeinträchtigung des Selbstwertgefühls, Gefühle der Ohnmacht und des Ausgeliefertseins, Leistungsversagen in der Schule, sozialer Rückzug, Suizidgedanken und Suizidversuche.

Mittel- bis langfristige Folgen zeigen sich im Wesentlichen in drei Bereichen:

- in einer gestörten Sexualität und späteren Partnerschaftsproblemen,
- in einer gestörten Identitätsentwicklung und
- in Form seelischer Erkrankungen.

Die traumatisch erlebte Sexualisierung, der Vertrauensmissbrauch, die Stigmatisierung und die Hilf- und Machtlosigkeit sind die wesentlichen vier traumagenetischen, dynamischen Faktoren, die je nach Art und Schwere der sexuellen Misshandlung, je nach Täter-Opfer-Beziehung quasi „aufgeladen“

werden, so dass sich die dazugehörige Symptomatik mehr oder weniger stark manifestiert (siehe u. a. bei Browne und Finkelhor, 1986). Habermehl (1989) konnte in einer Studie feststellen, dass Frauen mit koitaler Anorgasmie im Vergleich zu Frauen mit normalem Orgasmus in ihrer früheren sexuellen Entwicklung tendenziell gewaltsame Angriffe erfahren hatten.

Die Umstände der sexuellen Kindesmisshandlung haben sowohl einen Einfluss auf die unmittelbaren Folgen und Symptome als auch auf die langfristigen Auswirkungen im Erwachsenenalter. Browne und Finkelhor (1986) fassen in ihrem Review über die empirischen Studien zusammen, dass wiederholter, lang andauernder sexueller Missbrauch in der Kindheit mit psychischen Störungen korreliert. Vor allem wenn männliche Nahverwandte wie Väter und Stiefväter die Täter sind und/oder wenn der sexuelle Missbrauch durch Gewaltanwendung erzwungen wurde, fand man einen größeren Zusammenhang mit psychischen Störungen. Ferner sind die Resultate der Studien über die Art des Einflusses von Unterstützung der Opfer durch ihre Eltern eindeutig: Sowohl Draijer (1990) als auch Fromuth (1986), Gold (1986) und Harter, Alexander und Neimeyer (1988) konnten aufzeigen, dass das seelische Trauma bei Opfern, die durch ihr familiäres Umfeld Unterstützung erfuhren, im Vergleich zu Opfern ohne „social support" geringer ausgeprägt war.

Noch weniger erfasst ist die Frage, inwieweit das Alter des Opfers bei Beginn des sexuellen Missbrauchs für das Ausmaß der späteren Folgen von Bedeutung ist. Es lässt sich aber als Tendenz feststellen, dass die Folgen umso ausgeprägter sind, je näher stehend (bzw. verwandt) der Täter war, je mehr es sich um direkten genitalen Kontakt handelte und je jünger das Kind bei der Tat war. Auch die Dauer der Beziehung zu den erwachsenen Tätern spielt für die Stärke des Traumas eine wichtige Rolle.

Gagnon (1965) hob bereits hervor, dass die Stärke der Traumatisierung des Kindes mitunter von den Umständen der polizeilichen und gerichtlichen Verfahren abhänge, da das Kind meist in unausgesprochener und indirekter Weise gezwungen sei, sich mit eigener Schuld und Strafe oder Ausbleiben von Strafe auseinanderzusetzen. Zenz (1995) sprach von Sekundärtraumatisierung von misshandelten und missbrauchten Kindern im gerichtlichen Verfahren (dies hat auch dazu geführt, dass sexuell misshandelte Kinder in Kanada und in einigen Bundesstaaten der USA regelmäßig nicht mehr direkt in der Hauptverhandlung befragt werden, sondern dass Video-Aufnahmen von der Erstbefragung oder von einer Befragung im Nebenzimmer zugelassen werden). Inzwischen kann auch in deutschen Strafverfahren mittels Videobefragung eine Reviktimisierung eines Kindes vermieden werden.

Es bleibt festzuhalten, dass es kein „Sexual-Abuse-Syndrome" gibt (Fegert, 1973). Die Folgen erlittener sexueller Gewalt sind in den jeweiligen Altersgruppen unterschiedlich. So findet sich für Vorschulkinder in fast allen Studien ein Hinweis auf sogenanntes sexualisiertes Verhalten: sexualisiertes Spiel mit Puppen, Manipulationen mit Gegenständen an Vagina oder Anus, Masturbation, nicht altersgemäßes „verführerisches" Verhalten oder direkte Aufforderung zu sexuellen Stimulationen und Manipulationen und altersinadäquates (verfrühtes) sexuelles Wissen. Dabei muss aber auch vor einer Überinterpretation insbesondere von sexualisierten Darstellungen auf Zeichnungen oder im Puppenspiel gewarnt werden. Es lässt sich jedoch als Faustregel sagen, dass sexualisiertes Verhalten, das die Generationengrenze bzw. die Altersgrenze überschreitet, hoch auffällig ist. Auch distanzloses sexualisiertes Verhalten z. B. gegenüber Erziehern muss aufmerksam weiterverfolgt werden. Fegert (1993) ist ferner der Auffassung, dass auch Wiederholungen in Spielszenen mit stets ähnlichem Ablauf, die einem Wiederholungszwang und damit einer Revictimisierung gleichkommen, ebenfalls hoch auffällig sind. Retrospektive Studien über Erwachsene, die in der frühen Kindheit missbraucht wurden, legen den Verdacht nahe, dass Missbrauch in der frühen Kindheit besonders schwere Folgen hat. Andererseits widersprechen sich hier, wie oben schon ausgeführt, einige Untersuchungen.

Studien von Friedrich et al. (1986), bei denen die Achenbachsche Child-Behaviour-Checklist (CBCL) eingesetzt wurde, deuten darauf hin, dass bei kleineren Kindern sogenannte Internalisierungs-Folgen (Introversion, Gehemmtheit) häufiger sind als externalisiertes bzw. aggressives Verhalten.

Jugendliche weisen nach sexuellem Missbrauch gehäuft eine Depressivität auf, verbunden mit Selbstwertproblemen, wiederholten Suizidversuchen, selbstverletzendem Verhalten, Suizidgedanken, Weglauftendenzen und Streunen im Sinne von externalisierten Verhaltensauffälligkeiten. In letzter Zeit wurden in diesem Zusammenhang PSD (Post-traumatic Stress Disorder) sowie die multiple Persönlichkeitsstörung MPD diagnostiziert. Während eine multiple Persönlichkeitsstörung als Folge von sexuellem Missbrauch bei Kindern eher selten zu sein scheint, ist dissoziatives Erleben im Sinne eines Abwehrmechanismus häufiger anzutreffen. Folgende dissoziative Symptome können vorkommen: Amnesie, Depersonalisation, Derealisation, Identitätskonfusion und Identitätsveränderungen.

4. Therapie und Prävention

Der Grundsatz „Helfen statt Strafen" hat sich im Laufe der letzten zwei bis drei Jahrzehnte durchgesetzt: Eine Anzeige beim Jugendamt oder bei der Polizei kann nicht der erste Schritt sein, sie stellt die ultima ratio dar. Das anzustrebende Ziel muss sein, der gestörten Familie zu einer klaren und das Kind schützenden Rollenzuweisung zu verhelfen. Eine optimale Voraussetzung für eine hilfreiche Familientherapie wäre geschaffen, wenn es gelingt, den Täter in einem Familiengespräch zu einem Eingeständnis vor dem Ehepartner und dem Kinde zu bewegen. Ist eine sexuelle Misshandlung erwiesen und kann nicht sichergestellt werden, dass das Kind vor weiteren sexuellen Missbrauchshandlungen geschützt ist, ist eine Trennung von Opfer und Täter unumgänglich. Für das Kind kann eine Herausnahme aus der Familie aber eine zusätzliche Belastung darstellen, ja eine zusätzliche Schädigung bedeuten. Wünschenswert wäre es dann, dass der Vater für einige Zeit die Familie verlässt, aber gerade dies ist häufig nicht erreichbar.

Wenn Kinder sexuellen Missbrauch erfahren haben und noch klein sind, stellt sich immer wieder die Frage, ob eine „therapeutische Aufarbeitung" notwendig und sinnvoll ist. Man sollte diesbezüglich sehr behutsam vorgehen und dem Kind entsprechendes Spielmaterial und geschützte Spielsituationen anbieten. In Einzelfällen wird man aber auch akzeptieren müssen, dass ein Kind derzeit nicht bereit ist, das Trauma unter therapeutischen Bedingungen nochmals zu durchleben. Wir erfahren immer wieder, dass die Jugendlichen sehr viel später – oft erst in der Pubertät oder wenn erste Beziehungserfahrungen sexueller Art in der Adoleszenz anstehen – von sich aus eine Aufarbeitung wünschen.

Da das stille, pflegeleichte Kind das „beste Opfer" für den Täter ist und da psychische und emotionale Vernachlässigung von Kindern diese anfällig für die inadäquate Zuwendung von Verführern macht, müssen Präventionsstrategien darauf abheben, die Autonomie und Handlungskompetenz von Kindern zu steigern. In den USA ist man relativ früh dazu übergegangen, bibliotherapeutisch im Sinne einer Prävention von sexuellem Missbrauch etwas zu tun. Drei Gruppen von Büchern lassen sich unterscheiden: Elternbücher, Bücher für kleine Kinder und Bücher für Jugendliche. In Deutschland gibt es mittlerweile Handbücher für Interventions- und Präventionsmöglichkeiten (Braecker und Wirtz-Weinrich, 1991).

5. Vom Missbrauch des Missbrauchs

Insbesondere in Trennungs- und Scheidungssituationen können Missbrauchsverdacht und Missbrauchsvorwurf als „Waffe" im Grabenkrieg der sich trennenden Ehepartner fungieren. Dass der Vorwurf des sexuellen Missbrauchs in Scheidungsverfahren eine zunehmende Rolle spielt, konnten wir in einer wissenschaftlichen Untersuchung nachweisen (Deberding und Klosinski, 1995): Während 1981 lediglich bei 2,5% der an uns herangetragenen Sorge- und Umgangsrechtsregelungsgutachten der Vorwurf des sexuellen Missbrauchs erhoben wurde, war dies 1992 bereits in 25% (bei 21 von 84 Gutachten) der Fall. In dieser Retrospektivanalyse konnten wir ferner feststellen, dass von den Umgangs- und Sorgerechtsgutachten mit sexuellem Missbrauchsvorwurf in zwei Dritteln der Fälle der Vorwurf nach unserer Einschätzung unberechtigt war. Wir konnten vier verschiedene dynamische Muster identifizieren, die zum Vorwurf des sexuellen Missbrauchs in der Scheidungssituation führten. Es handelte es sich um folgende vier Beziehungsdynamiken:

1. *Verlagerte Bindungswünsche*:
   Der Elternteil, dem Missbrauch vorgeworfen wird, verlagert sexuelle Bindungswünsche, die eigentlich auf den Ehepartner gerichtet sind, auf das Kind. Das Kind dient dann als Partnerersatz, Trostspender u.ä.

2. *Inzestoide Familie*:
   Bei diesem Typus wird in der Regel bereits lange vor der Trennung von beiden Eltern ein sexualisierter Umgang unterhalten. Nähe und Distanz waren unzureichend reguliert. Es kam zu ständigen Übergriffen der Eltern auf das Kind, die nicht nur die sexuelle Missbrauchssituation im engeren Sinne betrafen, sondern als charakteristisch für die gesamte familiäre Dynamik anzusehen waren.

3. *Projizierte eigene sexuelle Problematik*:
   Der Elternteil, der den sexuellen Missbrauchsvorwurf vorbringt, projiziert seine eigene sexuelle Problematik auf den Partner, d.h. er nimmt vor diesem Hintergrund an, dass der Partner seine Perversion an dem Kind auslebt.

4. *Asymmetrische Partnerschaft*:
   Elternteile, die sich in der Partnerschaft als sexuelle Opfer fühlten (meist die Mütter), projizieren in der Scheidungssituation die erlittene Opfersituation auf das Kind.

Ist der Missbrauchsverdacht einmal aufgekommen, stellt sich häufig eine paranoide Misstrauenshaltung ein, die die Gefahr entstehen lässt, wieder in einen sexuellen Rigorismus und damit in eine Sexualfeindlichkeit größeren Ausmaßes hineinzugeraten. Wenn sich ein Vater nicht mehr traut, zusammen mit seiner vierjährigen Tochter in die Badewanne zu steigen, weil er den Vorwurf sexuellen Kindesmissbrauchs fürchten muss, dann ist niemandem geholfen, aber vielen Kindern geschadet.

Zusammenfassend lässt sich feststellen, dass es keine absolut sicheren psychischen Folgen von sexuellem Missbrauch gibt. Relativ sichere Beweise für das Vorliegen eines sexuellen Missbrauchs bei der körperlichen Untersuchung eines Kindes sind der positive Nachweis von Sperma, von saurer Phosphatase oder von spermaspezifischem Glykoprotein (p 30) in oder auf dem Körper eines Kindes sowie nicht-akzidentielle, penetrierende Verletzungen der vaginalen oder analen Öffnung. Weitere Indizien sind positive, durch Referenzverfahren bestätigte Kulturen von Neisserien (Gonorrhoe) bei einem präpubertären Kind oder der serologische Nachweis einer Syphilis (außer bei dokumentierter connataler Infektion) (Herrmann et al., 1998).

Literatur

Baker, A. W. u. Duncan, S. P.: Child sexual abuse. a study of prevalence in Great Britain. Child Abuse and Neglect 9: 457–567 (1985).

Braecker, S.; Wirtz-Weinrich, W.: Sexueller Mißbrauch an Mädchen und Jungen. Handbuch für Interventions- und Präventionsmöglichkeiten. Weinheim: Beltz, 1991.

Baurmann, M. C.: Sexualität, Gewalt und psychische Folgen. Eine Längsschnittuntersuchung bei Opfern sexueller Gewalt und sexueller Normverletzungen anhand von angezeigten Sexualkontakten. Bd. 15, BKA-Forschungsreihe, 1983.

Browne, A. u. Finkelhor, D.: Initial and long-term effects. A conceptual framework. In: Finkelhor, D. (Ed.): A sourcebook on child sexual abuse. S. 143–179, London: SAGE, 1986.

Brownmiller, S.: Gegen unseren Willen. Frankfurt a.M.: Fischer, 1978.

Deberding, E. u. Klosinski, G.: Analyse von Familienrechtsgutachten mit gleichzeitigem Vorwurf des sexuellen Mißbrauchs. Retrospektivanalyse von 48 Sorge- bzw. Umgangsrechtsregelungsgutachten. Kindheit und Entwicklung 4: S. 212–217, 1995.

Fegert, J. M.: Sexueller Mißbrauch von Kindern. Prax. Kinderpsychol. Kinderpsychiat. 36: S. 164–170, 1987.

Fegert, J. M.: Sexuell mißbrauchte Kinder und das Recht. Bd. 2, Volksblattverlag Köln, 1993.

Ferenczi, S. (1932): Sprachverwirrungen zwischen den Erwachsenen und dem Kind (ursprünglicher Titel: Die Leidenschaften der Erwachsenen und deren Einfluß auf Charakter- und Sexualentwicklung der Kinder). In: Masson, J. M.: Was hat man Dir, Du armes Kind getan? Siegmund Freuds Unterdrückung der Verführungstheorie. Reinbek: Rowolth, 1984.

Fromuth, M. E.: The relationship of childhood sexual abuse with later psychological and sexual adjustment in a sample of collage women. Child Abuse and Neglect 10: S. 5–15, 1986.

Gagnon, J. H.: Female child victims of sex offenders. Social Problems, 13: S. 176–192, 1965.

Geisler, E.: Das sexuell mißbrauchte Kind. Beitrag zur sexuellen Entwicklung ihrer Gefährdung und zu forensischen Fragen. Göttingen: Vandenhoeck & Ruprecht, 1959.

Gold, E. R.: Long-term effects of sexual victimization in childhood: An attributional approach. J. of Consulting and Clinical Psychology 54: S. 471–475, 1986.

Günter, M.; du Bois, R.; Eichner, E.; Röcker, D.; Boos, R.; Klosinski, G. u. Deberding, E.: Der Vorwurf des sexuellen Mißbrauchs im Sorgerechtsstreit. In: Lehmkuhl, G. u. Lehmkuhl, U. (Hg.): Scheidung – Trennung – Kindeswohl. Diagnostische, therapeutische und juristische Aspekte. S. 166–172. Beltz, Deutscher Studienverlag, Weinheim, 1997.

Habermehl, W.: Verführung in der Kindheit stört den Orgasmus. Realität und Theorie des sexuellen Mißbrauchs. Sexualmedizin 18: S. 9–14, 1989.

Harter, S.; Alexander, P. C. u. Neimeeyer, R. A.: Long-term effects of incestuous child abuse in college women: Social adjustment, social cognition and family characteristics. J. of Consulting and Clinical Psychology 56: S. 5–8, 1988.

Herrmann, B.; Veit, S.; Neises, M.: Medizinische Diagnostik bei sexuellem Kindesmißbrauch. Monatsschrift Kinderheilkunde 145: 1219–1226 (1998).
Kavemann, B. u. Lohstöter, J.: Väter als Täter – Sexuelle Gewalt gegen Mädchen. Hamburg: Rowohlt, 1984.
Lechmann, C.: Sexueller Mißbrauch im Kindes- und Jugendalter – ein Überblick. In: Christmann, F. (Hg.): Heterosexualität. Ein Leitfaden für die Therapeuten. Springer, Berlin, 1988.
Raupp, U. u. Eggers, Ch.: Sexueller Mißbrauch von Kindern – Eine regionale Studie über Prävalenz und Charakteristik. Monatsschr. Kinderheilk. 141: S. 316–322, 1993.
Richter-Appelt, H.: Psychotherapie nach sexuellem Mißbrauch in der Kindheit. Psychotherapeut 40: 2–8 (1995).
Schechter, M. D. u. Roberge, L.: Sexual exploitation. In: Helfer, R. E. u. Kempe, C. H.: Child Abuse and Neglect: The Family and the Community. Cambridge, Massachusetts: Ballinger, S. 127–142, 1976.
Zenz, G.: Sekundärtraumatisierung von mißhandelten und mißbrauchten Kindern im gerichtlichen Verfahren. In: Klosinski, G. (Hg.): Macht, Machtmißbrauch und Machtverzicht im Umgang mit Kindern und Jugendlichen. Bern: Huber, S. 91–108, 1995.

„What can I do to make you love me?“ Sexualität als Entwicklungsaufgabe und Entwicklungsdruck in der Adoleszenz*

Einführung

In dem Titel „What can I do to make you love me“ der irischen Gruppe „The Corrs“, der jahrelang in den obersten Rängen der Hitliste stand, wird der Beziehungswunsch unterstrichen, die Sehnsucht nach Liebe, der Wunsch, geliebt zu werden, und die Frage: „Was muss ich tun, dass der andere mich liebt? Bin ich attraktiv genug? Liegt es an mir?“. Die Aussage der Sängerin ist nicht: „Ich liebe Dich, ich erwarte und hoffe, dass Du mich ebenfalls liebst“, sondern: „Ich möchte, dass Du Dich in mich verliebst“ („natürlich liebe ich Dich, sonst hätte ich nicht diese Sehnsucht“). Bei der Themenabsprache für diesen Vortrag habe ich diesen Titel vorgeschlagen, um einen wichtigen Aspekt in der Entwicklung adoleszenter Sexualität zu fokussieren: die Ambivalenz zwischen Beziehungs- und Bindungswunsch einerseits und Bindungs- und Beziehungsangst andererseits.

Im Gegensatz zu früheren Generationen ist unsere heutige Jugend im Allgemeinen sexuell „gut aufgeklärt“ und über Sexualität theoretisch bestens informiert: Hierzu haben der Sexualkundeunterricht an den Schulen und die Verfügbarkeit von Informationen über die Medien (Bravo-Zeitschrift, Internet-Annoncen etc.) mit beigetragen. Im „Aids-Zeitalter“ besteht andererseits aber auch eine Botschaft an die Jugend: Gelebte Sexualität kann tödlich sein. Dies ist eine Doppelbotschaft unserer heutigen Gesellschaft an die Jugend – sie lautet einerseits: Sexualität ist etwas, das zum Menschen gehört, das enttabuisiert wurde bzw. werden muss, Sexualität macht „fun“, „sei nicht prüde“, andererseits wird gleichzeitig massiv auf die Gefahr gelebter Sexualität in der Jugendzeit hingewiesen. Diese Gefahr spiegelt sich in den Ängsten nicht weniger Eltern wider, die insbesondere die Töchter warnen und mit folgenden Botschaften drohen: „Alles darf passieren, aber schwanger darfst Du nicht werden, dann ist es aus! Lass Dich nur nicht mit dem oder diesem ein, der nützt Dich aus! In den Kreisen, in denen Du verkehrst, bist Du gefährdet, in die Szene zu geraten, am Ende steht die Jugendlichenprostitution.“

Es gibt für die Jugendlichen keine verbindlichen, von der Gesellschaft allgemein akzeptierten und sanktionierten Schritte in die gelebte Sexualität hinein:

---

* Überarbeiteter Vortrag, gehalten am 25.09.2000 im Rahmen des 57. Psychotherapie-Seminars in Freudenstadt und überarbeitete Publikation: Klosinski, G.: „What can I do to make you love me?“ Sexualität als Entwicklungsaufgabe und Entwicklungsdruck in der Adoleszenz. In: Schneider, H. (Hg.): Sexualität, Mattes-Verlag Heidelberg. S. 11–26; 2001.

Jeder Jugendliche muss hier seinen eigenen Weg finden, ist auf sich alleine angewiesen, nimmt aber sehr wohl wahr, dass manche seiner Freunde bereits mit 13 oder erst volljährig feste Beziehungen eingehen und den Versuch einer Integration von Eros und Sexus wagen.

Sexuelles Empfinden und Erleben, sexuelle Neugier, Lust und sexuelle Handlungen, seien sie autoerotisch oder mutuell, gehören zum Menschsein, zeichnen eine gesunde normale Entwicklung aus. Störungen der Sexualfunktion und des Sexualerlebens können isoliert oder im Zusammenhang mit verschiedenen körperlichen oder seelischen Krankheiten auftreten. Dabei stehen sie insbesondere zu den Neurosen in enger Beziehung: So können sie Folgen neurotischer Entwicklungen, aber auch aus neurotischen und/oder psychosomatischen Störungen entstanden sein. Transkulturelle Unterschiede in der Sexualentwicklung sowie die Entwicklungsveränderung infolge von Akzeleration belegen das Ineinandergreifen von reifungsbiologischen Einflüssen und Umwelteinflüssen. Dabei ist für die psychosexuelle Entwicklung des Kindes und des Jugendlichen das sexualerzieherische Verhalten von Bezugsgruppen und -personen sowie von Vorbildern und Idolen, vermittelt über Wort und Bild, ausschlaggebend. Die Herausbildung einer sexuellen Identität geschieht nicht durch ein ein- oder mehrmaliges Aufklärungsgespräch, sondern stellt einen fortwährenden Prozess dar, der auch die „geheimen Erzieher" (Altersgruppe, Medien, Jugendkultur) zu berücksichtigen hat. Bei folgender Gliederung soll der entwicklungspsychologische Aspekt an den Anfang gestellt werden:

1. Heutige normale entwicklungstypische Aspekte sexueller Entwicklung auf dem Hintergrund der Historie
2. Sexuelle Bindungswünsche und Beziehungsängste von Jugendlichen
3. Sexueller Erfahrungsdruck bei Freizeitaufenthalten: Beispiel Schullandheimaufenthalt
4. Sexueller Entwicklungsdruck und psychische Erkrankung: Beispiel Essstörungen und Zwangserkrankungen
5. Schlussfolgerungen und Ausblick

1. Heutige normale entwicklungstypische Aspekte sexueller Entwicklung auf dem Hintergrund der Historie

Obwohl sexuelles Verhalten im Körperlich-Instikhaften verankert ist, unterliegt das Sexualleben ökonomischen, politischen, sozialen und gesundheitlichen sowie religiösen Einflüssen. Ein Streifzug durch die Geschichte macht deutlich, dass in Westeuropa bis zum 16. Jahrhundert eine Intimität und Privatheit in den Familien nicht gegeben war: Alle Familienmitglieder, Erwachsene und Kinder, der Bauer, die Mägde und Knechte, lebten unter einem Dach, häufig in einem Raum, und die Kinder wurden als kleine Erwachsene angesehen. Sie konnten den Geschlechtsverkehr der Erwachsenen miterleben. Masturbation und Sexspiele mit anderen Kindern und Jugendlichen war normal. Sexueller Missbrauch kam vor, die sexuelle Entwicklung wurde aber nicht als Problem gesehen (Jackson, 1993). Zwischen dem 16. und 19. Jahrhundert begannen die Familien getrennt von ihrem Arbeitsplatz zu leben. Der bisher einzige, große Raum wurde aufgeteilt, so dass neben dem Essraum und den Arbeitsräumen Schlafräume entstanden. Sexuelle Beziehungen fanden nunmehr hinter verschlossenen Türen statt. Das Gesinde hatte eigene Unterkünfte. Als der Puritanismus aufkam, wurde Sexualität als Sünde und schmutzig empfunden, es sei denn, sie erfolgte im Zusammenhang mit Fortpflanzung. Sexuelle Beziehungen wurden mehr und mehr geheim. Man sprach über Sexualität überwiegend in der Privatsphäre, und die Eltern versuchten, angepasste, asexuelle Kinder aufzuziehen. Den Kindern wurde auferlegt, die Geschlechtsteile zu bedecken, nicht hinzuschauen und andere nicht sexuell zu berühren. Im 19. Jahrhundert, speziell im viktorianischen Zeitalter, kam es zu der Vorstellung, Masturbation bedeute einen Selbstmissbrauch, der Lethargie, Tuberkulose, Impotenz oder gar Epilepsie auslösen könne. Manche Eltern gingen so weit, dass sie nachts alle vier Extremitäten der Kinder anbanden, damit sie nicht masturbieren konnten. Die Klitorisbeschneidung war ein bewährtes Verfahren, um bei jungen Mädchen, die masturbatorisch rückfällig wurden, Abhilfe zu schaffen (Schwartz, 1973). Auch die Kontrazeption war im 18. und 19. Jahrhundert verpönt. Zwischen 1930 und 1950 kam es dann zu einem beachtlichen Rückgang, was die Sanktionen gegen kindliche Sexspiele und Masturbation anbelangt (Wolfenstein, 1953). Etwa ab 1950 setzte sich dann die Vorstellung durch, dass das kindliche Interesse für die Sexualität nicht unnormal ist. Zwischen 1970 und 1990 und bis heute anhaltend kam es dann dazu, dass der sexuelle Missbrauch in das öffentliche Interesse rückte, dass man die kindliche Entwicklung durch missbrauchende Eltern und Verwandte, insbesondere durch die Väter, gefährdet sah.

Wie stellt sich jugendliche Sexualität aus heutiger Sicht dar? Welche gesicherten Erhebungs- und Forschungsdaten sollten wir zur Kenntnis nehmen? Die „sexuelle Revolution“ in den 60er Jahren hatte zur Folge, dass auch unter Adoleszenten von damals Promiskuität als weniger unmoralisch empfunden wurde. Diese Einstellung änderte sich wieder ab den 80er Jahren, wohl mitbedingt durch den Beginn der Aids-Gefahr (Robinson et al., 1991). In den USA wurden bezüglich unseres Themas die meisten Untersuchungen gemacht. 1990 konnte festgestellt werden (Wyatt, 1990), dass die Jungen mit 15,7 Jahren, die Mädchen mit 16,2 ihren ersten Geschlechtsverkehr aufnahmen. In einer Untersuchung aus dem Jahre 1993 (Yates) wurde folgende erstaunliche Feststellung gemacht: Zwei Drittel der Jungen und Mädchen, die masturbierten, fühlten sich schuldig, schämten sich deswegen. Sie erlebten sich als schlecht, schmutzig und moralisch schwach, versuchten, davon wegzukommen, dagegen anzukämpfen.

Sowohl in den amerikanischen als auch in den europäischen Publikationen wird deutlich, dass frühe sexuelle Aktivitäten unserer Jugendlichen mit geringerer Schulbildung, Delinquenz, Rauchen, Alkohol- und Drogenkonsum einhergehen. In Amerika werden ein Drittel aller Abtreibungen bei Adoleszenten vorgenommen (Santelli and Beilenson, 1992).

Interessant sind die Geschlechtsunterschiede bezüglich der Wünsche und Phantasien von jugendlichen Mädchen und Jungen: Die Phantasien von männlichen Jugendlichen sind mehr vom sexuellen Wunsch in Bezug auf genitalen Kontakt geprägt, wohingegen Mädchen in diesem Alter den Genitalien einen viel weniger zentralen Stellenwert einräumen. Die Masturbationsphantasien von jugendlichen Mädchen betonen das Romantische und den Beziehungsaspekt. So ist es auch zu verstehen, dass im Gegensatz zu nur einem Drittel der Jungen 60% der Mädchen angeben, in ihren Phantasien eine andere Person zu sein als im realen Leben. Mädchen stellen sich in den Phantasien auch vor, dass sie hübscher aussehen, als sie in Wirklichkeit sind (Kirkendall and Mc Bride, 1990).

Der erste Sexualverkehr „passiert" aus der Sicht der weiblichen Jugendlichen in aller Regel auch heute noch ungeplant. Sie fühlen sich gedrängt, überredet oder hilflos zu widerstehen, oder sie wollen dem Partner beweisen, dass sie ihn lieben, es ernst meinen. Den Geschlechtsverkehr zu planen scheint zumindest bei den Jugendlichen in Amerika mit Vorstellungen der Amoral verbunden zu sein (Yates, 1996).

2. Sexuelle Bindungswünsche und Beziehungsängste von Jugendlichen

Esser und Schmidt (1997) konnten in einer prospektiven Längsschnittstudie bei 18-Jährigen feststellen, dass etwa ein Viertel sich selbst Probleme im Kontakt mit Gleichaltrigen attestiert, sich äußerlich unattraktiv findet und glaubt, aufgrund der kognitiven Fähigkeiten nicht so leistungsfähig zu sein wie die Gruppe der Gleichaltrigen. Die Autoren folgern: „Als isoliert im Kontakt mit Gleichaltrigen müssen 15% der 18-Jährigen gelten, sie haben keinerlei Freunde. Wesentlich höher ist der Anteil der Heranwachsenden, die noch keine Partnerin bzw. keinen Partner haben. Insgesamt sind 41% betroffen, die Rate ist unter den männlichen Jugendlichen signifikant höher als unter den weiblichen." Es wurde schon darauf hingewiesen, dass die sexuellen Beziehungswünsche unserer Jugendlichen von der Familiensituation, dem gesellschaftlichen Eingebundensein, von Vorbildern innerhalb der Familie (ältere Geschwister) und der Peer-Gruppe mitbestimmt werden. Nur so ist es zu erklären, dass in der Literatur bezüglich der Einschätzung eines „üblichen normalen jugendlichen Sexualverhaltens“ auch in den letzten zehn bis 15 Jahren ganz erhebliche Diskrepanzen zu verzeichnen sind, je nachdem, mit welchen Untersuchungsinstrumenten die Erhebungen gemacht wurden (Fragebogen, Telefoninterviews oder persönliche Interviews). Recht optimistisch klingen die Ergebnisse von Pagenstecher (1988), der Folgendes postulierte:

- Sexualität wird zunehmend lustvoll, weniger verkrampft und konfliktfrei erlebt. Die Einstellung zu Selbstbefriedigung und Homosexualität ist tolerant geworden; sexuelle Beziehungen werden früher aufgenommen und sind seltener mit Angst- und Schuldgefühlen verbunden; vor- bzw. nichteheliche sexuelle Beziehungen gelten als selbstverständlich.
- Jugendsexualität orientiert sich an Liebe, Treue und Partnerschaft. Voreheliche sexuelle Beziehungen gelten nicht mehr als Heiratsversprechungen bzw. -verpflichtung. Die Jugendlichen legen Wert auf die Dauerhaftigkeit und Verlässlichkeit ihrer Beziehungen. Es ergeben sich stabile Partnerschaftsbindungen, die jeweils von neuen abgelöst werden.
- Die Geschlechter, die sozialen Schichten sowie Stadt- und Landjugendliche gleichen sich einander in ihrem Verhalten zunehmend an. Beide Geschlechter lassen sich sexuell früher und häufiger aufeinander ein und wechseln häufiger den Sexualpartner.

Kommt es in der Frühadoleszenz zu einer relativ starken Orientierung an der Gruppe der Gleichaltrigen, macht sich in der späteren Adoleszenz ein verstärktes Streben nach Selbstverwirklichung und Individualität breit. Jugendliche und Adoleszente neigen zum Experimentieren, zum Ausprobieren, sind risikofreudig und wollen Grenz- und Tiefenerfahrungen erleben.

Die oben angeführten Bindungsaufgaben von Jugendlichen – Lockerung der Bindung an das Elternhaus und Aufnahme neuer Bindungen an gleichaltrige und gegengeschlechtliche Personen – führt in der Reifungsphase häufig zu Bindungsängsten und Bindungswünschen, ohne dass dies ein nicht zu verstehender Gegensatz ist. Cseff und Wyss (1985) haben vier Grundformen menschlicher Bindung unterschieden, denen in der Jugendzeit eine besondere Bedeutung zukommt:

1. die personale Bindung in Form der zwischenmenschlichen Beziehung,
2. die Bindung an den eigenen Körper als leibhafte Verankerung im sich neu formenden Körper-Ich, und damit verbunden
3. die Bindung an die persönliche Zeit, die individuelle Lebensgeschichte und den Lebensraum (Herkunft – Zukunft) und
4. die Bindung durch verinnerlichte und soziale Ordnungsbezüge, Prinzipien, Verbote und Gebote.

Eine Möglichkeit, gleichsam probeweise Beziehungsängste zu überwinden und Beziehungswünsche zu kultivieren, stellen die Tagträumereien sowie die Masturbationsphantasien von Präpubertierenden und Pubertierenden dar. Dabei bedienen sich die Betreffenden häufig der Vorlagen von Abenteuerbüchern und Filmen, wobei Kämpfe und Abenteuer in Liebesgeschichten übergehen, wie dies Gohl (1991) u. a. beschrieben hat. Sie berichtete von einer 29-jährigen Frau, die sich an ihre Pubertät zurückerinnerte und im Interview Folgendes angab: „Also genau kann ich mich da nicht mehr dran erinnern ... Aber da war was mit Winnetou. Ich erlebte die Filme nochmal .... und dann sah ich mich auch mit ihm reiten. Ich lebte in einem Blockhaus im Wilden Westen ... aus dicken Baumstämmen, spärlich eingerichtet, Kamin, Tisch, Stühle, Feldbett ... Ja, Sex kam da auch drin vor ...".

Die 17-jährige Patientin Anja (anonymisiert) litt an einer Zwangserkrankung bei anorektischen und autistoiden Zügen. Abends vor dem Einschlafen malte sie sich in der Phantasie aus, wie sie als „König Anja" durch die Lande ritt, von allen bewundert, um Abenteuer zu bestehen und nach einer Jungfrau Ausschau zu halten. Die Patientin lehnte ihre eigene Mutter sehr stark ab, unternahm Langstreckenläufe mit dem Vater, der ihr zusicherte, dass sie durch das normale Essen nicht übergewichtig werden würde, da man mit einem Zehn-Kilometer-Langlauf im Schnitt ein Kilogramm abnehmen könne. Die Patientin sehnte sich nach einem Freund, war aber weit davon entfernt, dies auch in der Realität zu wagen.

Bezüglich der Beziehungsängste soll eine weitere Kasuistik hinzugefügt werden:

Winfried (anonymisiert), Gymnasiast, 17 Jahre alt, kam zur ambulanten Psychotherapie, da er Sorge hatte, sein Penis sei zu klein und er könne von seinen Klassenkameraden beim Umkleiden im Sport „ausgelacht" werden. Eine Vorstellung beim Urologen ergab, dass „Normalität" vorlag, ohne dass diese zu einem Abbau seiner Ängste geführt hatte. Im Rahmen der Psychotherapie hatte der Patient stets verneint, Träume zu erinnern. Diesen Umstand nahm der Therapeut zum Anlass, dem Patienten mitzuteilen, dass in jedem Menschen Entwicklungsmöglichkeiten und Entwicklungswege angelegt sind, die gelegentlich in Träumen bildartig und verschlüsselt aufleuchten würden. Der Patient wurde ermuntert, sich in ein Phantasiespiel einzulassen, das einem Tagträumen gleichkommt (Klosinski, 1994). Er konnte auf die Aufforderung, sein Problem in einem Schlagwort zu fokussieren, angeben, dies sei umschrieben mit „sexuelle Perversion". Er wurde aufgefordert, die einzelnen Buchstaben dieser zwei Worte untereinander zu schreiben und sich in der Waagrechten spontan Worte einfallen zu lassen. Er schrieb folgende Begriffe auf ein Blatt Papier:

S cheiße
E unuch
X anten
U rlaub
E manuel
L esbisch
L iebe
E pilepsie
P enner
E rektion
R aus
V oran
E nte
R isiko
S auer
I ron
O zean
N eu

Nun wurde er aufgefordert, aus diesen Worten einen „Schachtelsatz" zu formulieren, der keinen Sinn ergeben müsse, über den er aber nachher, wenn er wolle, phantasieren könne. Der Jugendliche schrieb daraufhin Folgendes:

„In Xanten, welches ich scheiße finde, kann ich Urlaub machen und die lesbische Emanuel treffen, die meine große Liebe werden könnte, so gehe ich das Risiko ein und lade sie, obwohl sie sauer ist, zu einer Fahrt in meiner Ente zum Ozean ein, wo wir dann angekommen einen Penner treffen, der, wie sich herausstellt, ein Eunuch ist und ein neues Buch über die Epilepsie schreibt, dies überdenkend gehe ich ihr voraus und bekomme bei ihrem Anblick eine Erektion, die dem Iron-Man gleichkommt."

Dazu ermuntert mitzuteilen, was ihm zu seinem „Satzungetüm" oder „Gebilde" einfalle, äußerte der Patient: „Emanuel sei eine Frau in einer Zeitschrift, die tatsächlich lesbisch sei. Zum Eunuchen falle ihm ein, dass der ja ein zu kleines Genitale habe, und zum Wort Epilepsie, dass seine Schwester Epileptikerin sei. Eigentlich könne es ja gar nicht sein, dass er, wenn er der Emanuel vorangehe, sie anschauen und eine Erektion bekommen könne. Sie könne seine Erektion nicht sehen. Der Iron-Man sei ein Superman."

Im anschließenden Dialog mit dem Patienten konnte herausgearbeitet werden, dass dieser nach wenigen Stunden in der Therapie über die Fragen des Therapeuten bezüglich homosexueller Phantasien des Patienten erschreckt und überrascht war. Erst jetzt konnte er durch seinen Einfall mit der lesbischen Emanuel homosexuelle Ideen indirekt ansprechen. Der Patient hatte bis dato noch keine Intimbeziehung, sehnte sich nach einer solchen und war gerade dabei zu überlegen, ob er mit zwei „guten Freunden" eine Auslandsreise unternehmen solle, wobei er sehr ambivalent war, zunächst absagte, dann wieder zusagte. Er konnte dann auch mitteilen, dass man bei diesen geplanten Ferien entsprechende Liebesabenteuer erwarten könne oder eingehen wolle.

3. Sexueller Erfahrungsdruck bei Freizeitaufenthalten: Beispiel Schullandheimaufenthalt

Seit Jahren sind die positiven therapeutischen Auswirkungen von Ferienfreizeitaufenthalten und Gruppencamping bei verhaltensauffälligen Kindern und Jugendlichen bekannt (u. a. Groves, 1981). Bereits 1965 stellte Prokop in einer Untersuchung fest, dass Auslandsferienaufenthalte aus psychiatrischer Sicht potentielle Krisensituationen darstellen können, wobei „latente, daheim noch beherrschte Schwierigkeiten in der Ausnahmesituation des Urlaubs mitunter erst eine die Krankheit manifestierende Wirkung entfalten". Die oben genannten Entwicklungsaufgaben in der Adoleszenz (engere Beziehungsaufnahme zu gleich- und gegengeschlechtlichen Altersgenossen, Ablösung von den Eltern und Aufbau eines neuen persönlichen Wert- und Moralsystems) stellen sich insbesondere in den „dichten" Zeiten des Schullandheimaufenthaltes. Für kontaktscheue und selbst unsichere Jugendliche kann ein Schullandheimaufenthalt sowohl eine Chance bedeuten, an diese Aufgaben herangeführt zu werden, sie in Ansätzen zu bewältigen, es kann aber auch eine Überforderungssituation entstehen mit der Gefahr, psychisch zu dekompensieren. Dass es sich bei Personen mit prämorbider Persönlichkeitsstruktur hierbei dann um Auslösesituationen handelt, soll das folgende Fallbeispiel zeigen (Klosinski, 1984):

Der 17-jährige Gerhard (anonymisiert) wurde mit hypochondrischen Beschwerden, Körpermissempfindungen und akustischen Halluzinationen wegen des Verdachtes auf eine beginnende Schizophrenie stationär eingewiesen. Zehn Tage zuvor hatte er sich im Schullandheim zum ersten Mal, wie er sagt, „richtig" in ein Mädchen verliebt. Sie hatte bereits einen anderen, festen Freund, stimmte jedoch für die Dauer der Freizeit einer Beziehung mit Gerhard zu. Kurze Zeit vor diesem Schullandheimaufenthalt hatte der Patient eine emotional weniger intensive Beziehung zu einer 15-Jährigen, wobei ihn ein misslungener Koitusversuch stark beunruhigte. Im Schullandheim hatte sich Gerhard nachts wach gehalten in der Hoffnung, die neue Freundin werde auch wach bleiben und „auf ihn zukommen". Nach zwei durchwachten Nächten erfolgte dann die psychotische Dekompensation. Zur Eigen- und Familienanamnese: Gerhard ist das zweite von zwei Kindern, die 23-jährige Schwester ist seit einem Jahr verheiratet, wohnt außer Haus. Die Mutter wirkt dominierend, der Vater „weich“, stark leidend wegen der Erkrankung des Sohnes. Ein Onkel mütterlicherseits wurde mit 20 Jahren mutistisch und musste sich einer Elektroschockbehandlung unterziehen. Seit einem Jahr betreibt der Patient intensiv Bodybuilding, lebt asketisch: kein Alkohol, kein Nikotin, Ernährung mit „Sportlereiweiß“. Gerhard war bislang lediglich einmal von zu Hause weg, zu einer Erholung, musste angeblich wegen schlechter Behandlung zurückgeholt werden. Er soll auch Heimweh gehabt haben. Der Patient hielt sich zu Beginn des stationären Aufenthaltes für impotent und homosexuell. Er entwickelte die Angst, dem Vater könne etwas Schlimmes zustoßen. In dieser Zeit stabilisierten sich Vater und Sohn in einem symbiotischen Verhältnis gegenseitig. Bei einem Wochenendbesuch zu Hause kam der Sohn ins Ehebett der Eltern, umklammerte den Vater, wodurch sich Gerhards Angst verstärkte, er könne homosexuell sein. Gerhard litt nun unter einem Waschzwang, fasste keine Türklinke mehr an. Er wollte unablässig bestätigt bekommen, dass er „körperlich in Ordnung“ sei, dass sein Körper „real“ sei. Sein Verlangen, ärztlich wiederholt untersucht zu werden, begründete er damit, dass er die Sorge habe, sich beim Reinigen des Gehörganges das Trommelfell durchstoßen zu haben (Verschiebung einer Angst, beim Koitus zu deflorieren?). Wir verstanden seine Problematik wie folgt: Der Vater bot Gerhard wenig männliche Identifikationsmöglichkeiten, so dass der Patient über Bodybuilding und asketisches Verhalten um so mehr bemüht war, eigene, allgemein als männlich geltende Werte zu entwickeln. Sein sexuelles Versagen in der Beziehung zur 15-Jährigen wollte er im Schullandheim wieder „wettmachen“. In der zu mehr Intimität auffordernden Atmosphäre des Schullandheimes geriet er in einen sexuellen Leistungsanspruch, der, durch die Übernächtigung mitbedingt, zur psychotischen Dekompensation führte.

Generell kann für kontaktgestörte Jugendliche gesagt werden, dass sie im Schullandheimaufenthalt einem Gruppendruck ausgesetzt sind. Dies deswegen, weil im Verlauf solcher Aufenthalte engere Kontakte der Jugendlichen untereinander geschlossen werden, wobei sexuell getönte Annäherungsversuche entweder in der Realität oder auch als Erwartungshaltung in der Phantasie „gewagt“ werden. Kontaktgestörte Jugendliche erleben diese Situation nicht selten auch als Angst, die bei ihnen mobilisiert wird, doch sie wollen keine Außenseiter sein. Der Freizeitaufenthalt stellt für sie eine Chance dar, eine Art Experimentiersituation, um in einem Freiraum das nachzuholen, was bislang vermisst wurde und noch nicht möglich war, was von ihnen aber als Entwicklungsaufgabe ersehnt wird. Ein sich hierbei niederschlagender Konformitäts- und Gruppendruck scheint für die psychotische Dekompensation von großer Bedeutung zu sein. Für den Jugendlichen und insbesondere für den kontaktgestörten Adoleszenten, der Anschluss an Gleichaltrige sucht, gibt es keine stärkere Begründung, warum er etwas haben oder tun muss, als die: „Alle anderen tun oder haben es auch.“ Dabei kann nichts eine so starke emotionale Belastung hervorrufen wie das Gefühl, sich in gravierender Weise von den anderen zu unterscheiden. Der Jugendliche, der anderer Meinung ist, bekommt die Macht der Gruppenächtung zu spüren, falls er nicht über eine genügend starke Persönlichkeit verfügt, um die anderen zu seinem Standpunkt zu bekehren. Er wird feststellen, dass er nicht automatisch in die Gruppe aufgenommen wird, sondern dass er sich seinen Platz erst erringen muss. Der beziehungsgestörte Jugendliche, der in dem relativ intimen Rahmen eines Schullandheimaufenthaltes eine Kontaktstörung als außerordentlich belastend empfindet, wird immer dann Gefahr laufen, psychisch zu dekompensieren, wenn er sich aufgrund eines Gruppendrucks gedrängt fühlt, sich gleichsam mit einem „Salto mortale" in die üblichen Verhaltensnormen der Gruppe hineinzukatapultieren. Er überspringt damit aber seine eigene Abwehr, die sich dann in Form der psychotischen Dekompensation wieder neu manifestiert.

4. Sexueller Entwicklungsdruck und psychische Erkrankung: Beispiel Essstörungen und Zwangserkrankungen

Bei zahlreichen neurotischen Erkrankungen, insbesondere bei den Zwangsneurosen, geben die Patienten Zwangsgedanken und Zwangsvorstellungen an, die häufig sexuelle und aggressive Themen beinhalten. Diese Patienten verfügen über ein ausgeprägtes Über-Ich, das sexuelle Regungen und Wünsche zensiert und verhindert, dass sie gelebt werden. Um sich von den quälenden, manchmal blasphemisch anmutenden Zwangsgedanken zu distanzieren, werden Zwangshandlungen im Sinne einer Angstabwehr und Angstblockade unternommen. So hatte ein zwangsneurotischer Jugendlicher, dessen Vater Geistlicher war, zwanghaft die Vorstellung entwickelt, Jesus am Kreuz habe eine Erektion. Um diesen schrecklichen Gedanken, der sich ihm immer wieder aufdrängte, in Schach zu halten, musste er ein ganzes Ritual an Zwangshandlungen vornehmen, um „die bösen Gedanken" wieder „ungültig" zu machen. Dabei stehen magisch-mystische Vorstellungen Pate, die den allmächtigen Gott durch das Zwangsritual kontrollieren bzw. in die gewünschte Richtung lenken oder leiten sollen. Im Alten Testament ist dies im 2. Buch Moses, Kapitel 17, Vers 11, anschaulich dargestellt: In diesem Kapitel wird der Sieg des Volkes Israel über die Amalekiter beschrieben. In den Versen 8 bis 11 heißt es: „Es kam Amelek, und stritt wider Israel in Raphidim. Und Moses sprach zu Josue: ‚Wähle Männer aus und ziehe hin, zu streiten wider Amalek; ich aber will morgen auf der Spitze des Hügels stehen mit dem Stabe Gottes in meiner Hand.' Josue tat, wie Moses versprochen hatte und stritt wider Amalek. Moses aber und Aaron und Hur stiegen auf die Spitze des Hügels. Und wenn Moses die Hände aufhob, siegte Israel; wo er sie aber ein wenig sinken ließ, übermochte Amalek." Hier wird eindrücklich beschrieben, wie durch eine

Anstrengung und ein Ritual Gefahr abgewandt wird. Diese Vorstellung von der Möglichkeit einer Abwendung schlimmer Ereignisse durch eigene Leistung in Form von Ritualen ist bei zwangsneurotisch Erkrankten geradezu pathognomonisch. Man könnte hier auch von einem „Mose-Amalekiter-Syndrom“ sprechen (Klosinski, 1998).

Ein weiteres Beispiel sei angeführt: So berichtete ein 17-jähriger Zwangsneurotiker, er müsse Personen immer oberhalb des Nabels anschauen, weil der Mensch vom Nabel an aufwärts göttlich sei, unterhalb des Nabels teuflisch. Dies führte dazu, dass er immer dann in Not kam, wenn Personen die Treppe herunterkamen, er von unten hinaufschaute und automatisch z. B. auf die Füße der Betreffenden sah. Um ein Unglück abzuwenden und nicht teuflischen Mächten ausgesetzt zu sein, musste er sofort Menschen von oben sehen, die vom guten heiligen Geist „besetzt“ waren.

Klessmann und Klessmann (1988) haben den intrapsychischen Konflikt bei Anorektikerinnen als Triebkonflikt zwischen oraler Bedürftigkeit und Gewissensinstanz gedeutet: Anorektikerinnen nehmen eine radikale Spaltung von Körper und Geist vor, wie sie Descartes vertrat, wenn er postulierte, dass Geist und Körper „radikal unvereinbare Gebilde sind“, oder wenn er sagte: „Ich nehme meinen Körper und seine Funktionen wahr, aber ich bin nicht mein Körper“. Damit erleben Anorektikerinnen eine Doppelmoral in der Frauenrolle: Sie stehen zwischen der „sündigen Eva“ und der „reinen Maria“. Auch bei diesem Krankheitsbild werden durch ein überstarkes Über-Ich häufig Triebkonflikte abgewehrt und kontrolliert (es kommt nicht von ungefähr, dass bis zu 50% der Anorektikerinnen zwangsneurotische Komponenten aufweisen). Damit kommt es zu einer Abwehr aller weiblichen sexuellen Bedürfnisse und zu einem Kampf gegen die Sexualität als Trieb. Dies soll in einem weiteren kasuistischen Beispiel verdeutlicht werden (Klosinski, 1998):

Eine magersüchtige Patientin im Pubertätsalter hatte einen guten Kontakt zur Großmutter väterlicherseits, die aber wegen eines angeblich lasziven Lebenswandels von der übrigen Familie ausgestoßen war. Die anorektische Symptomatik des Mädchens trat in dem Augenblick ein, als ihr vonseiten der Eltern mitgeteilt wurde, sie, die Patientin, habe sehr viele Ähnlichkeiten mit der Großmutter: Es sei auffällig, wie Großmutter und Enkelin in gleicher, unverwechselbarer Weise ein gekochtes Ei mit dem Messer zu öffnen vermögen. Die Patientin wurde von ihren Eltern symbolisch mit der Großmutter „in einen Topf geworfen“ und dadurch als potentiell negativ und gefährlich attribuiert. Die Patientin vertraute dem Therapeuten an, dass es ihr größter Wunsch sei, wie ein Engel zu werden (um sich von der „teuflischen“ Großmutter gleichsam abzusetzen). Im Laufe einer familientherapeutisch orientierten Psychotherapie war es möglich, das auf die Großmutter projizierte „Feindbild“ in der Familie schrittweise abzubauen. Die Patientin konnte in den Ferien 14 Tage zur Großmutter gehen und nahm dort rasch an Gewicht zu.

5. Schlussfolgerungen und Ausblick

Ein seit langer Zeit bestehender Unterschied im Sexualverhalten von Mann und Frau besteht tendenziell auch heute noch bei unseren Jugendlichen: Wunsch nach Liebe, Zärtlichkeit, Anerkennung und Geborgenheit bei Mädchen versus Wunsch nach unmittelbar sexueller Erfahrung bei Jungen (Hornstein, 1982). Jungen neigen mehr zu häufigeren sexuellen Beziehungen, Mädchen eher zu einer längerfristigen Beziehung zu einem Partner. Mädchen kommt es eher darauf an, dass die Sexualität gut in die Gesamtbeziehung integriert ist und dass sie mit dem Freund über alles sprechen können. Besonders für männliche (aber auch für weibliche) Jugendliche können (tatsächliche oder fiktive) sexuelle Aktivitäten zu einem Mittel werden, um Pluspunkte im Wettbewerb mit Gleichaltrigen zu sammeln (Remschmidt, 1992).

Bedingt durch die früher einsetzende Reife und körperliche Akzeleration werden sexuelle Bedürfnisse heute früher an die Jugendlichen herangetragen, sei es von außen durch die Peer-Gruppe, sei es durch die Medien oder durch falsch verstandene Information und Indoktrination im Bereich der Aufklärung. Dass im Schulunterricht biologisch-medizinische Fakten in reglementierenden Curricula vermittelt und Beziehungsaspekte eher selten angesprochen werden, kann man der Schule nur wenig anlasten (vgl. Gille, 1995). Heute scheint Sexualität für viele Jugendliche wenig befriedigend zu sein: Sexuelle Lust und sexuelle Befriedigung sind auf dem Rückzug. Jugend möchte entdecken, Grenzerfahrungen machen, auch Tabus brechen. Diese Tabus hält die Gesellschaft nicht mehr vor. Ein beträchtliches Stück Abenteuer und Spannung ist oft verloren gegangen, vieles ist schon via Medien als Sexualität aus zweiter Hand konsumiert worden, die persönlichen Begegnungen werden dann zum „Déjà-vu-Erlebnis". Der Adoleszente ist bemüht, die erwachende Sexualität in seine reifende Persönlichkeit einzubauen. Dieser Entwicklungsprozess wird aber häufig gestört und ist mit einem hohen Verletzungspotential verbunden: Der Jugendliche ist oft gezwungen, sich mit den Problemen der Erwachsenensexualität auseinanderzusetzen, mit denen er oft überfordert ist. Dass der sexuelle Entwicklungsdruck insbesondere auch von dem Verhalten der Eltern abhängt, mag einerseits selbstverständlich, andererseits für manche aber auch überraschend sein. Wir wissen aus vielen Familientherapien, dass die Erwachsenen mit Beginn der Pubertät ihrer Kinder eigene, ungelöste latente und verdrängte sexuelle Probleme neu aktualisieren, dass Ängste aufkommen und dass solche Eltern ihren Kindern dadurch nur bedingt helfen können, eine relativ angstfreie und unproblematische sexuelle Entwicklung zu nehmen. Überspitzt könnte man auch formulieren: Wohl und Wehe des Kindes und des Adoleszenten liegen im Bett seiner Eltern. Eine auch im sexuellen Bereich problematische Paar-Beziehung der Eltern führt unter Umständen entweder zu einer zu frühen Sexualisierung, die überstürzt gelebt wird, oder zu einer Spätentwicklung – beides sind Risikopfade der Entwicklung.

Erwachsene, die Mentorenfunktion bei Adoleszenten übernehmen sollen, sollten die nötige Nähe und Distanz aufbringen, um eigene Probleme nicht zusätzlich an die Jugendlichen heranzutragen und um sie zu befähigen, erste sexuelle Schritte möglichst angstfrei und wenig schuldbeladen wagen zu können.

Literatur

Cseff, H. u. Wyss, D.: Die Bedeutung von Bindung und Trennung für die Entstehung von Krankheiten. Nervenarzt 56: 245–251, 1985.

Esser, G. und Schmidt, M.: Psychische Probleme des Jugendalters – Ergebnisse einer prospektiven epidemiologischen Längsschnittstudie von 8 bis 18 Jahren. Der Kinderarzt, 28. Jahrgang, 1114–1122 (1997).

Gille, G.: Jugendaufklärung zwischen Information und Indoktrination. Deutsches Ärzteblatt 92, Heft 39: B-1878–1881 (1995).

Gohl, Ch.: Liebe, Lust und Abenteuer – Tagträume von Frauen und Mädchen. Zentaurus-Verlag, Pfaffenweiler, 1991.

Groves, D.L.: Camping – It's past and future contribution to adolescent development. Adolescence Band 16: 331–334, 1981.

Hornstein, W.: Unsere Jugend. Über Liebe, Arbeit, Politik. Beltz, Weinheim, 1982.

Jackson, S.: Childhood and Sexuality in Historical Perspective. In: Yates, A. (Ed.): Sexual and Gender Identity Disorders. Child and Adolescent Psychiatric Clinics of North America. Philadelphia, Saunders, 1993.

Kirkendall, L.A. and Mc Bride, L.G.: Preadolescent and Adolescent imagery Fantasies; beliefs and experiences. In: Perry, M.E. (Ed.): Handbook of Sexology. Vol. 7: Childhood and Adolescent Sexuality. Amsterdam, Elsevier Science Publishers, 1990.

Klessmann, I. u. Klessmann, H.A.: Heiliges Fasten – heilloses Fressen. Die Angst der Magersüchtigen vor dem Mittelmaß. Bern/Stuttgart, Huber, 1988.

Klosinski, G.: Der Schullandheimaufenthalt als Auslösefaktor für eine psychotische Dekompensation bei kontaktgestörten Jugendlichen. In: Lempp, R. (Hg.): Psychische Entwicklung und Schizophrenie – die Schizophrenien als funktionelle Regressionen und Reaktionen. S. 152–157. Huber, Bern, 1984.

Klosinski, G.: Zur Geschichte meiner Geschichte – Anleitung und Ermunterung des Therapiepatienten zum spielerisch kreativen Umgang mit eigenen „ver-rückten“ Phantasien. Musik-, Tanz- und Kunsttherapie 5: 131–137 (1994).

Klosinski, G.: Klinik, Verlauf und Prognose der sogenannten Adoleszenten- und Reifungskrisen. In: Schneider, H. (Hg.): Pubertät und Adoleszenz – Psychodynamik des Aufbruchs, Psychotherapie der Reifungskrisen, S. 1–16, Mattes-Verlag, Heidelberg (1998).

Klosinski, G.: Stellenwert und Funktion der Religion für psychisch kranke junge Leute. Kerbe 3: S. 8–10 (1998).

Pagenstecher, L.: Jugend und Sexualität. In: Krüger, H.H.: Handbuch der Jugendforschung. Leske und Budrich, Opladen, 1988.

Prokop, H.: Das Problem des Aufenthaltes im Ausland in psychiatrischer Sicht, im Speziellen gezeigt an den Ausländeraufnahmen der Universitäts-Nervenklinik Insbruck 1948–1957. Nervenarzt, 36. Jahrgang 5: 212–218 (1965).
Remschmidt, H.: Psychiatrie der Adoleszenz. Thieme, Stuttgart, 1992.
Robinson, I., Ciss, K., Ganza, B.: Twenty years of the Sexualrevolution. J. Marriage Fam. 53: 216–220 (1991).
Santelli, J.S. and Beilenson, P.: Risk factors for adolescent sexualbehavior, fertility, and sexually transmitted diseases. J. Ch. Halth 62: 271–279 (1992).
Schwartz, G.: Devices to prevent masturbation. Med. Aspects Hom. Sex. 7: 141–153 (1973).
von Braun, Ch.: Von der „Virgofortis“ zur modernen Anorexie – geistesgeschichtliche Hintergründe der modernen Eß-Störungen. In: Seidler, G.H. (Hg.): Magersucht – öffentliches Geheimnis. Göttingen/Zürich: Vandenhoeck & Ruprecht, S. 134–166, 1993.
Wolfenstein, M.: Treds in infant care. Am. J. Orthpsychiatry 23: 290 (1953).
Wyatt, G.E.: Changing influences on Adolescent Sexuality over the Past 40 years. In: Bancroft, J.; Reinisch, J.M. (Eds.): Adelscence and Puberty. New York, Oxford University Press, 1990, S. 782.
Yates, A.: Sexually inhibited children. In: Yates, A. (Ed.): Sexual and Gender Identity Disorders. Child and Adolescent Psychiatric Clinics of North America. Philadelphia, Saunders, 1993.
Yates, A.: Childhood, Sexuality. In: Levis, M. (Ed.): Child and Adolescent Psychiatry second edition S. 221–235, Williams and Wilkins, Baltimore, 1996.

Entstehung von Gewalt, Aggression und Dissozialität im Kindes- und Jugendalter und ihre Prävention*

Einleitung

Kein Tag, an dem in den Medien nicht Grausamkeiten und brutales Vorgehen gegen Menschen dargestellt werden, sei es in Form von Familientragödien, von Gewalt in Sportstadien und auf den Pausenhöfen der Schulen oder von Konflikten und kriegerischen Auseinandersetzungen zwischen unterschiedlichen ethnischen Volksgruppen oder Nationen.

Kriminalität und Gewaltbereitschaft können als Ausdruck aggressiven Verhaltens als Endstrecke eines bio-psycho-sozialen Prozesses verstanden werden, d.h. es handelt sich um ein Ursachengeflecht, bei dem viele Vorbedingungen unterschiedlichster Art ursächlich mit hineinspielen und situative, kontextuelle Momente hinzukommen. Dabei besteht ein kompliziertes Wechselspiel zwischen körperbedingter Gewaltbereitschaft und seelischen und sozialen Einflussgrößen, die sich gegenseitig bedingen.

Im Folgenden soll neben dem schwierigen Unterfangen einer Definition von Aggressivität, Gewalt und Delinquenz auf die unterschiedlichen Formen derselben verwiesen werden, auf die Vorkommenshäufigkeiten von Aggressivität und Dissozialität bei Kindern und Jugendlichen und ihren Verlauf in den letzten Jahrzehnten. Dann werden Entstehungs- und Aggressionstheorien skizziert. In diesem Zusammenhang wird insbesondere auf die Bedeutung der Peer-Gruppe eingegangen, und im zweiten Teil werden unterschiedliche Präventionsaspekte herausgearbeitet.

1. Aggression, Gewalt und Delinquenz: Abgrenzungsversuche

„Aggression nennen wir ein in Tat, Wort oder auch Wortlosigkeit sich eignendes Verhalten, welches eine Person – und zwar eine andere Person oder auch der Täter selbst (Auto-Aggression) – oder eine Sache (welche evtl. als Surrogat oder Person dient) verletzt, schädigt, ausbeutet (auch sexuell ausbeutet), kränkt, beleidigt, herabsetzt, erniedrigt, entwertet, beraubt, behindert, ins Unrecht setzt, in seinen Lebensmöglichkeiten und seiner Entfaltung einengt, vertreibt oder gar tötet“ (Scharfetter, 1992). Diese Definition lässt offen, ob das Verhalten bewusst oder unbewusst vorgenommen wird.

---

* Überarbeiteter Vortrag, gehalten am 08.05.1998 vor der Enquete-Kommission „Jugend – Arbeit – Zukunft“ des Landtages von Baden-Württemberg.

Aggressivität, die Bereitschaft und Gestimmtheit zu Aggressionen, geht ohne klare Grenze in eine allgemeine Aktivität über, in einen Grundtrieb der Lebensentfaltung, zu dem auch ein energisches Herangehen an Menschen und Dinge, ein Anpacken von Aufgaben gehört, welches man auch als positive oder konstruktive Aggression bezeichnet hat. Elhardt (1974) definierte drei Formen der Aggression, wobei neben der bereits genannten aktiv-spontanen (gutartigen) Aggression ohne subjektive Feindseligkeit eine zweite, reaktiv-defensive Aggression mit Feindseligkeitsanteilen (Angstabwehr) und eine dritte, aktiv-destruktive Aggression mit intendierter Feindseligkeit und Zerstörungstendenz unterschieden werden. Der Begriff Aggression ist unscharf, weil das, was wir als Aggression benennnen, von subjektiven Deutungen und sozialen Normen abhängt. Biologisch orientierte Forscher unterscheiden instrumentelle, frustrationsbedingte, sexualitätsbezogene oder furchtbedingte Aggressionsarten (z.B. Moyer, 1987).

Auch der Begriff der Gewalt hat eine Entgrenzung erfahren. Es existieren weder ein einheitlicher Gewaltbegriff des Strafrechts noch Kriterien, die aggressive soziale Handlungen von „Gewalt“ unterscheiden würden. Die „elterliche Gewalt“ ist aus dem deutschen bürgerlichen Gesetzbuch verschwunden, an ihre Stelle ist die elterliche Sorge getreten. Kriminelles Verhalten ist abweichendes Verhalten, das vom Gesetzgeber sanktioniert und mit Strafe geahndet wird. Der Begriff „Gewalt“ ist genauso unscharf wie der Begriff „Aggression“, wenn wir nur an den Ausdruck „sanfte Gewalt“ denken. Gewalt assoziiert Macht, Übermacht, Vergewaltigung, Missbrauch. Gerade im Bereich intrafamilialer Gewalt wird unter dem Gewaltbegriff längst nicht mehr nur die unmittelbare körperliche Schädigung, sondern praktisch jede Beeinträchtigung des Kindeswohls verstanden.

Unter den Aspekten der Entstehungsbedingungen und Zielsetzungen, mit denen aggressives Verhalten verbunden sein kann, hat sich die Unterscheidung zwischen impulsiver Aggressivität und instrumenteller Aggressivität bewährt: Während impulsive Aggressivität auf eine subjektiv wahrgenommene Bedrohung oder Provokation reagiert, wird instrumentelle Aggressivität initiiert, um ein bestimmtes Ziel zu erreichen, d.h. letztgenannte wird also zielorientiert, überwiegend verdeckt und kontrolliert ausgeführt. Impulsive Aggressivität ist hingegen unkontrolliert und zielt darauf ab, den Kontrahenten zu verletzen, ohne dass dies zu einem Vorteil im engeren Sinne führt. Sie wird in der Regel von Ärger, aber auch von Furcht begleitet und erfolgt offen, d.h. „ohne Rücksicht auf Verluste“. Bei impulsiver Aggressivität findet sich bei den betreffenden Personen ein hohes Erregungsniveau (erhöhte Pulsfrequenz, erhöhte Hautleitfähigkeit). Die instrumentelle Aggressivität geht hingegen mit niedrigem „arousal“ (Erregbarkeit) und ohne vegetative Begleitreaktionen einher. Impulsive Aggressivität lässt sich eher psychopharmakologisch beeinflussen, instrumentelle Aggressivität hingegen eher verhaltenstherapeutisch.

Bei dem „impulsiven Aggressionstyp“ lässt sich ein impulsiver Denk- und Entscheidungsstil nachweisen, wie er mit hyperkinetischen Störungen häufig verbunden ist: Solche Kinder und Jugendlichen glauben häufiger, dass ihnen andere absichtlich schaden möchten. Dabei ist Impulsivität u.a. im Biologischen verankert und durch prä-, peri- und postnatale Schädigungen bedingt.

2. Vorkommenshäufigkeiten von Aggressivität und Dissozialität in den letzten Jahrzehnten

Epidemiologisch ergab sich mit Beginn der Adoleszenz ein deutlicher Anstieg ausgeprägt aggressiven bzw. dissozialen Verhaltens, das gegen Ende der Adoleszenz wieder abnimmt. Das männliche Geschlecht überwiegt.

Die Isle-of-Whigt-Studie (Rutter et al., 1976) ergab für die Diagnose „Störung des Sozialverhaltens“ bei Zehnjährigen 3,1% Häufigkeit, bei 14-Jährigen 5,1%. Drei in Deutschland durchgeführte Studien (vergleiche Schmidt, 1998) ergaben mit Beginn der Pubertät ca. 7–9% aggressiv-dissoziales Verhalten.

Was ist mit Störungen des Sozialverhaltens gemeint? Laut ICD-10 müssen drei der folgenden Symptome vorhanden sein: Lügen bzw. Betrügen, körperliche Auseinandersetzungen, Gebrauch von Waffen, Wegbleiben (unter zwölf Jahren), körperliche Grausamkeit, Tierquälerei, Zerstörungen, Feuerlegen, Stehlen, Schuleschwänzen (unter zwölf Jahren), Weglaufen, Raub, sexuelle Nötigung, Tyrannisieren, Einbrüche.

Wichtig ist, dass die Störungen des Sozialverhaltens häufig von anderen Störungen begleitet sind: Man spricht von Comorbidität. Sehr häufig ist mit einer Störung des Sozialverhaltens ein sogenanntes hyperkinetisches Syndrom verbunden (die Angaben schwanken zwischen 45 und 70%). Dabei ist wichtig, dass die Prognose dieser kombinierten Form noch ungünstiger ist als die der reinen Störungen des Sozialverhaltens. Weitere häufige Comorbiditäten für Störungen des Sozialverhaltens sind Depression, Angststörung und Substanzmissbrauch.

Eine Analyse der gesamten Bandbreite der von Kindern begangenen Straftaten ergibt, dass gut zwei Drittel einfache Diebstähle sind, die in aller Regel im Warenhaus vorgenommen werden. An zweiter Stelle rangiert die Sachbeschädigung; hierunter fallen auch Brandstiftungen, die häufig Resultat von spielerischem Zündeln sind. An dritter Stelle kommen dann schwere Diebstähle, die ca. 10% der „Kinderkriminalität“ ausmachen. 75% der 116619 tatverdächtigen Kinder aus dem Jahre 1995 waren männlich, 25% weiblich. Zwischen 1984 und 1996 stieg die Quote der mit Gewalttaten registrierten Mädchen zwischen acht und 14 Jahren von 0,01% auf 0,04%, die der Jungen dagegen von 0,08% auf 0,21% (Pfeifer und Wetzels, 1997). Damit kam es in den letzten Jahren tatsächlich zu einem Anstieg kriminellen Verhaltens in der Altersstufe der Kinder.

3. Entstehungsbedingungen von Aggressivität und deviantem Verhalten

Skizzenhaft sollen einige Erklärungsansätze aufgeführt werden, die die Aggressionsforschung und die Pädagogik maßgebend beeinflusst haben. Die Psychoanalyse (Freud, 1921; Mitscherlich, 1969; Fromm, 1979) postulierte einen Aggressionstrieb, auch Destruktions- oder Todestrieb genannt. Zu einer ähnlichen Auffassung neigen Vertreter der Verhaltenswissenschaften und Völkerkundler (z.B. Eibl-Eibesfeldt, 1970), indem sie postulieren, Aggression sei ein biologischer Grundtrieb, der in Lebewesen angelegt ist, der sich entladen müsste und sich, wenn er nicht entladen werde, eine Abfuhr oder Kanalisierung auf anderem Wege verschaffe. Die ältere behavioristische Psychologie deutet die Aggression als Reaktion auf Frustration (Dollard et al., 1939). Die Lern-Theoretiker (z.B. Bandura, 1979) sehen Aggression als Resultat sozialen Lernens an: So wie andere kognitiv-affektive Strategien im sozialen Kontext gelernt werden müssen, so müssten prosoziale Verhaltensweisen, konstruktiver Umgang mit den Gefühlen, Ärger, Frustration und Aggression gelernt werden. Eine weitere Forschungsrichtung in jüngster Zeit ist die der Motivationspsychologie, die sich insbesondere mit der Rolle der subjektiv wahrgenommenen Bedeutung einer Situation für Aggressionsverhalten zum Forschungsgegenstand gemacht hat. Heute müssen alle Aggressionstheorien Brücken schlagen zu den unterschiedlichen Einflussfaktoren von Gewalt, d.h. sie müssen den biologischen Grundlagen, den sozialen Bedingungen, den Normen, den internalisierten Wertschätzungen, den kognitiven Deutungssystemen, den gespeicherten Handlungsmustern, den Erwartungen und den Glaubenssystemen im Einzelfall Rechnung tragen. Welches sind nun im Einzelnen die Einflussfaktoren und Bedingungen, die zur aggressiven Gestimmtheit, zur reaktiven aggressiven Haltung oder Devianz führen? Vereinfachend lässt sich feststellen, dass die Reaktion auf störende äußere Reizsituationen oder auf ein körpereigenes unangenehmes Gefühl von drei Bedingungen abhängt:

1. von einer individuellen Gewohnheit (sei sie nur erlernt oder eher vererbt) für aggressive Verhaltensbereitschaft,
2. vom Fehlen oder Vorhandensein von Hemm-Potentialen für aggressives Verhalten (abhängig vom Reifezustand des Gehirns und von der psychosozialen Reife der Person) sowie
3. von der Fähigkeit, mögliche Konsequenzen der beabsichtigten Verhaltensweise richtig abzuschätzen.

3.1 Hormone, Chromosomen, Alkohol: Die Bedeutung biologischer Einflussfaktoren

Bekannt ist, dass eine Aktivierung von bestimmten neuronalen Strukturen im zentralen Nervensystem (insbesondere handelt es sich hier um das limbische System, die Amygdala, Hypothalamus, Frontal- und Seitenlappen) zu Ärger, Wut und feindseliger Stimmung führen. Die Existenz dieser Systeme ist auch beim Menschen durch elektrische Reizung mit implantierten Mikroelektroden sowie aufgrund von Läsionen und Tumoren nachgewiesen worden. Ferner ist bekannt, dass Hirnstrukturen auch aggressionshemmende Funktion haben (Septum, Kleinhirn). Ihr Ausfall führt umgekehrt zu extremer, unkontrollierter Aggressivität und Feindseligkeit. Für das Inkrafttreten dieser aggressionsfördernden oder -hemmenden Funktionsverbände des Gehirns sind Schwellenwerte wichtig, die offenbar bereits pränatal auf einen bestimmten Bereich „eingestellt werden“.

Hormonelle Einflüsse: Ein Zusammenhang zwischen der Androgen-Konzentration im Blut und der Aggressivität ist in zahlreichen systematischen Studien nachgewiesen worden. Neben den Effekten von Androgenen ist eine offenbar aggressionshemmende Funktion der Östrogene zu berücksichtigen. Auf das Absinken von Östrogenen und die damit verbundene relative Androgen-Zunahme vor der Menstruation wird z.B. die erhöhte ärgerliche Reizbarkeit und Feindseligkeit von Frauen in dieser Zeit zurückgeführt. Es gibt noch eine Reihe anderer biochemischer Substanzen, von denen ein Einfluss auf die Aggression (vermutlich über Sensibilisierung und Aktivierung der relevanten neuronalen Systeme) angenommen wird. Hierzu gehören Neurotransmitter, Adrenalin sowie der Blutzucker.

Genetik: Bei aggressiv-delinquenten Männern konnte gehäuft ein überzähliges Y-Chromosom festgestellt werden. Zwar zeigten Untersuchungen an auslesefreien Populationen, dass z.B. die Konstellation XYY nicht generell zu einer erhöhten Aggressivität führt, jedoch weist ein Teil der Straftäter mit XYY-Syndrom besondere aggressive Auffälligkeiten auf.

Psychoreaktive Substanzen: Eine Aktivierung der aggressionsenthemmenden neuronalen Strukturen im Gehirn wird durch Alkohol hervorgerufen (Einfluss auf das Kleinhirn). Aber auch von Amphetaminen, Halluzinogenen und Kokain ist bekannt, dass sie Aggressionen auslösen können.

Der Kinder- und Jugendpsychiater sieht bei zahlreichen psychischen Erkrankungen aggressive Verhaltensstörungen, die entweder primär hirnorganisch bedingt sind (bei den sogenannten exogenen hirnorganischen Psychosyndromen, z.B. Hirntumor, Schädel-Hirn-Trauma, Hirninfektion) oder durch heute noch nicht bekannte Ursachen, wie z.B. bei der Schizophrenie oder bei endogenen Depressionen. Häufig kommt es dabei zu einem Zusammenwirken der hirnorganischen und der psychosozialen Komponente: Es ist kein Entweder-oder, sondern ein Sowohl-als-auch.

3.2 Psychische Faktoren in Wechselwirkung mit psycho-sozialen und soziokulturellen Einflussfaktoren

Eine Fülle von allgemein menschlichen Emotionen und Empfindungen, die Ausdruck von Hilflosigkeit, Verunsicherung, Ohnmacht bzw. Neid oder Eifersucht sind, können hier als psychische Faktoren aufgeführt werden: Eine erhöhte Kränkbarkeit, z. B. im Sinne einer narzisstischen Verwundbarkeit, eine schlechte Frustrationstoleranz oder eine Abhängigkeit führen häufig zu Wutreaktionen. Nicht selten ist dabei die aggressive Seite Ausdruck einer Angst, die abgewehrt wird. Im innerseelischen Haushalt sind Angst und Aggression zwei Seiten einer Medaille: Angst dient oft als Aggressionsabwehr und Aggression als Angstabwehr. Gefühle des Verlassenseins, Wut über mangelhafte Zuwendung und Aufmerksamkeit oder ein den unterschiedlichen Angstformen Ausgesetztsein auf den verschiedenen Lebensstufen (Körperkontaktverlustängste, Trennungsängste, Überforderungsängste, Versagensängste, Reifungsängste sowie Bindungsängste) können entweder zur Auto-Aggression oder zur Fremd-Aggression führen. Autonomiebestrebungen im Individualprozess, wie sie für die Trotzphase im zweiten Lebensjahr und für die Vorpubertät typisch sind, führen mit großer Regelmäßigkeit zu erheblichen aggressiven Verhaltensauffälligkeiten, die in unserer Gesellschaft fast zur Normalität gehören. Mit anderen Worten: Häufig basieren aggressive und selbstdestruktive Gedanken und Handlungsweisen unserer Kinder und Jugendlichen auf einer gestörten Individuations- und Separationsphase mit mangelnder Objektkonstanz bei hochambivalenten Eltern-Kind-Beziehungen.

Die oben beschriebenen biologischen und psychischen Einflussfaktoren werden ergänzt oder stehen in Wechselwirkung mit psychosozialen Faktoren:

Ein aggressiver Familienkontext erhöht die Bereitschaft zu aggressiven Verhaltensweisen. Kinder, die übermäßig hart bestraft oder misshandelt werden, zeigen starke Phantasie-Aggressionen. Andererseits zeigen sich sogenannte „Non-Frustration-Children", die anti-autoritär erzogen wurden, stark verängstigt, verunsichert, reizbar und reaktiv aggressiv (Mussen et al., 1976). Gesichert ist ferner, dass die permanente Darstellung von Gewalt und Aggression in den Massenmedien aggressives Verhalten begünstigt. Hierbei kommt es aber auf den situativen Kontext an, in dem die Gewaltszene angeschaut wird, d. h. es kommen Co-Faktoren hinzu, die die Reaktion beeinflussen. Eine einfache lineare kausale Beziehung besteht nicht. Situative Einflüsse wie eine starke räumliche Einengung, das Fehlen von adäquaten Spiel- und Beschäftigungsmöglichkeiten, frustrierende Situationen, die eine Kooperation nicht zustande kommen lassen, oder übertriebene Wettbewerbsbedingungen bei fehlender positiver Rückkopplung führen häufig zu Wut und Aggression.

Typische sozio-kulturelle Einflussfaktoren sind ferner: familiäre Gewalt, Kindesmissbrauch und -vernachlässigung, Alkoholismus der Eltern und gewalttätiges Verhalten der Erwachsenen. Sie prägen die Kinder und führen häufig dazu, dass die Opfer von früher Täter von heute werden. In manchen Großstadtsiedlungen spielen die Anonymisierung und die Desindividuation eine Rolle. Armut, Arbeitslosigkeit und Perspektivlosigkeit in Familien mit mangelnder sozialer Integration bieten einen Nährboden für Unzufriedenheit. Das Nebeneinander und das Gefälle von relativem Wohlstand und neuer Armut führen zu einer Spannung, in der sich Enttäuschung, Wut und Neid nur eine Zeit lang unterdrücken lassen.

Schließlich bestimmen Aggressionskontrolle, Aggressionserlaubnis und Aggressionsrechtfertigung, wie der Einzelne mit aggressiven Regungen umgeht.

*3.3 Die Bedeutung der Gleichaltrigen-Gruppe für delinquentes und aggressives Verhalten**

Die Bedeutung der Peer-Gruppe für aggressives und abweichendes Verhalten wird in ihrer erheblichen Bedeutung häufig unterschätzt: Körperlich akzelerierte Kinder und Jugendliche, die den Risikopfad der Frühentwicklung beschreiten, sich stark im Ablösungs- und Autoritätskonflikt mit den Eltern befinden und sich einer Clique anschließen, unterliegen desto mehr der Gruppendynamik, je weniger Einfluss die Eltern noch auf sie ausüben.

Dadurch, dass Frühpubertierende und Pubertierende im Ablösungsprozess vom Elternhaus gerade in der Gleichaltrigen-Gruppe eine neue Heimat finden, etablieren sich besonders stark und regelmäßig Aggressionsprobleme in Bezug auf Außenfeinde. Aggressionskontrolle erleben unsere Frühpubertierenden und Jugendlichen sensibilisiert durch die staatliche Gewalt, die Erwachsenenwelt und die Ersatzeltern. Die aggressionserlaubende oder -rechtfertigende Einstellung der Gesamtgruppe ist es, die über das Gewaltpotential des Einzelnen entscheidet: Eine spanische Studie hat z.B. gezeigt, dass Jugendliche, die in höherem oder geringerem Maße Gewalt akzeptieren bzw. rechtfertigen, als grundsätzliches Argument anführen, dass sie auch Gewalt empfangen haben bzw. Opfer von Gewalt waren. Dabei ist es eben nicht nur direkt und persönlich erfahrene Gewalt, sondern auch die strukturelle Gewalt, d.h. Gewalt, die sich auf gesellschaftliche Verhältnisse bezogen hat. 46 % der befragten Jugendlichen hatten ihre Neigung zur Gewalt bzw.

---

* Vgl. auch Beitrag im Buch: Zur Bedeutung der Gleichaltrigen-Gruppe im Jugendalter: Chancen und Risiken aus jugendpsychiatrischer Sicht; II.3.

Gewalttoleranz mit dem Argument gerechtfertigt, dass es in der Gesellschaft und der Struktur eine systematische und generalisierte Gewalt gebe, die sich auch gegen Jugendliche wendet.

Wie sehr die Faktoren Aggressionserlaubnis und Aggressionsrechtfertigung bei Gleichaltrigen-Gruppen von Bedeutung sein können, zeigen die Mutproben in Cliquen: Man muss etwas Bedeutsames gestohlen oder entsprechende Schmerzen (das Ausdrücken von Zigaretten auf der Haut) erduldet haben, um in die betreffende Gruppe aufgenommen zu werden.

4. Prävention von Gewaltbereitschaft und Kriminalität

Wie kann Aggression in die richtige Bahn gelenkt werden?

Eine „fördernde Umwelt" ist auf allen Entwicklungsstufen unserer Kinder und Jugendlichen mit ausschlaggebend dafür, dass Aggression in die „rechte Bahn" gelenkt wird, d.h. hin zu einer Entwicklung, die eine gesunde Selbstbehauptung, Standfestigkeit, Zivilcourage und ein gesundes Selbstbewusstsein ermöglicht. Eine solche gedeihliche Entwicklung, die nicht in einen Egoismus und Egozentrismus einmündet bzw. in einem solchen verhaftet bleibt, sondern zu einem altruistischen Denken und zu einer Verantwortung auch für den Mitmenschen und die Umwelt führt, ist an die Erfüllung von elementaren menschlichen Grundbedürfnissen gebunden. Nach Maslow (1954) sind dies physiologische Bedürfnisse (z.B. Ernährung, körperliche Pflege etc.), Sicherheitsbedürfnisse, Besitz- und Liebesbedürfnisse, Statusbedürfnisse oder Bedürfnisse nach Achtung und Bedürfnisse nach Selbstverwirklichung und Eigenentwicklung.

Generell lassen sich einige allgemeine Aussagen zur Prävention kindlicher und jugendlicher Delinquenz formulieren.

Wichtig wären folgende Bemühungen:

1. Erziehungsbemühungen hin zu Selbstvertrauen und einem positiven Selbstwertgefühl;
2. Ermöglichung von und Befähigung zu Problemlösungsstrategien;
3. Förderung eines Gefühls, gebraucht zu werden und nützlich zu sein;
4. Aufbau der Empathiefähigkeit und der Fähigkeit, verschiedene Rollen in verschiedenen Kontexten zu übernehmen (z.B. Rollenspiele);
5. Förderung von Vereinsaktivitäten mit prosozialem Verhalten und mit Einübung von Fair-play;
6. Erkennen von Risikogruppen mit entsprechender Unterstützung (insbesondere hyperkinetische Kinder, Kinder mit Impulskontrollstörungen, hohem Erregungsniveau und erheblichen familiären Belastungen);
7. realistische Beschulung: Vermeidung von Unter- und Überforderung.

Einen Angelpunkt im Streben nach diesen sieben Aspekten stellt die Entwicklung eines moralisch-sittlichen Verhaltens dar. Diese geht einher mit der Herausbildung von Schuldempfinden: Schuld ist das Gewahrwerden einer Verantwortlichkeit, die bislang nicht wahrgenommen wurde. Sie drückt sich in Gewissensangst aus, d.h. Gewissensangst ist Angst vor Schuld. Schuld entsteht durch die Herausbildung einer Über-Ich-Instanz, der Gewissensinstanz, die eine Art Erkenntnisorgan für Gutes und Schlechtes ist. Das Gewissen liegt als moralische Triebfeder in permanentem Widerstreit insbesondere mit egoistischen, aggressiven Regungen. Wie gehen wir mit eigener Schuld um? Sie wird entweder verdrängt oder durch Wiedergutmachung, Sühne oder Beichte abgebaut. Diese Wiedergutmachung durch Sühne kann aber auch bis in den Masochismus hineinreichen und Zwangsformen pathologischen Ausmaßes annehmen. Wie gehen wir mit fremder Schuld um? Wir können vergeben oder nach Rache trachten, nach Ausgleich, nach Wiedergutmachung von außen. Kinder lernen eigentlich spielerisch, dass sie trösten, wieder gutmachen, mitleiden und dadurch ihr eigenes Schuldigwerden bewältigen können. Diese Fähigkeit ist an eine Empathiefähigkeit geknüpft, an die Fähigkeit, Rollen zu übernehmen, sich in einen anderen hineinzuversetzen. Wenn ein Kind von einer Bezugsperson überwiegend erfährt, dass es sich nicht richtig verhält, dass es alles falsch gemacht hat, dass es schlecht ist, wird es entweder verhaltensauffällig reagieren, aggressiv in ein Acting-out-Verhalten gehen oder, wenn es verinnerlichen kann, ein vermindertes Selbstwertbewusstsein aufbauen, depressiv oder auch zwanghaft werden, wie Zwangs- und Angstneurosen zeigen. Es ist damit die „fördernde Umwelt", die verzeiht, vergibt, ausgleicht und wieder gutmacht, die Not tut, um mit der Frage der Schuldentwicklung psychologisch richtig umzugehen.

In Bezug auf unsere Jugendlichen müssen sozialräumliche Integrationshilfen zur Lebensbewältigung entwickelt werden. Eine gute „sozialräumliche Integration" gelingt dann, wenn Jugendliche die Gemeinde als attraktiven Lebensraum wahrnehmen. Es entsteht dann ein Stück Heimat, wenn Räume angeeignet, Beziehungen aufgebaut werden und wenn Jugendliche erleben, dass sie wahrgenommen, ernst genommen werden und sich mitgestaltend einbringen können (Keppeler, 1998).

Zur Prävention von Kinder- und Jugendkriminalität bedarf es in verstärktem Maße der Zusammenarbeit entsprechender Institutionen und Gruppierungen. Hierzu gab es in der jüngsten Vergangenheit ermutigende Ansätze wie z.B. das Modellprojekt Thüringen, in dem eine Kriminalprävention in Kooperation von Jugendhilfe und Polizei versucht wurde (KABI Nr. 41 vom 29.05.1998). Auch Täter-Opfer-Ausgleichsbemühungen sowie die Institution von Präventionsräten (alle Institutionen an einem Tisch) sind ermutigende und Erfolg versprechende Ansätze im Bereich der sekundären und tertiären Prävention.

Die oben aufgeführten Punkte zur Prävention von aggressiven und delinquenten Entwicklungen liegen im Bereich der primären Prävention, bei der es auch um eine ausgewogene Erziehung geht: Eltern, Lehrer und Erzieher müssen exemplarische Vorbilder sein, die selbst mit den Schwierigkeiten des Lebens (in Bezug auf Nikotin-, Alkohol- und Fernsehkonsum sowie in Bezug auf zwischenmenschliche, partnerschaftliche Konflikte) konstruktiv umgehen. Damit wird aber die Erziehung zu einer gekonnten, gutartigen Aggressionsbereitschaft, die zu einem relativ friedlichen Miteinander führen könnte, Aufgabe der gesamten Gesellschaft.

Literatur

Bandura, K.G.: Aggression – eine soziale lerntheoretische Analyse, Klett, Stuttgart, 1987

Dollard, J.; Doob, L.W.; Miller, N.E.; Mowrer, O.H., Sears, R.S.: Frustration and Aggression. Yale University Press, New Haven, 1939

Eibl-Eibesfeldt, J.: Liebe und Hass. Zur Naturgeschichtge elementarer Verhaltensweisen. Piper, München, 1970

Elhardt, S.: Aggression als Krankheitsfaktor, Van den Hoeck und Ruprecht, Göttingen, 1974

Freud, S.: Jenseits des Lustprinzips. Internationaler Psychoanalytiker-Verlag, Leipzig. 2. Auflage, 1921. Gesammelte Werke XIII

Fromm, E.: Die Seele des Menschen. Ihre Fähigkeit zum Guten und zum Bösen. Deutsche Verlagsanstalt, Stuttgart, 1979

Keppeler, S.: Risiken der Lebensbewältigung von Mädchen und Jungen – Beitrag der Jugendhilfe zur Lebensbewältigung. Vortrag gehalten am 08.05.1998 vor der Enquete-Kommission „Jugend – Arbeit – Zukunft" des Landtages von Baden-Württemberg

Maslow A.H.: Motivation and Personality. Harper & Row, New York, 1954

Mitscherlich, A.: Die Idee des Friedens und die menschliche Aggression. Suhrkamp, Frankfurt/Main, 1969

Moyer, K.E.: Violence and Aggression. N.Y.: Paragon House Publ., 1987

Mussen, P.H.; Conger, J.J.; Kagan, J.: Lehrbuch der Kinderpsychologie, Klett, Stuttgart, 1976

Pfeifer, Ch.; Wetzels, P.: Kinder als Täter und Opfer – eine Analyse auf der Basis der PKS und einer repräsentativen Opferbefragung. DVJJ-Journal 4/Nr. 158: 346–366, 1997

Rutter, M.; Tizard, J.; Yule, W.; Graham, P.; Whitmore, K.: Research Reports: Isle-of-Whigt-Studys, 1964–1974. Psychological Medicine 6 (2): 313–332, 1976

Scharfetter, C.: Aggression und Aggressivität im therapeutischen Umgang. TW Neurologie, Psychiatrie 6: 58–67, 1992

Schmidt, M. H.: Dissozialität und Aggressivität: Wissen, Handeln und Nichtwissen. Zeitschrift Kinder- und Jugendpsychiat. 26: 53–62, 1998

III. Brennpunkte kinder- und jugendpsychiatrischer Erkrankungen

Magersucht und Brechsucht*

Einleitung

Magersucht (Anorexia nervosa) und Brechsucht, auch Fresssucht genannt (Bulimia nervosa), zählen zu den Essstörungen. Die internationale Klassifikation psychischer Störungen der WHO (ICD-10) nennt sie unter den „Verhaltensauffälligkeiten mit körperlichen Störungen". Magersucht und Brechsucht im Rahmen einer Suchtvorlesung abzuhandeln ist gerechtfertigt, zählen doch beide Erkrankungen auch zu den nicht stoffgebundenen Suchterkrankungen (im Gegensatz zu den stoffgebundenen Suchterkrankungen wie Alkoholsucht und Medikamentensucht bzw. Drogensucht).

Man spricht auch von der Pubertätsmagersucht, weil das Krankheitsbild der Anorexia nervosa schwerpunktmäßig in der Pubertät und Adoleszenz auftritt, während die Bulimia im späteren Jugend- oder frühen Erwachsenenalter beginnt. Magersucht und Brechsucht haben ähnliche Ursachen, eine Magersucht kann in eine Brechsucht übergehen, während Umgekehrtes nur selten der Fall ist.

Beide psychogenen Essstörungsformen waren den Medizinern vor dem zweiten Weltkrieg nur aus Lehrbüchern bekannt. Mittlerweile hat ihre Häufigkeitszunahme dazu geführt, dass man sie als „moderne Epidemien" beschrieben hat. In den 60er Jahren gab es zunächst einen sprunghaften Anstieg der Magersuchts-Patientinnen, ca. 10 Jahre später dann eine gewaltige Zunahme der Bulimie, die auch „die heimliche Schwester der Magersucht" genannt wurde. Ist die „heimliche Sucht, unheimlich zu essen" (Buchtitel von Langstorff, 2000), zusammen mit der Magersucht eine Zivilisationserkrankung? Warum nehmen die Mädchen ab? Um wem zu gefallen? Wen zu erschrecken? Was „kotzt" sie an? Fragen, die in den letzten 30 Jahren eine Flut von Publikationen nach sich gezogen haben.

Nach einer kurzen Definition soll ein geschichtlicher Überblick insbesondere über die Magersuchtserkrankung gegeben werden, es wird dann auf das Häufigkeitsvorkommen, die Symptomatik, Diagnostik bzw. Differentialdiagnose eingegangen. Ursachen und Entstehungsbedingungen (Ätiologie) beider Erkankungsformen sowie die Psychodynamik, die sich entwickelt, und die Interaktion in der Familie werden beleuchtet. Schließlich soll auf

* Überarbeiteter Vortrag, gehalten am 6. Februar 1996, Ringvorlesung im Rahmen des Studium generale der Eberhard-Karls-Universität Tübingen.

wesentliche Aspekte der Therapie und des Verlaufs eingegangen werden und es sollen Aussagen zur Prognose gemacht werden.

1. Diagnose der Magersucht und Brechsucht

Laut ICD-10 (International Classifikation of Deseases) der WHO von 1991 weisen beide Erkrankungen wesentliche Gemeinsamkeiten auf.

Die Kritierien für die Anorexia nervosa sind folgende:

1. Körpergewicht mindestens 15% unterhalb der Norm bzw. Quetelets-Index kleiner als 17,5 (Quetelets-Index = Körpergewicht in kg : Körpergröße in m^2).
2. Der Gewichtsverlust ist selbstverursacht (durch Hungern, Erbrechen oder durch Abführmittel).
3. Körperschemastörung und „überwertige“ Idee, zu dick zu werden bzw. zu sein.
4. Hormonelle Störungen mit den Hauptsymptomen Amenorrhoe, Libido- und Potenzverlust.
5. Vor der Pubertät: Verzögerung oder Hemmung der pubertären Entwicklungsschritte.

Die WHO hat nach ICD 10 folgende Kriterien für die Bulimia nervosa aufgestellt:

1. Andauernde Beschäftigung mit Essen und Heißhungerattacken, bei denen große Mengen von Nahrung in kurzer Zeit konsumiert werden.
2. Versuche, dem dickmachenden Effekt des Essens durch verschiedene Verhaltensweisen entgegenzusteuern, z.B. selbstinduziertes Erbrechen, Laxanzienabusus, restriktive Diät etc.
3. Krankhafte Furcht, zu dick zu werden.
4. Häufig Anorexia nervosa in der Vorgeschichte.

Die Magersucht kann man auch als *psychosomatische Erkrankung*, als *gesteigerte Pubertätsaskese*, als *psychosexuelle Identitätskrise* oder als *neurotische Reifungskrise* bezeichnen. Leichte anorektische Reaktionen mit Abmagerungstendenzen im Sinne einer leichtgradigen Pubertätsaskese sind bei Mädchen in der Pubertät gar nicht so selten, ohne dass es zu einer schweren Magersuchtserkrankung kommt. Die meisten Mädchen mit Magersucht tarnen sich, ziehen entsprechend voluminöse Kleidung an, die über den wahren Grad ihrer Abmagerung hinwegtäuschen. Patientinnen mit Bulimia nervosa „funktionieren“ in aller Regel lange Zeit gut, verhalten sich angepasst. Selbst in den Familien wissen die nächsten Angehörigen oft nicht, dass eine Brechsucht vorliegt, da die Betreffenden ins Klo erbrechen und beim Erbrechen die Wasserspülung bedienen, so dass der Außenstehende nichts davon bemerkt. Das Kernsymptom der Pubertätsmagersucht und der Brechsucht ist die Körperschemastörung, die Störung des eigenen Körperbildes: Magersüchtige Mädchen überschätzen ihren Körperumfang und halten sich trotz Untergewicht für zu dick. Charakteristischerweise betrifft diese Körperschemastörung die Hüftpartien, die Oberschenkel, den Bauch sowie die Brust, also all jene Bereiche, die eindeutig die Attribute der Weiblichkeit signalisieren.

2. Geschichtlicher Überblick und Epidemiologie

Der Historiker Rudolf Bell (1985), der sich vor allem mit den Zeugnissen italienischer Klosterfrauen des 13. Jahrhunderts beschäftigt hat, weist darauf hin, dass fast die Hälfte der weiblichen Heiligen dieser Zeit (er zählt insgesamt 42) anorektische Verhaltensmuster zeigten. In diesem Zeitalter entstand ein neues Ideal weiblicher Religiosität, das eng mit der Nahrungsverweigerung zusammenhing. Geschichtlich lässt sich das Bild der heiligen Anorektikerinnen noch weiter zurückverfolgen bis zur Legende um Wilgefortis (virgo fortis), die zwischen 700 und 1000 nach Christus entstanden ist. Die Legende der heiligen Wilgefortis erzählt folgende Begebenheit:

Wilgefortis war die siebte Tochter des Königs von Portugal, eines tyrannischen Herrschers, der wegen seiner Grausamkeit gefürchtet war. Als Wilkefortis zwölf Jahre alt wurde, versprach ihr Vater die Hand seiner Tochter einem sizilianischen Sarazenenfürsten. Wilgefortis hatte sich jedoch geschworen, ihr Leben nicht einem Mann, sondern Gott zu weihen – ein Wunsch, der, nach einigen Versionen der Legende zu schließen, mit den „inzestuösen Aufmerksamkeiten" ihres Vaters zusammenhing. Um ihrer Weigerung zu heiraten Nachdruck zu verleihen, unterwarf sich Wilkefortis einer strengen Askese und nahm kaum mehr Nahrung zu sich. Gleichzeitig betete sie zu Gott, er möge sie aller Schönheit berauben. Gott erhörte sie: Er ließ ihr einen Bart wachsen. Der Bräutigam zog sich verständlicherweise zurück. Wilgefortis' Vater aber ließ seine widerspenstige Tochter ans Kreuz schlagen. Am Kreuz betete sie, dass die Menschen der „Passion gedenken mögen, der alle Frauen unterworfen sind" (vgl. von Braun, 1993). Später tauchte die heilige Wilgefortis in einigen Gebieten Deutschlands als heilige Kümmernis auf, in Spanien als St. Liberata und in den Niederlanden als St. Ontkommena. Im Mittelalter war für die Frauen ein Verzicht auf Körperlichkeit die einzige Möglichkeit, Heiligenstatus zu erreichen.

Tilman Habermas (1984) berichtet aus einem Mirakelbuch eines Mönches, das etwa um 895 entstand, von einer frühen Wunderfasterin. Es handelte sich um die pflichteifrige leibeigene Friderada, die zunächst unter einer als beschämend erlebten Fresssucht litt und dann – unter klösterlicher Aufsicht –

schließlich überhaupt nichts mehr zu sich genommen haben soll. Dies habe die sie betreuende Nonne Dietlind zu folgender Beschwörung veranlasst: „Habe Mitleid, Bemitleidenswerte, mit deinem Körper! Wage es nicht, liebste Tochter, durch solchen Starrsinn dich zu betrügen. Beeile dich vielmehr, zur Vernunft zurückzukehren und erneuere so deine Kräfte, damit du mit uns in Frieden leben kannst." Friderada ließ sich davon ebenso wenig beeinflussen wie von einer heilsamen Wunderkur. Auf des zuständigen Bischofs Geheiß wurde sie streng überwacht, denn es galt zu klären, ob sie eine Betrügerin, vom Teufel besessen sei oder ob es sich um ein Wunder Gottes handelte. Sie wurde in letztere Kategorie eingeordnet, weil sie weiterlebte, obwohl sie nicht aß.

Jaedecke (1970) glaubt in der Biographie des heiligen Bernhard von Clairveaux, die er bis zu dessen Kindheit rekonstruiert hat, das Bild einer psychogenen Magersucht wiederzuerkennen. Bernhards Aussage „Nichts zu essen ist das einzige, was mir gefallen würde" ist typisch für die anorektische Einstellung.

Die erste ärztliche Beschreibung des Krankheitsbildes erfolgte 1689 durch Morton. Lasegue (1873) in Frankreich und Gull (1888) in England beschrieben die Symptomatik der Erkrankung, die sie als psychogene Störung auffassten, im Einzelnen. Gull beschrieb die seelische Störung bei Magersüchtigen bereits als eine wahnähnliche „Perversion of the Ego".

Die Vorkommenshäufigkeit von Magersucht und Brechsucht schwankt je nach Strenge der angewandten Kriterien zwischen 0,3 und 1%. Für bestimmte Risikogruppen wie Ballettschülerinnen oder Models, die unter einem hohen Schlankheitsdruck stehen, erhöht sich die Prävalenz bis auf 5 bis 7%. Die Prävalenzrate von Bulimie liegt für junge Frauen bei 2 bis 4,5%! Der Erkrankungsgipfel liegt bei 18 Jahren und damit zwei bis vier Jahre später als bei der Magersucht. In den USA fand man unter Kollegstudentinnen 13% Bulimikerinnen!

Das Verhältnis von Mädchen zu Jungen liegt bei der Magersucht bei 10 : 1, bei der Brechsucht bei 20 : 1!

3. Symptomatik, Diagnostik und Differentialdiagnostik sowie Psychophysiologie

Das gestörte Essverhalten der Magersüchtigen besteht in der Auswahl kalorienarmer Nahrungsmittel wie Obst und Salat und im Weglassen von Mahlzeiten. Selbst kleinste Mengen Nahrung werden häufig durch selbstinduziertes Erbrechen wieder beseitigt, oder es wird durch Abführmittel verhindert, dass die Nahrung resorbiert wird. Gestört ist dabei die Motivation zu essen: Die Patientinnen können nicht „essen wollen", sie wollen vielmehr abmagern und dünn bleiben. Die Gewichtsreduktion erreichen sie auch durch übermäßigen Bewegungsdrang wie übermäßige Gymnastik, übertriebene sportliche Betätigung, ständiges Hin- und Herlaufen bei bereits vorhandenem Untergewicht. Als Folge des gestörten Essverhaltens kommt es zu starkem Gewichtsverlust, wobei die Betreffenden bei sehr langsamer Gewichtsreduktion erstaunliche Untergewichtigkeitszustände noch tolerieren, während es bei schnellem Gewichtsverlust häufiger zur körperlichen Dekompensation kommt, insbesondere des Kreislaufes (Kollapsneigung). Der Puls ist verlangsamt (Bradykardie bis 28/Min.), der Blutdruck sinkt auf systolische Werte um 90. Um die Körpertemperatur im Stammbereich zu halten, zentralisiert der Organismus, d.h. die Blutzufuhr in Arme und Beine wird gedrosselt, die Betreffenden haben kalte, bläulich livide verfärbte Hände und Füße. Auf Grund des Eiweißmangels kann es zu Ödembildungen an den Knöcheln der Füße kommen. Charakteristisch ist eine Lanugobehaarung (feinste, flaumartige Behaarung), die insbesondere im Bereich des Rückens, der Schultern und des Halses auftritt. Fast regelmäßig stellt sich eine sekundäre (bei jüngeren Patientinnen auch eine primäre) Amenorrhoe ein. Charakteristisch ist auch eine Verleugnung des Krankheitswertes der Kachexie sowie eine panische Angst, „fett“ zu werden. Die Patientinnen versuchen, eine völlige Unabhängigkeit von körperlichen Bedürfnissen, insbesondere von Hunger, zur Schau zu tragen. Dieses Bemühen um Autarkie ist ständig von der inneren Auseinandersetzung mit den Themen Hunger und Nahrungszufuhr begleitet. Es besteht eine ausgeprägte Leistungsorientiertheit: Die Betreffenden sind meist Gymnasiastinnen mit sehr guten Noten in der Schule. Mit der Erkrankung kommt es zu einer zunehmenden sozialen Isolation, zu einer „splended isolation“.

Die typischen Symptome der Brechsucht sind folgende:

- anfallsartig einsetzende, heimliche Aufnahme großer Nahrungsmengen, die – häufig wahllos – innerhalb kurzer Zeit verschlungen werden (Fressanfälle),
- panische Angst vor Gewichtszunahme (Übergewichtsphobie),
- selbstinduziertes, heimliches Erbrechen nach dem Anfall, teilweise auch außerhalb des Anfalls. Bei einem Teil der Patientinnen besteht ein Laxanzienmissbrauch,
- initial oder intermitierend diätetische Nahrungsrestriktion oder Phase einer Magersucht,
- rasch aufeinander folgende Gewichtsschwankungen bis zu 10 kg,
- Scham- und Schuldgefühle, Verzweiflung, depressive Verstimmungen,
- Amenorrhoe.

Während die Heißhungerattacken zu Beginn der Erkrankung häufig durch Stress provoziert werden, handelt es sich bei längerfristigen Verläufen meist um habitualisierte Vorgänge, die in den Tagesablauf, etwa beim Einkaufen, mit eingeplant werden.

Das Ausbleiben der Menstruation ist Ausdruck einer endokrinologischen Fehlsteuerung, der jedoch keine ätiologische Bedeutung zukommt. Im Vergleich zu entsprechenden Untersuchungen bei Erwachsenen sind bei jugendlichen Patienten Puls und Blutdruck häufiger krankhaft verändert, der Kalium-Blutspiegel dagegen seltener (Marcus et al., 1989). Hormonell ist ein erhöhter Cortisol- und ein erniedrigter FSH-Spiegel typisch. Die Mehrzahl der Patienten weist im Computertomogramm eine Erweiterung der inneren und/oder äußeren Liquorräume auf, wobei es bei einer Gewichtszunahme wieder zu einer weitgehenden Rückbildung dieser strukturellen Auffälligkeiten kommt. Lauer und Krieg (1989) weisen darauf hin, dass die bisherigen funktionsdiagnostischen Untersuchungen jedoch keine eindeutigen Beziehungen zwischen pathophysiologischen Befunden in eng umschriebenen zerebralen Regionen und einer verminderten kognitiven bzw. neuropsychologischen Leistungsfähigkeit herstellen konnten. Bei jungen essgestörten Patientinnen und Patienten wurde in jüngster Zeit eine schwere Osteoporose festgestellt (Deter und Herzog, 1984).

Differentialdiagnostisch sind andere endokrinologische Erkrankungen, Schilddrüsen-Erkrankungen sowie Nebennierenrindeninsuffizienz-Erkrankungen abzuklären. Die körperlichen Symptome der typischen Anorexia nervosa-Patientinnen stellen sich schlussendlich auch bei jeder längerfristigen Fastenkur ein (z.B. bei hungerstreikenden Menschen, denen aber die fixe Idee, zu dick zu sein, fehlt).

4. Ätiologie

Die Genese der Essstörungen ist durch ein Zusammenspiel biologischer, kultureller, familiärer und intrapsychischer Faktoren gekennzeichnet, die alle an der Entstehung der Essstörungen und ihrer zunehmenden Häufung beteiligt sind. D.h., es muss von einer multidimensionalen Genese ausgegangen werden. Während bei der Anorexia nervosa eine starke genetische Komponente vorliegt (die Konkordanzrate bei eineiigen Paaren beträgt ca. 50%, bei zweieiigen nur 3 bis 9%!), ist dies bei der Bulimia nervosa in diesem Ausmaß noch nicht belegt. Bei den Verwandten ersten Grades magersüchtiger Patienten findet sich eine hohe Erwartungsrate an Anorexia nervosa, die achtmal höher liegt als bei der Normalbevölkerung. Auch das Risiko von depressiver Erkrankung und Alkoholismus ist bei Verwandten bulimischer Patientinnen erhöht.

Als soziokulturelle Komponente für die Genese der Essstörungen ist der gesellschaftliche Druck in Richtung Schlanksein anzusehen, der in der Zeit nach dem Zweiten Weltkrieg erheblich zugenommen hat. Das weibliche Schönheitsideal hat laut amerikanisch-kanadischen Untersuchungen in den letzten 20 Jahren sowohl an Gewicht als auch an Körperumfang erheblich abgenommen (gemessen an Mannequins und Schönheitsköniginnen). Entsprechend fand sich in so genannten Frauenmagazinen ein signifikanter Anstieg an Beiträgen zum Thema Reduktionsdiät. Präpubertierende und pubertierende Mädchen sind sehr viel unzufriedener mit ihrem Geschlecht und weniger vertrauensvoll bezüglich ihrer Schul- und Berufslaufbahn als gleichaltrige Jungen.

In den 70er Jahren (Sperling und Massing, 1972) wurde von familientherapeutischer Seite postuliert, es gebe eine typische Magersuchtsfamilie, d.h. Interaktionen in Familien mit Magersüchtigen würden sich durch Verschmelzung, Rigidität, Überbehütung, Konfliktvermeidung und geringes Konfliktlösungspotential auszeichnen. Heute ist man der Auffassung, dass dies so nicht zutrifft, es lassen sich allenfalls unspezifische psychosomatogene Familien beschreiben:

- enge Verfilzung der Beziehung der Familienmitglieder untereinander,
- überprotektive Haltung der Familienmitglieder,
- ausgeprägte Rigidität der Familienorganisation,
- Unfähigkeit, Konfliktlösungen zu erarbeiten.

Allerdings ist immer wieder zu fragen, ob es sich hier um eine primäre Ursache oder um eine sekundäre Folge handelt. Was ist Henne, was ist Ei? Lange Zeit wurde postuliert, eine überprotektive, dominierende Mutter sei charakteristisch für Familien mit Anorexia nervosa-Patientinnen. Bohnenberger und Klosinski (1988) konnten in einer retrospektiven Vergleichsstudie von 103 Pubertätsmagersüchtigen der Abteilung Kinder- und Jugendpsychiatrie Tübingen nachweisen, dass sich die These von einer dominanten Mutter und einem schwachen Vater nicht aufrechterhalten lässt.

Als prädisponierende Faktoren im Sinne von auslösenden Ereignissen werden sowohl bei der Magersucht als auch bei der Fresssucht häufig Trennungs- oder Verlusterlebnisse genannt, ferner aber auch traumatische Ereignisse, die in einem Zusammenhang mit der psychobiologischen Reifung und der Adoleszenz stehen. Schütze (1980) konnte bei seinen über 100 untersuchten Anorexie-Patientinnen in über 30% der Fälle eine Trennung von einer älteren Schwester oder guten Freundin als Auslöser feststellen. Immer wieder wird bekannt, dass hänselnde Bemerkungen gegenüber den Mädchen, die gerade in die Pubertät gekommen sind, Mitauslöser dafür waren, dass sie abnahmen. Gelegentlich will die Tochter zusammen mit der Mutter abnehmen und macht der Mutter vor, wie es geht. Es kommt dann ein Punkt, an dem den betreffenden Mädchen die Gewichtsabnahme entgleitet, d.h. es kommt der Punkt des „no return“.

5. Psychodynamik

Die Psychodynamik von Anorexie- und Bulimie-Patientinnen lässt sich auf drei Ebenen beschreiben:

1. auf der Ebene des innerseelischen Konfliktes,
2. auf der Ebene der Familienkonflikte,
3. auf der Ebene dessen, was man als Umweltkonflikte bezeichnen könnte.

Ad 1.: Anorexie und Bulimie stehen stellvertretend für eine misslungene individuelle Entwicklung. Der intrapsychische Konflikt ist der Triebkonflikt zwischen oraler Bedürftigkeit und Gewissensinstanz. Man könnte formulieren, Anorektikerinnen und Bulimikerinnen haben die radikale Spaltung von Körper und Geist, wie sie Descartes vornahm, übernommen. Wenn Descartes äußerte, Geist und Körper seien „radikal unvereinbare Gebilde“ oder „ich nehme meinen Körper und seine Funktionen wahr, aber ich bin nicht mein Körper“, dann könnte dies von einer Magersüchtigen ähnlich formuliert worden sein. Klessmann und Klessmann (1988) haben dies als Konflikt zwischen sündiger Gefräßigkeit und tugendhafter Mäßigkeit beschrieben, es sei die Doppelmoral der Frauenrolle zwischen der „sündigen Eva“ und der „reinen Maria“. Triebkonflikte werden abgewehrt, kontrolliert von einem überstarken Über-Ich. Auffällig ist auch, dass bis zu 50% der Anorektikerinnen zwangsneurotische Komponenten haben! Es kommt zu einer Abwehr aller weiblichen sexuellen Bedürfnisse und zu einem Kampf gegen die Sexualität als Trieb. Die Abwehr richtet sich gegen die Übernahme der weiblichen Rolle als solcher, besonders aber gegen die Inkorporationsaspekte weiblicher Sexualität sowohl auf der genitalen als auch auf der oralen Ebene. Über die Abwehrmechanismen Regression und Verschiebung werden die jetzt in der Pubertät auftretenden genitalsexuellen Triebimpulse in den oralen Bereich zurückverlegt. Die Abwehr hat neben dem innerpsychischen Erfolg (Angstreduktion) auch eine reale Wirkung: Mit zunehmender Abmagerung verschwinden die sekundären weiblichen Geschlechtsmerkmale, und die erotisch-sexuelle Anziehung erübrigt sich in der Phantasie und auch bald in der Realität. Damit verbessern die Patientinnen wiederum ihr Gefühl, sich selbst kontrollieren zu können. Hier wird verständlich, warum im Mittelalter einige der Nonnen anorektisch wurden: Es herrschte die Vorstellung, dass die Erde als Jammertal, die Frau als minderwertig, als lüsterne Verführerin, der Leib als Gefängnis, die Sexualität als Inbegriff der Sünde aufzufassen seien. So wie das Essen im heiligen Abendmahl rituell geheiligt werden kann, kann es aber auch umgekehrt einen sündigen Beigeschmack erhalten. Damit hat das Essen einen Doppelcharakter bekommen, den die Anorektikerinnen und Bulimikerinnen sozusagen voll ausleben.

Ein Konflikt auf der Ebene der Selbstentwicklung ist der zwischen Autonomiewünschen und Abhängigkeitsbedürfnissen. Die Patientinnen können ihren Wunsch nach Selbstständigkeit nur durch ihr Symptom ausdrücken und bleiben dabei ihren sehnlichen Wünschen nach Abhängigkeit verhaftet. Dabei ist der Kampf um Autonomie mit einem narzisstischen Hochgefühl verbunden: Mit dem scheinbaren Gelingen der Triebkontrolle gehen eine Steigerung des Selbstwertgefühls und ein Erleben größerer Sicherheit einher. Damit verwechseln Patientinnen aber Autarkie mit Autonomie und leben in einem wahnähnlichen Zustand, in dem sie das passive Ausgeliefertsein, die Abhängigkeit des Ichs von der Nähe und der unerbittlichen wirklichen Gewalt des Hungers und insbesondere auch von den sie versorgenden Personen völlig verleugnen. Jedes Hilfsangebot wird zu einer Gefahr, die die mittels Verleugnung erreichte Vollkommenheit und Sicherheit ins Wanken bringen könnte. Dieser sekundäre Krankheitsgewinn trägt wesentlich zu den starken Widerständen gegen die Behandlung bei. Magersüchtige leben im Konflikt zwischen unbewussten Wünschen nach Nähe und damit verbundenen unlustvollen bzw. Angst erregenden Empfindungen und Phantasien. Dies zeigt sich u. a. darin, dass sie nicht mehr in der Gemeinschaft essen können, weil sie sich beobachtet fühlen und sich „schämen“.

Ad 2.: Auf der Ebene der Familie kommen die Eltern, insbesondere die Mutter, unter starken Druck: Sie haben nur die Wahl zwischen unterlassener Hilfestellung oder oraler Vergewaltigung. Die Eltern fühlen sich ohnmächtig, sind oft selbst so bedürftig, dass sie die Tochter mit eigenen ungelösten Konflikten unbewusst besetzen möchten oder müssen. Eine gemeinsame Sucht nach Reinheit und gegenseitiger Anerkennung ist Motor der Krankheitsentwicklung auf der Familienebene. Die Familienideologie ist von einem großen Harmoniebedürfnis, die psychische Realität der Familienmitglieder hingegen von Rivalität und Konkurrenz gekennzeichnet.

Ad 3.: Die Anorektikerinnen geraten im weiteren Verlauf immer stärker in eine soziale Isolation. Ihre äußere Erscheinung macht den Verbleib in Gruppen Gleichaltriger schwierig: Statt mit Freizeitaktivitäten, mit Freundschaften, mit Mode- und Kosmetikproblemen beschäftigen sie sich lieber mit Fasten und Selbstbeherrschung. Andere sind ihnen „zu primitiv“. Selbstwertprobleme werden dabei über Größenphantasien narzisstischer Ausprägung kompensiert. Unsere moderne Gesellschaft kitzelt sozusagen bei jedermann narzisstische Züge heraus und gibt ihnen Nahrung: Ob Schauspieler oder Zuschauer, wir alle leben im Bannkreis von Spiegeln. Wenn Magersüchtige über keinerlei Selbstbewußtsein mehr verfügen, keine andere als die Identität ihrer Askese kennen, dann muss ihre Lebensperspektive in hohem Grade unklar und Angst erregend sein. Die Maßlosigkeit unseres Zeitalters spiegelt sich in der Unfähigkeit des Maßhaltens. Aber dies ist gerade die Angst der Magersüchtigen vor einem entwerteten Mittel-Maß, das sie mit Nichtigkeit (Identitätsverlust) gleichsetzen (vgl. Klessmann und Klessmann, 1988). Essstörungen werden nach Schulte-Markwort (1992) „zu einem Symbol der Aushungerung, zum

Symbol der Unersättlichkeit und des narzistischen Mangels sowie zu einem Symbol des Zeitgeistes".

Im Gegensatz zu magersüchtigen Patienten, bei denen die Abwehr der Entwicklung zur Geschlechts- und Erwachsenenidentität die Regression und Fixierung erklärt, scheinen bei den Bulimiekranken weitaus mehr erlebte Kränkungen, Versagungen und Enttäuschungen an der Schwelle zum Erwachsenwerden den Rückzug auf die Stufe des Größen-Selbst und die gleichzeitige Abkehr von der Außenwelt einzuleiten (Feiereis, 1996). Die Psychodynamik der Bulimie kann demnach als eine frühe Störung der Selbstentwicklung, verbunden mit der Verletzung des labilen Selbstwertgefühls, angesehen werden. Die Verletzung steht meistens im engen zeitlichen Zusammenhang mit dem Beginn der Symptomatologie, wirkt also im Sinne der Auslösung. Der jedes Maß sprengende, als orale Aggression zu verstehende Fressanfall ist zugleich Korrelat und Ventil der Selbstwertkrise und entgleist sehr bald zur Sucht. Im Gegensatz zu den Magersüchtigen identifizieren sich die Patientinnen mit Bulimie mehr mit der Weiblichkeit. Oberflächliche sexuelle Kontakte sind ihnen möglich. Tiefer gehende Beziehungen lösen jedoch Angst aus. Statistisch ist sexueller Missbrauch bei Bulimie-Patientinnen gegenüber der Norm leicht erhöht, bei Magersuchts-Patientinnen hingegen nicht.

6. Therapie und Verlauf

In der Regel stehen Magersuchts-Patientinnen einer Behandlung ablehnend gegenüber: Sie verleugnen den Krankheitswert ihres bedrohlichen Zustandes, haben oft das Gefühl, mit ihrer übermäßigen Schlankheit eine Lösung ihrer Probleme gefunden zu haben, und tendieren dazu, diesen Zustand zu verherrlichen. In den ersten Gesprächen wird es darum gehen, Patientinnen und ihre Angehörigen nachdrücklich mit dem Ernst der Erkrankung, dem prognostischen Risiko (0,5 bis 1% Mortalitätsrate pro Beobachtungsjahr) sowie den Erfordernissen der Behandlung zu konfrontieren und sie für eine aktive Beteiligung zu gewinnen. Zunächst geht es darum zu entscheiden, ob eine ambulante Therapie noch möglich oder eine stationäre Therapie unumgänglich ist. Herpertz-Dahlmann und Remschmid (1995) unterscheiden für die stationäre Therapie von Magersuchts-Patientinnen folgende Kriterien:

1. *Medizinische Kriterien*: kritischer Gewichtsverlust (unter 75% des Normalgewichts).
   Körperliche Folgeerscheinungen: Elektrolytverschiebungen, Exsikkose, Bradykardie sowie depressive Verstimmung mit Suizidgefahr.
2. *Psychosoziale Kriterien*: festgefahrene familiäre Interaktion, soziale Isolation, stark eingeschränkte Leistungsfähigkeit.

3. *Psychotherapeutische Kriterien*: Scheitern bzw. Abbruch ambulanter Behandlungsversuche, Fehlen einer erfolgversprechenden Alternative zur umfassenden Behandlung durch ein erfahrenes Team.

Bei allen ambulanten therapeutischen Settings sollten die Patientin und ihre Eltern zu einer zusätzlichen Beratung durch einen Hausarzt, Pädiater oder Internisten immer dann ermuntert werden, wenn der ambulante Therapeut ein nicht-ärztlicher Psychotherapeut ist. Der Arzt muss ein Interventionsgewicht für die stationäre Aufnahme und entsprechende medizinische Kriterien in einem Vertrag mit der Familie festlegen. Neben dem Unterschreiten einer kritischen Gewichtsgrenze sind es vor allen Dingen Herzrhythmusstörungen, Kollapsneigung, Ödembildungen und Hautblutungen, die keinen weiteren Aufschub dulden und sofortiges Handeln notwendig machen.

Die stationäre Behandlung kann in verschiedene Phasen unterteilt werden:

- In einer *Initialphase* geht es um die Anhebung des Gewichts auf ein Mindestgewicht: Sollgewicht minus 10% als Richtschnur. Da ohne Gewichtszunahme positive psychische Veränderungen nicht zu erwarten sind, ist diese Gewichtsanhebung zur Durchbrechung eines circulus vitiosus erforderlich (Psychotherapie ist bei Patienten, die aufgrund ihrer Abmagerung kaum mehr in der Lage sind, flexibel zu denken, nutzlos.). Bei Jugendlichen mit einem Körpergewicht von 30 bis 35 kg ist meist eine Zufuhr von ca. 2500 bis 3000 Kalorien pro Tag notwendig. In vielen Fällen ist eine Magensonde über die Nase nicht erforderlich: Wenn die Patientinnen die Magensonde vor sich sehen und die Alternative haben, entweder die „Astronautenkost“ (flüssige Nahrung) zu trinken oder sich die Magensonde schieben zu lassen, wählen sie in neun von zehn Fällen das Trinken. Gelegentlich muss bei den Patientinnen Bettruhe verordnet werden, insbesondere dann, wenn sie sehr unruhig sind und sich ständig bewegen. Auch sind in dieser Phase Kontakte von außerhalb und innerhalb der Klinik eingeschränkt.
- In einer zweiten Phase (*Konsolidierungsphase*) wird dann die flüssige Nahrung reduziert und mit der Patientin über feste Nahrung nach Plan und Außensteuerung gesprochen. Spätestens in dieser Phase erfolgt eine psychotherapeutische Behandlung, die aber häufig bereits am ersten Aufnahmetag schon in Ansätzen beginnt. Da die Patientinnen selbst unter großen Schuldgefühlen leiden, wenn sie aus eigenen Stücken essen sollen, akzeptieren sie in der Regel diese zweite Phase relativ gut. Es hat sich bewährt, dass bei Jugendlichen in dieser zweiten Phase eine stärkere Einbeziehung der Familie in Form von Elterngesprächen zum Zuge kommt. Als Psychotherapiemethoden kommen einzel- und gruppentherapeutische Maßnahmen zum Tragen. Besonders bewährt haben sich kreative Therapiemethoden (Maltherapie, Kunsttherapie im weitesten Sinne und

körpertherapeutische Maßnahmen), während Gesprächstherapie bei den überintellektuellen Mädchen alleine wenig hilfreich ist.
- In einer *dritten Phase* werden die *Selbststeuerung der Nahrungsaufnahme* bewusst unterstützt und die Psychotherapie weiter fortgeführt. In der Regel wird dann, sofern räumlich möglich, nach einer *Entlassungsphase* die ambulante Nachbetreuung von der Klinik aus angeboten.

Eine ausschließlich auf Symptomremission ausgerichtete Therapie wird von den Betroffenen dabei als Bedrohung aufgefasst und bietet nicht die Vertrauensgrundlage für eine echte Verhaltensänderung. Gleichwohl muss es, wie ausgeführt, bei ausgeprägten Magersuchts-Patientinnen erstes Gebot sein, das Gewicht anzuheben. Im weiteren Verlauf ist es dann aber nicht das primäre Ziel der Behandlung, die Reduktion der Symptomatik zu erreichen, sondern eine Veränderung der Einstellung zum Essen: Die Patientinnen müssen wieder erfahren und lernen, Signale wie Hunger und Sättigung wahrzunehmen und sie von anderen psychischen Bedürfnissen zu unterscheiden. Sie sind dann geheilt, wenn sie genussvoll normal essen können.

Zusammenfassend lässt sich für die Magersuchtsbehandlung sagen, dass die multifaktorielle Genese einen individuellen Therapieansatz zur Folge hat, wobei für eine ganzheitliche Behandlung auch Verfahrungen wie Bewegungstherapie, Massagen, Entspannungsübungen, Körpertherapie und Körperwahrnehmung wichtig sind. Die Abstinenz von Essen darf nicht länger die Funktion haben, Spannungszustände zu reduzieren. Das sehr geringe Selbstwertgefühl und die Neigung zu selbsterniedrigenden Gedanken können im Verfahren der kognitiven Verhaltenstherapie sowie in einem Training sozialer Fertigkeiten bearbeitet werden. Selbstberichtsdaten, Verhaltensbeobachtungen und Selbstbeobachtungen des Patienten sind die Grundlage für Bedingungs- und Funktionsanalysen der Essstörungen.

Fasst man den stationären Behandlungsverlauf als einen Prozess auf, so lässt sich für die erste Phase formulieren, dass die Entwicklung einer therapeutischen Beziehung vorrangiges Ziel ist: Es geht darum, eine Basis dafür zu schaffen, dass die Patientinnen Vertrauen fassen und sich öffnen können. In einer zweiten Phase geht es vornehmlich um das Training der Wahrnehmung innerer und äußerer Reize, positiver und negativer Gefühle, um die Förderung der Akzeptanz des eigenen Körpers sowie das Erstellen von Zeit- und Aktivitätsplänen. In der letzten Phase des stationären Aufenthaltes geht es um die Aufrechterhaltung des erzielten Fortschritts (Maintenance-Plan) und um die Rückfallprophylaxe bei gleichzeitiger sukzessiver realer Belastung und Vorbereitung auf die reale Situation nach der Entlassung.

Die Therapie der Brechsucht ist abhängig von der Beurteilung des Schweregrades der Erkrankung und richtet sich in erster Linie nach der Häufigkeit der Fressanfälle, nach der Dauer der Erkrankung, der Ausprägung psychischer Befunde, dem Leidensdruck, der bisher erfolgten Therapie und ihren Ergebnissen. Drei Gruppen von Schweregraden lassen sich unterscheiden:

Schweregrad 1:
Fressanfälle zwei- bis dreimal pro Woche, Krankheitsdauer mindestens sechs Monate, keine schweren psychischen Veränderungen, keine Suizidgedanken, Bereitschaft zur Therapie.

Schweregrad 2:
Tägliche Fressanfälle, Dauer der Krankheit ein bis zwei Jahre, mittelschwere psychische Symptomatologie mit phasenhaft starker depressiver Verstimmung und Suizidgedanken, falls Therapieversuche, so bisher ohne genügenden Erfolg.

Schweregrad 3:
Täglich mehrfach Fressanfälle, Abusus von Medikamenten und/oder Alkohol, erhebliche Depressivität mit Suizidgefahr, großer Leidensdruck, absolute klinische Behandlungsbedürftigkeit.

Eine primär ambulante Therapie ist beim Schweregrad 1 indiziert. Dabei gilt wie bei der Magersuchts-Therapie, dass auf den Kranken und seine Krankheit individuell abgestimmte Maßnahmen erfolgen müssen, dass Einzeltherapie, Gruppentherapie oder Familientherapie, die in keiner alternativen Beziehung zueinander stehen dürfen, zur Anwendung kommen können. Für die Schweregrade 2 und 3 ist eine stationäre Behandlung und eine kombinierte psychosomatische Therapie erforderlich.

Im Prinzip unterscheidet sich die Behandlung der Brechsucht nicht von der der Magersucht. Auch hier ist eine zweigleisige, sowohl konflikt- als auch symptomzentrierte Behandlung notwendig. Da zahlreiche Patienten innerhalb der Gruppe der Bulimikerinnen den Magersüchtigen hinsichtlich ihrer Leistungsorientiertheit, ihres Ehrgeizes, ihrer Überaktivität und hinsichtlich der verzweifelten Versuche nach Kontrolle nahekommen, sind ähnliche Therapiemodelle wie bei der Magersucht erfolgreich angewandt worden. Insgesamt erscheint jedoch die Gruppe der Bulimikerinnen heterogener zu sein als die der Magersüchtigen: Patienten mit einer multiplen Impulsneurose, mit traumatischen, hysterischen Verhaltensweisen, sexueller Impulsivität, Drogensucht und suizidalen Gesten finden sich hier häufiger als bei den Anorexie-Patientinnen.

Bei den Bulimikerinnen wird man nicht umhinkommen, die Negativauswirkungen der Fressanfälle auf den körperlichen Bereich zu diagnostizieren und zu kontrollieren: Insbesondere das Absinken des Kaliumspiegels im Blut bedarf der regelmäßigen Kontrolle, da die Mortalität durch Herzstillstand bei den Bulimikerinnen recht hoch ist.

Auch hat sich bei den Bulimikerinnen die Gabe von Antidepressiva statistisch signifikant positiv ausgewirkt, dennoch ist sich die Mehrzahl der Therapeuten einig, dass bulimische Essstörungen vorrangig psychotherapeutisch behandelt werden sollen.

7. Prognose und Ausblick

Große Langzeitstudien haben ergeben, dass die Mortalitätsrate, wie bereits berichtet, 0,5–1% pro Beobachtungsjahr beträgt. Todesursachen sind vor allem Suizid (30–50%) und Komplikationen von Abmagerung und/oder Laxanzien- und Diuretika-Abusus. Eine Normalisierung von Gewicht und Menstruation findet sich bei mittellangen Verläufen bei 36–58%, langfristig bei bis zu 76% der Patientinnen. Im psychosozialen Bereich bleiben schwere Störungen, vor allem Depressionen (7–37%), Zwangssymptomatik (17–22%), Alkohol- und Drogenmissbrauch (11%) oft langfristig bestehen.

Bis zu 50% der Magersuchtspatienten haben Zwänge. Liegen sie vor, ist dies als prognostisch ungünstig anzusehen.

Langzeituntersuchungen bei Bulimikerinnen gibt es wenige. Leitz (1994) legte für 105 Patientinnen mit Bulimie, die stationär behandelt worden waren, eine retrospektive Langzeitkatamnese nach durchschnittlich fünfeinhalb Jahren vor. Ein Viertel konnte als geheilt angesehen werden, als wesentlich gebessert 36,3%. Merkmale eines negativen Einflusses auf die Prognose der Bulimie sind u.a. mangelhafte Therapiebereitschaft, geringe Introspektionsfähigkeit, Kombinationen mit anderen Krankheiten und Süchten, Zwänge, Selbstbeschädigung und Suizidversuche, Anzahl und Dauer stationärer Behandlungen, Abbrüche der Therapie und somatische Folgen der Krankheit.

Folgende allgemeine therapeutische Regeln beim Umgang mit Essstörungen sind zu empfehlen:

1. Die Symptomatik als Krankheit ernst nehmen.
2. Die Essstörung hat protektive Funktion und dient der emotionalen Balance. Der Aufbau adäquater alternativer Bewältigungsmechanismen und die symptomatische Reduktion der Essstörungen sollten Hand in Hand gehen.
3. Störungen der Gefühlswahrnehmung (Ärger, Wut, Trauer, Einsamkeit) erkennen und den Betroffenen ermutigen, dass er diese Gefühle wahrnehmen darf.
4. Die Suchtartigkeit der Essstörung berücksichtigen.
5. Die eigene Einstellung in Bezug auf Schlankheitsideal, Perfektionismus und Ausdruck von negativen Emotionen in der Interaktion beachten und sich ihrer bewusst sein.

6. Über negative gesundheitliche Auswirkungen des pathologischen Essverhaltens informieren (medizinische aufklärende Beratung).
7. Bei der Planung und Umsetzung von kreativen Aktivitäten mit systematischer Tages- und Lebensstrukturierung helfen.
8. Rollenspiele machen und das Erlernen des emotionalen Ausdrucks von negativen Emotionen wie Ärger, Wut und Hass fördern.
9. Verbotene Nahrungsmittel wiedereinführen (Anti-Diät-Modell).
10. Self-monitoring (systematische Notizen über Zeit, Ort und Situation, in denen das gestörte Essverhalten stattfindet) anregen.
11. Praktische Übungen im Einkauf von Nahrungsmitteln und Essen in der Öffentlichkeit machen (Lehrküche, Restaurant).
12. Strategie der kleinen, realistischen Schritte anwenden, dabei konkrete Empfehlungen, klare Anweisungen geben.
13. Bei der Vermittlung von Selbsthilfegruppen und evtl. Psychotherapeuten helfen.
14. Das soziale Umfeld in Form von Partner- und Familiengesprächen einbeziehen.

Ein keltisches Märchen (Hetmann, 1975) aus dem 14. Jahrhundert erzählt von Katal, dem König von Munster, von seiner maßlosen Fressgier und von deren wunderbarer Heilung. In der Brust des Königs Katal hatte ein wildes, gesetzloses Tier „Wohnung genommen" und verlangte nach unermesslichen Mengen an Nahrung, was dazu führte, dass der Hunger selbst dann nicht gestillt war, wenn der König „zum Frühstück ein Schwein, ein Rind, ein Kalb, 36 Kuchen aus reinem Weizen und ein Faß voller Aale zu sich genommen hatte". Ein Jüngling, auf dem Weg, sein eigenes Glück zu machen und zu schauen, ob er dabei auch dem König helfen könne, erlebte auf einem Fest einen für die dort anwesenden Gefolgsleute beängstigenden Fressanfall des Königs; da griff sich der Jüngling einen Stein, steckte ihn in den Mund und biss auf ihm herum. Der König war beim Anblick dieses Verhaltens verwirrt und fragte den Jüngling, was ihn wohl verrückt gemacht habe: „Ich werde traurig, wenn ich Dich alleine essen sehe", war die Antwort. Das sinnlose wie schmerzliche Kauen des Steins wie die Antwort des Jünglings wurden dem kranken König zu einem Spiegel, in dem er seiner eigenen Verfressenheit, Traurigkeit und Einsamkeit angesichtig wurde; in diesem Moment konnte der König erstmals von dem abgeben, was das Tier in seiner Brust ausschließlich für sich verlangte; der König „schämte sich und warf dem Jüngling einen Apfel zu". Das war der Anfang einer sonderbaren Heilung, in deren Verlauf der König auf phantastische Weise vom gefräßigen Vieh und damit von der Ursache seiner Krankheit befreit wurde. Das Tier verschwand und ward nie mehr gesehen.

Literatur

Bell, R.M.: Holy anorexia. Chicago, London, 1985

v. Braun, Ch.: Von der „virgo fortis“ zur modernen Anorexie: Geistesgeschichtliche Hintergründe der modernen Eßstörungen. In: Seidler, G.H. (Hg.): Magersucht – öffentliches Geheimnis. Göttingen/Zürich: Vandenhoeck & Ruprecht, S. 134–166, 1993.

Bohnenberger, R. und Klosinski, G.: Zur Elternpersönlichkeit, Familiensituation und Familiendynamik bei Anorexia nervosa Patientinnen unter besonderer Berücksichtigung der Vater-Tochter-Beziehung (eine Retrospektivstudie). Z. Kinder- und Jugendpsychiat. 16: 186–195 (1988).

Deter, H.C.; Herzog, W.: Anorexia nervosa in a long-term perspective: results of the Heidelberg-Mannheim study. Psychosom. med. 56: S. 20–27, 1994.

Feiereis, H.: Bulimia nervosa. In: Adler, R. H. et al: Thure von Uexküll: Psychosomatische Medizin, 5. Auflage, S. 616–636, Urban und Schwarzenberg, München, 1996.

Gull, W.: Anorexia nervosa (Apepsia hysterica, Anorexia hysterica). Transaction of the clinical society of London, 7: S. 22–28, 1974.

Habermas, T.: Aspekte der sozialkognitiven Entwicklung junger pubertätsmagersüchtiger Mädchen. Eine theoretische Analyse und illustrative Untersuchung. Diplomarbeit am Psychologischen Institut der Universität Heidelberg, 1984.

Herpertz-Dahlmann, B.; Remschmidt, H.: Anorexia und Bulimia nervosa im Jugendalter. Deutsches Ärzteblatt 91, Heft 17, S. B/906-B/911, 1994.

Hetmann, F.: Keltische Märchen. Fischer, Frankfurt a.M., 1975.

Jaedicke, H.G.: Bernhard von Clairveaux. Versuch eines Persönlichkeitsbildes. In: Blankenburg, W. (Hg.): Kerygma und Melos. Bärenreiter, Kassel, 1974.

Klessmann, E.; Klessmann, H.A.: Heiliges Fasten – Heilloses Fressen. Die Angst der Magersüchtigen vor dem Mittelmaß. Huber, Bern/Stuttgart, 1988.

Langstorff, M.: Die heimliche Sucht, unheimlich zu essen. Fischer, Frankfurt a.M., 5. Aufl., 2000.

Lasegue, E.C.: De l'anorexie hystérique. Arch. gen. med. 21: 885, 1873.

Lauer, Ch.; Krieg, J.G.: Anorexia nervosa und Bulimia nervosa: Neuropsychologische und computertomographische Befunde. Münch. med. Wochenschr. 131: S. 487–488, 1989.

Leitz, T.: Eine Langzeitkatamnese von 163 stationär behandelten Patientinnen mit Bulimie. Med. Diss., Lübeck, 1994.

Marcus, A.; Blanz, B.; Lehmkuhl, G.; Rothenberger, A.; Eisert, H.G.: Somatische Befunde bei Kindern und Jugendlichen mit Anorexia nervosa. Acta paedopsychiat. 52: S. 1–11, 1989.

Morton, R.: Phthisiologia sen exencitationes de phthisi: p. 5ff. Frankfurt/Leipzig, 1691. (Erstdruck London 1689).

Schütze, G.: Anorexia nervosa. Huber, Bern/Stuttgart, 1980.

Schulte-Markwort, J.: Was ist das Süchtige an Anorexie und Bulimie? Psycho. 18; 2: S. 92–100, 1992.

Sperling, E.; Massing, A.: Besonderheiten in der Behandlung der Magersuchtsfamilie. Psyche 26: S. 357–369, 1972.

Das perfektionistische Kind

Zwangsstörungen: Erscheinungsformen obsessiv-kompulsiver Syndrome und ihre Therapie*

Einleitung

Die 16-jährige Esther wird u.a. vorgestellt, weil sie zu Hause bis spät in die Nacht ihre Schulaufgaben verrichtet, wobei sie Lektionen vorarbeitet, Hausaufgabenseiten immer wieder neu gestaltet, weil sie ihr nicht gut genug sind. Vor Klassenarbeiten tendiert sie dazu, bis in die Morgenstunden hinein alles mehrfach durchzugehen, um dann kurz vor dem Test in der Schule mit starken vegetativen Symptomen zu reagieren (Durchfallserscheinungen, Schwitzen etc.). Sie besteht darauf, dass der Vater morgens ihren Schulranzen, der noch aus der ersten Klasse der Grundschule stammt, zumacht, da sie immer zu viel hineinpackt und die Schnallen nicht mehr zubekommt. Sie selbst kann nicht mehr entscheiden, was sie an diesem Tag eventuell nicht benötigt. Der Vater kennt die Stundenpläne der Tochter genau und führt notgedrungen und widerwillig diese ihm von der Tochter auferlegte Durchsichtsarbeit aus, damit die Tochter wenigstens rechtzeitig das Haus verlässt und ihren Bus nicht versäumt.

David, 13 Jahre alt, wird von seinen Eltern nach mehreren Versuchen mehr oder weniger zwangsweise vorgestellt, da er größte Angst entwickelt hat, sich beim Kinder- und Jugendpsychiater vorzustellen: Wenn die Eltern dies machen würden, müsste er immer zum Psychiater gehen, das wisse er genau. Seit mehreren Wochen besteht er darauf, dass die Mutter ihn in die Schule fährt und auf demselben Weg auch wieder zurückbringt: Er gestattet es nicht, dass die Mutter, die Lehrerin an derselben Schule ist, einen anderen Weg zurückfährt, um noch irgendwelche Besorgungen zu machen. Zu Hause kann der Sohn nicht mehr durch die Zimmertüre gehen, ohne dass er dabei mit seinem Kopf an den Türrahmen schlägt. Mathematik-Klassenarbeiten kann er nicht mehr mitschreiben, da er bei der Zahl Sechs immer sofort an das Wort Sex denken muss und abgelenkt wird. Wenn er mit seinen Eltern abends einen Fernsehfilm anschaut und eine Kuss-Szene gezeigt wird, muss er die Augen schließen oder aus dem Zimmer gehen. Während der ersten drei Vorstellungstermine ist der Junge nicht bereit, sich auf einen Stuhl zu setzen, sondern steht starr und steif in der Nähe der Türe, verweigert sich in den

---

* Überarbeiteter Vortrag, gehalten am 3.6.1993 auf dem 42. Deutschen Ärztekongress in Berlin und überarbeitete Publikation: Klosinski, G.: Das perfektionistische Kind – Erscheinungsformen obsessiv-kompulsiver Syndrome und ihre Therapie. Z. Allg. Med. 70: 291–295 (1994).

ersten Stunde fast vollständig, um dann aber ganz am Ende (die Eltern sind in dieser Phase der Konsultation nicht mehr anwesend) den Therapeuten zu fragen, was er über Sexualität weiß!

Mit diesen zwei kurzen Beispielen sollte das schillernde Spektrum kindlicher zwangsneurotischer Entwicklungen sowie das Erscheinungsbild einer anankastischen Jugendlichen kurz skizziert werden.

Im Folgenden wird auf die diagnostische Abklärung eingegangen, wie sie die ICD-10 vorschlägt. Differentialdiagnostische Überlegungen sowie Überlegungen zur Ätiologie und Genese werden angestellt, um dann auf Therapie, Rehabilitation und Prävention einzugehen.

1. Diagnostische Begriffsbestimmung

Während die ICD-9 (International Classification of Diseases der Weltgesundheitsorganisation) noch von Zwangsneurosen sprach und damit Zwangskrankheit und anankastische Neurose voneinander unterschied, werden in der neueren, überholten und revidierten Form der ICD-10 *Zwangsstörungen* beschrieben. Das US-amerikanische Klassifikationssystem (DSM-IV) spricht von „Obsessive compulsive Disorder". Wesentliche Kennzeichen der Zwangsstörung sind wiederkehrende Zwangsgedanken und Zwangshandlungen. Zwangsgedanken sind Ideen, Vorstellungen oder Impulse, die den Betroffenen stereotyp beschäftigen. Sie sind fast immer quälend, da sie oft gewalttätigen Inhalts oder obszön sind, weil sie als sinnlos erlebt werden und weil die betroffene Person erfolglos versucht hat, Widerstand zu leisten. Sie werden als eigene Gedanken erlebt, selbst wenn sie als unwillkürlich und häufig als abstoßend empfunden werden. Zwangshandlungen oder –rituale sind ständig wiederholte Stereotypien. Sie werden weder als angenehm empfunden, noch dienen sie dazu, an sich nützliche Aufgaben zu erfüllen. Die betroffene Person erlebt sie oft als Vorbeugung gegen ein objektiv unwahrscheinliches Ereignis, das ihr Schaden bringen oder bei dem sie selbst Unheil anrichten könnte.

Zwangsphänomene lassen sich nach ihrem Inhalt und nach ihren Beziehungen zur Angst einteilen. Phänomenologisch kann man nach Inhalt und Form folgende Unterteilung vornehmen:

1. *Zwänge mit gedanklichem Substrat* (Zwangsgedanken, Zwangsbefürchtungen, Zwangseinfälle, Zweifelzwang und Spekulierzwang usw.),
2. *Zwänge mit motorischem Substrat* (Zwangshandlungen wie z.B. Waschzwang, ständiges zwanghaftes Umherlaufen, Wiederholungszwang) und
3. *Zwangsrituale und Zwangszeremonien*, die aus Kombinationen von Zwangsgedanken und Zwangshandlungen zusammengesetzt sind.

Der Kinder- und Jugendpsychiater Knölker (1987) hat Ende der 80er Jahre eine umfassende Habilitationsarbeit über die Zwangskrankheit bei Kindern erstellt und bei 52 Patientinnen und Patienten folgende Häufigkeitsverteilung der Zwangssymptome angegeben:

Zwangshandlungen:	
Zwangsrituale	69%
Waschzwang	54%
Kontrollzwang	52%
Wiederholungszwang	52%
Ordnungszwang	46%
Rückversicherungszwang	23%
Berührungszwang	19%
Zählzwang	19%
Zwanghaftes Überschreiben	15%
Sammelzwang	10%
Andere	13%
Zwangsgedanken:	
Zwangsbefürchtungen	77%
Zwangsvorstellungen	52%
Umschriebene Zwangsgedanken	48%
Zwangsgelübde	23%
Zwangsfluchen, -schimpfen	13%
Andere	8%

Deutlich wird, dass unter den Zwangshandlungen der Waschzwang, der Kontrollzwang, der Wiederholungszwang und der Ordnungszwang ganz im Vordergrund stehen, während bei den Zwangsgedanken die Zwangsbefürchtungen überwiegen.

Nach ihrer Beziehung zur Angst lassen sich die Zwangsphänomene in zwei Gruppen einteilen (Wolpe, 1958):

a) *angstinduzierende Zwangsphänomene*: So litt z.B. eine 16-jährige Patientin unter der Zwangsvorstellung, sie müsste den Schädel von Passanten mit einem Beil spalten. Diese Vorstellung war mit stärksten Ängsten verbunden.
b) *angstreduzierende Zwangsphänomene*: Hier handelt es sich meist um motorische Zwangsstereotypien, die angstreduzierend wirken und ausgeführt werden müssen, weil angstbesetzte Zwangsgedanken oder Zwangsbefürchtungen immer wieder auftreten.

Als diagnostische Leitlinien werden von der ICD-10 folgende Empfehlungen angegeben:

Für eine eindeutige Diagnose sollen wenigstens zwei Wochen lang an den meisten Tagen Zwangsgedanken oder –handlungen oder beides nachweisbar sein; sie müssen quälend sein oder die normalen Aktivitäten stören. Die Zwangssymptome müssen folgende Merkmale aufweisen:

1. Sie müssen für den Patienten als eigene Gedanken oder Impulse erkennbar sein.
2. Wenigstens einem Gedanken oder einer Handlung muss noch, wenn auch erfolglos, Widerstand geleistet werden, selbst wenn sich der Patient gegen andere nicht länger wehrt.
3. Der Gedanke oder die Handlungsausführung dürfen nicht an sich angenehm sein.
4. Die Gedanken, Vorstellungen oder Impulse müssen sich in unangenehmer Weise wiederholen.

Die anankastische zwanghafte Persönlichkeitsstörung (ICD-10: F 60.5) wird nach folgenden Merkmalen bestimmt:

1. Unentschlossenheit, Zweifel und übermäßige Vorsicht als Ausdruck einer tiefen persönlichen Unsicherheit.
2. Perfektionismus, Bedürfnis nach ständiger Kontrolle und peinlich genaue Sorgfalt, die zur Bedeutung der Aufgabe in keinem Verhältnis stehen und bis zum Verlust des Überblicks über die allgemeine Situation führen.
3. Übermäßige Gewissenhaftigkeit, Skrupelhaftigkeit und unverhältnismäßige Leistungsbezogenheit unter Vernachlässigung von Vergnügen und zwischenmenschlichen Beziehungen.
4. Pedanterie und Konventionaliät mit eingeschränkter Fähigkeit zum Ausdruck warmer Gefühle.
5. Rigidität und Eigensinn, wobei anderen gegenüber auf einer Unterordnung unter eigene Gewohnheiten bestanden wird.
6. Andrängen beharrlicher und unerwünschter Gedanken oder Impulse, die nicht die Schwere einer Zwangsstörung erreichen.
7. Bedürfnis nach frühzeitigem, detailliertem und unveränderbarem Vorausplanen aller Aktivitäten.

2. Klinisches Bild: Schweregrad, Situationsabhängigkeit der Symptomatik, differentialdiagnostische Erwägungen

Vorkommenshäufigkeit und Geschlechterverteilung:
Nach Knölker (1987) bewegen sich die Inzidenzraten im kinder- und jugendpsychiatrischen Krankengut meistens zwischen 0,3 und 3%. Vor der Pubertät überwiegen eindeutig die Jungen (Adams, 1973), nach der Pubertät kommt es zu einer weitgehenden Gleichverteilung der Häufigkeit zwischen Jungen und Mädchen.

Schweregrad:
Zwangssyndrome können in ihrem Schweregrad außerordentlich variabel sein. Die Spielbreite reicht von passageren Zwangsphänomenen in Form von

Einschlaf-, Wasch-, Ess-, An- und Ausziehritualen im Kleinkindesalter, die als Probier- und Übungsverhalten zur Angstbewältigung dienen, bis hin zu Zwangskrankheiten mit extremer Ausprägung, bei denen der Patient infolge seiner Symptomatik an den normalen und alterstypischen Lebensvollzügen gar nicht mehr teilnehmen kann.

Situationsabhängigkeit der Symptomatik:
Bei Kindern und Jugendlichen, aber auch bei Erwachsenen ist die Symptomatik des Zwangsgeschehens nicht in jeder Umgebung gleichermaßen ausgeprägt. Sie ist in der gewohnten Umgebung zu Hause meist am deutlichsten vorhanden. In der Stichprobe von Knölker (1987) trat die Zwangssymptomatik in 65% der Fälle ausschließlich zu Hause auf. Die Eltern gaben an, dass sie von ihren Kindern massiv tyrannisiert worden seien. Ausgeprägte zwangsneurotische Entwicklungen sind zu Hause wie tickende Zeitbomben, die den familiären Frieden sprengen. Häufig verschwinden die Zwänge bei einem Umgebungswechsel, treten aber nach einer gewissen Zeit der Anpassung wieder auf.

Assoziierte Symptomatik:
Eine Zwangssymptomatik tritt selten isoliert auf. Sie ist meistens vergesellschaftet mit einer Reihe von anderen Symptomen wie z. B. Ängsten und Phobien, depressiven Verstimmungen, Schlafstörungen, Suizidgedanken, Tics und aggressiven Durchbrüchen. Viele zwangsneurotische Entwicklungen in der Vorpubertät und Pubertät entwickeln sich aus einer auffälligen prämorbiden Persönlichkeitsstruktur, die man, wie bereits ausgeführt, als anankastische Persönlichkeitsstörung umschreiben kann: Die Kinder sind angepasst, ruhig, ängstlich, zurückhaltend, perfektionistisch.

Auslöser der Symptomatik:
Nicht selten lässt sich der Beginn der Symptomatik zeitlich gut festlegen: Ca. zwei Drittel der Patienten oder ihre Eltern beschreiben ein auslösendes Ereignis: sexuelle Erlebnisse, eigene Krankheiten oder Krankheiten in der Familie, Tod, religiöse Erlebnisse etc. Der Zusammenhang von Zwängen mit der Sexualsphäre einerseits und mit religiösen Erlebnissen andererseits wird in der Literatur immer wieder beschrieben.

In der Stichprobe von 52 Patientinnen und Patienten mit Zwangssyndromen im Kindes- und Jugendalter stellte Knölker (1987) folgende Häufigkeitsverteilung der Angstsymptome fest:

Allgemeine Ängstlichkeit	96%
Sozialängste	79%
Versagensängste	69%
Reifungsängste, sexuelle Ängste	67%
Todesangst	56%
Trennungsängste	50%

Dunkelangst	48%
Angst vor Krankheiten	44%
Bestrafungsängste	42%
Religiöse Ängste	36%
Veränderungsangst	29%
Andere	13%

Eine Zwangssymptomatik tritt nicht nur bei der Zwangsneurose auf. Neben der anankastischen Persönlichkeitsstörung finden wir sie bei hirnorganischen Störungen, bei depressiven Syndromen, im Rahmen schizophrener Psychosen sowie bei Tics und beim Gille-de-la-Tourette-Syndrom.

3. Ätiologie und Genese

Eine genetische Disposition für das Auftreten von Zwängen wird angenommen. Nach Strömgren (1967) finden sich unter den Eltern zwangskranker Erwachsener 7,5%, die ebenfalls Zwänge zeigen, unter den Geschwistern 7,1% mit einer Zwangssymptomatik und 5,4% mit besonderer Ängstlichkeit.

Somatische Faktoren:
Knölker fand bei zwei Dritteln seiner Kinder und Jugendlichen mit Zwangsneurosen pathologische EEG-Muster im Sinne einer fronto-temporalen Dysfunktion bzw. einer elektrobiologischen Reifungsverzögerung. Auch andere Autoren (Flor-Henry et al., 1979) postulierten aufgrund von EEG-Untersuchungen eine längs-frontale Dysfunktion bei Zwangskrankheiten. Die biologische Psychiatrieforschung sieht einen Zusammenhang zwischen Zwangssyndromen und Depressionen. Dies betrifft nicht nur das überlappende Auftreten der Kardinalsymptome Depression und Zwang bei beiden Störungsmustern, sondern auch die nachgewiesene Wirksamkeit von Antidepressiva (insbesondere des Clomipramin) bei Zwangsstörungen, was einen beiden Störungen gemeinsamen Mechanismus im Sinne einer Störung der Serotonin-Synthese nahe legt.

Unter lerntheoretischen Aspekten werden Zwänge als stereotype Verhaltensweisen mit Angstreduktionscharakter angesehen (Dollard et Miller, 1950).

Unter psychoanalytischen Gesichtspunkten werden Zwangsphänomene mit der analsadistischen Phase und einer zu frühen Reinlichkeitserziehung in Verbindung gebracht, darüber hinaus mit einer zu frühen Ich-Entwicklung. Nach Freud kommt es bei der Zwangsneurose zu einer Triebentmischung bzw. Trennung der normalerweise eng miteinander verwobenen Sexual- und Aggressionstriebe und zu einer Regression auf die anale Phase.

4. Therapie, Rehabilitation, Verlauf und Prävention

Die Behandlung von Zwangsstörungen wird heute als sogenannte multimodale Behandlung durchgeführt, d.h. entsprechende Interventionen umfassen (laut den Leitlinien zu Diagnostik und Therapie von psychischen Störungen im Säuglings-, Kindes- und Jugendalter) Aufklärung und Beratung der Eltern, des Kindes oder Jugendlichen; Interventionen in die Familie zur Verminderung der Symptomatik mittels familiärer Kontrolle; psychotherapeutische Interventionen und Pharmakotherapie zur Verminderung der Zwangssymptomatik. Familienzentrierte Interventionen haben als dominierende Vorgehensweise eine umso größere Bedeutung, je jünger die Patienten sind. Der Wert dieser Intervention wird auch darin erkennbar, dass psychische Erkrankungen anderer Familienmitglieder in ihrer Beziehung zur Zwangsstörung des Indexpatienten nur in einem solchen Setting reflektiert werden können. Bei der Entscheidung für eine bestimmte Therapiemethode ist zu berücksichtigen, dass sich tiefenpsychologisch orientierte Therapieverfahren im Falle von Zwangserkrankungen bei Kindern und Jugendlichen zwar individuell-kasuistisch als erfolgreich herausstellten, eine empirische Effektivitäts- und Effizienzüberprüfung dieses Ansatzes aber derzeit noch aussteht (vgl. Schütze et al., 2000).

Präpubertäre und frühpubertäre passagere Zwangssymptome haben eine relativ günstige Prognose und können oft ambulant behandelt werden. Um den quälenden Aspekt der Zwangsbefürchtungen oder schweren Zwangshandlungen zu mildern, lassen sich auch bei Kindern geringe Dosen eines milden Neuroleptikums erfolgreich einsetzen.

Bei schwer ausgeprägten Zwangssyndromen bei häufig anankastischer Persönlichkeitsstruktur mit Neigung zur Chronifizierung wird man häufig nicht um einen stationären Aufenthalt herumkommen.

Angesichts der ätiologischen und genetischen Verwandtschaft von Zwangssyndromen mit Depressionen werden Antidepressiva auch bei Kindern erfolgreich eingesetzt. Besonders bewährt haben sich das trizyklische Antidepressivum Clomipramin oder einer der in den letzten Jahren entwickelten selektiven Serotoninwiederaufnahmehemmer. Bei schweren und schwersten Zwangssyndromen haben sich hochpotente Neuroleptika als hilfreich erwiesen. Die medikamentöse Therapie kann in der Regel keine alleinige Abhilfe schaffen, sondern lediglich die Schwere der Symptomatik zurückdrängen, und sollte flankierend eingesetzt werden.

Im stationären Rahmen wird man den auslösenden Aspekten besondere Beachtung schenken und psychotherapeutisch auf die Angst- und Aggressionsproblematik sowie auf die sexuelle Problematik einzugehen versuchen. Da Patienten mit einer Zwangsneurose häufig selbst einen erschwerten Zugang zu ihrer eigenen Gefühlswelt aufweisen, hat es sich als günstig erwiesen, gestalterische und kreative Behandlungsmethoden (z.B. Malen, Gestalten,

Körpertherapie, Musik- und Tanztherapie etc.) in den Therapieplan mit einzubauen. Auch hat sich das Symboldrama (Tagtraumtechnik) des katathymen Bilderlebens insbesondere bei vorpubertierenden Kindern als günstig erwiesen. Unter den verhaltenstherapeutischen Behandlungsmethoden sind die sogenannte Expositionsbehandlung, die Reaktionsverhinderung sowie kognitive Techniken zu nennen.

Grundlage der Expositionsbehandlung ist die sorgfältige Erstellung einer Hierarchie angstauslösender Situationen, auf die vom Patienten üblicherweise mit Zwangsverhalten reagiert wird. Die Exposition selbst kann abgestuft mit zunehmender Angststärke (graduierte Exposition) oder in Form einer Reizüberflutung (sofortige Konfrontation mit intensivsten Angstauslösern) erfolgen.

Die Reaktionsverhinderung gilt den vom Patienten üblicherweise zur Angstreduktion durchgeführten Zwangshandlungen und soll sicherstellen, dass der Patient im Verlauf der massiv belastenden Reizkonfrontation die Situation nicht verlässt.

Kognitive Techniken zielen in Kombination mit Expositionsbehandlungen auf die Minderung der angstinduzierenden Gedanken und auf die kognitive Bewertung derselben. Dabei können folgende Vorgehensweisen zur Anwendung kommen:

- Selbstinduktionstraining, um die Entstehung der Zwangsgedanken zu verhindern,
- „Gedankenstop" zur Vermeidung kognitiver Rituale, insbesondere als Prophylaxe in Stresssituationen,
- „kognitive Umstrukturierung der Bewertungsmuster" und der gedanklichen Schlussfolgerungen des Patienten.

Verlauf:
Knölker (1987) konnte nach einem durchschnittlichem Katamneseintervall von 2 1/4 Jahren vier Verlaufformen unterscheiden:

1. kurze, episodenhafte und längere, krisenhafte Verläufe ohne Restbefund,
2. zwangsneurotische Entwicklungen ohne Restbefund,
3. zwangsneurotische Entwicklungen mit Restbefund oder unveränderter Symptomatik und weiterer Behandlungsbedürftigkeit,
4. Zwangssyndrome mit fraglichem oder definitivem Übergang in eine schizophrene Psychose.
   (Gruppe 1 und 2: 50%; Gruppe 3: 30%; Gruppe 4: 20%).

Als prognostisch günstige Faktoren sind das Fehlen bedeutsamer prämorbider Auffälligkeiten, ein episodischer Verlauf, eine kurze Krankheitsdauer bis zum Therapiebeginn, keine Hinweise auf eine zusätzliche Symptomatik sowie die frühzeitige Einleitung von Therapiemaßnahmen anzusehen.

Im Gegensatz hierzu müssen eine ausgeprägte prämorbide Persönlichkeitsstörung, eine ausgeprägte Intensität der Zwänge mit progredienter Steigerung der Symptomatik, eine hohe Belastung mit Zwängen und Angstsymptomen in der Familie sowie eine Chronifizierung der Symptomatik trotz therapeutischer Intervention als prognostisch ungünstig angesehen werden.

Zur Prävention von anankastischen und zwangsneurotischen Entwicklungen wäre es unter entwicklungspsychologischen Gesichtspunkten wichtig, dass eine zu schnelle, intellektuell betonte Ich-Entwicklung des Kindes vermieden wird: Die Kinder sollten sich bis ins Kindergartenalter hinein im Spiel und in der magisch-mystischen Welt ganz ausleben dürfen, ohne dass sie intellektuell zu früh von den Eltern „abgeholt werden". Insbesondere die Erstgeborenen sind diesbezüglich offenbar etwas gefährdet, da die Eltern sie mit intellektueller Zuwendung überschütten, was angesichts einer sehr frühen Sprachentwicklung bei Erstgeborenen bekannt und belegt ist. Offenbar gibt es aber auch religiöse und gesellschaftliche Einflüsse mit Vorbildfunktion, die eher zu einer zwanghaften Persönlichkeitsstruktur führen: Ein zu streng religiös moralisierendes und die Sexualität abwertendes pädagogisches Verhalten wirkt sich in dieser Beziehung ungünstig aus.

Literatur

Dollard, J.; Miller, N.: Personality and Psychotherapy. An Analysis in Terms of Lerning. Thinking and Culture. McGraw-Hill, New York, 1950.

Flor-Henry, P.; Yeudall, L.T.; Koles, Z.L.; Howarth, B.G. (Hgs.): Neuropsychological and power spectral EEG in vestigations of the obsessive-compulsive syndrome. Biological Psychiatry 14, S. 119–130, 1979.

Knölker, U.: Zwangssyndrome im Kindes- und Jugendalter: Klinische Untersuchung zum Erscheinungsbild, den Entstehungsbedingungen und zum Verlauf. (Beiheft zur Praxis der Kinderpsychologie und Kinderpsychiatrie, Nr. 28), Vandenhoeck u. Ruprecht, Göttingen, 1987.

Meyer, V.: Modification of expectations in cases with obsessional rituals. Behaviour Research and Therapy 4, S. 273–280, 1966.

Remschmidt, H.: Psychiatrie der Adoleszenz. Thieme, Stuttgart, 1992.

Strömgren, E.: Psychiatrische Genetik. In: Gruhle, H., Jung, W.R., Mayer-Gross, W., Müller, M. (Hgs.): Psychiatrie der Gegenwart. 1. Aufl., Bd. I/1 A, Springer, Berlin, 1967.

Wolpe, J.: Psychotherapy by Reciprocal Inhibition. Stanford Univ. Press, Stanford, 1958.

Schütze, G.; Aldenhoff-Zöller, A.; Arndt, H.; Haase, Ch.; Hinrichs, G.; Hobrücker, B.; Kühl, R.; Schmitz, G.: Zwangsstörungen (F 42). In: Leitlinien zu Diagnostik und Therapie von psychischen Störungen im Säuglings-, Kindes- und Jugendalter; herausgegeben von der Deutschen Gesellschaft für Kinder- und Jugendpsychiatrie und Psychotherapie u. a., Deutscher Ärzteverlag Köln, S. 85–96, 2000.

Psychische Entwicklung und Psychose*

Einleitung

Pioniere der Psychiatrie wie Emil Kraepelin (1893) und Eugen Bleuler (1912, 1969) haben versucht, Ordnung in das Chaos psychotischer Störungen zu bringen und Entitäten mit einheitlichen Ursachen, einheitlichem Erscheinungsbild und ähnlichem Verlauf voneinander abzugrenzen. Zweifel am Konzept der Krankheitseinheiten bei der Schizophrenie gab es seitdem immer wieder: So hat Janzarek (1978, 1983) aus seiner strukturdynamischen Sicht dieses Konzept wiederholt kritisiert, und selbst Manfred Bleuler, Sohn des Begründers des Schizophreniebegriffs (Bleuler, 1984), sprach sich gegen eine solche Krankheitseinheit aus. Luc Ciompi (1984) formulierte geradezu häretisch: „Gibt es überhaupt eine Schizophrenie?". Er kann diese provokative Frage stellen, weil seine mit Christian Müller (Ciompi u. Müller, 1976) publizierte Studie zum Langzeitverlauf der Schizophrenien deutlich machte, dass es einen einheitlichen Verlauf bei dieser Erkrankung nicht gibt, dass eine chronische Entwicklung in erster Linie als eine Art von psychosozialem Artefakt verstanden werden muss. Lempp (1984) sprach in Anlehnung an Koukkou und Lehmann (1980) von der Schizophrenie als einer funktionellen Regression im Sinne einer bereitliegenden Reaktionsweise. Seiner Meinung nach ist jeder Mensch grundsätzlich schizophreniefähig, nicht weil er davon befallen werden könne, sondern weil er von vornherein die Fähigkeit zu schizophrenem Denken und Erleben in sich trage. Lempp (1984) argumentiert, jeder Mensch sei so strukturiert, dass er auch schizophren zu denken und zu erleben vermöge, weil er schon in seiner Kindheit und jede Nacht im Traume so gedacht und erlebt habe bzw. noch denke und erlebe.

Während die Psychoanalyse seit langem eine gestörte Mutter-Kind-Interaktion als eigentliches psychotisches Agens postuliert, hat insbesondere erst Lempp (1984, 1992) neuere entwicklungspsychologische und -pathologische Erkenntnisse mit herangezogen, um eine umfassendere Schizophrenietheorie aufzustellen. Diese Entwicklung erfolgte bereits vor zehn Jahren. Mittlerweile ist es zu einem Brückenschlag zwischen psychiatrischen, psychoanalytischen und entwicklungspsychologischen Gedankengängen in Bezug auf die

* Überarbeiteter Vortrag, gehalten im Rahmen des 51. Psychotherapie-Seminars in Freudenstadt am 22.09.1994 und überarbeitete Publikation: Klosinski, G.: Psychische Entwicklung und Psychose. In: Schneider, H. (Hg.): Die frühe Kindheit. 51. Psychotherapie-Seminar Freudenstadt. Mattes-Verlag Heidelberg. S. 95–109; 1995.

Genese schizophrener Entwicklungen gekommen. Wir müssen Abschied nehmen von der Vorstellung, dass es die schizophrenogene Mutter, den Schizokokkus oder die spezifische pathognomonische Hirnstörung gibt.

Im Folgenden sollen entwicklungspsychologische und -pathologische Aspekte, die Lempp (1984, 1992) für seine Theorie der Schizophrenieentwicklung herausgearbeitet hat, sowie die wesentlichen Aspekte der psychoanalytischen Schulen von Margret Mahler (1985), Melanie Klein (1962) und Winnicott (1952) nachgezeichnet werden. Kurz wird auch auf das Dreiphasenmodell Ciompis zum Langzeitverlauf psychotischer Phänomene eingegangen, da Ciompi systemische Ansätze mit psychoanalytischen und neurobiologischen Ansätzen in besonderer Weise verbindet. Ferner soll auf die nicht selten einmalig in der Pubertät auftretenden psychotischen Phänomene hingewiesen werden, die aber keineswegs in eine schizophrene Entwicklung einmünden müssen.

1. Entwicklungspsychologische und -pathologische Aspekte

Für Lempp ist die Frage nach Entwicklung, Aufbau und Struktur eines Realitätsbezuges von zentraler Bedeutung in der Schizophrenieforschung. Während Piaget (1975) den kognitiven Aspekt beim Aufbau des kindlichen Weltbildes in den Vordergrund rückte, hat Oerter (1984) die Bedeutung der Emotionen als eine wesentliche Komponente des Gegenstandsbezuges herausgearbeitet. Lempp (1984) bezieht sich in seiner Theorie vornehmlich auf Oerter (1984), der beim Kind drei verschiedene Beziehungsformen zum Gegenstand unterschied:

a) die Beziehung zu Gegenständen mit subjektiver Valenz (auf der Ebene der Ungeschiedenheit von Subjekt und Objekt ist – so Oerter – die Valenz des Gegenstandes ausschließlich seine Verfügbarkeit, sein Nutzen, sein Effekt für das Subjekt selbst),
b) die objektive Valenz (sie ist unabhängig vom Subjekt und seinen augenblicklichen Gefühlen, Bedürfnissen und Vorlieben. Diese objektive Valenz erhält der Gegenstand durch die Funktion, die ihm von Kultur und Gesellschaft zugedacht ist) und
c) die abstrakte Valenz.

Für Lempp (1984) ist die von Oerter (1984) beschriebene subjektive Valenz in den Beziehungen zu den Objekten gleichbedeutend mit dem, was Emil Bleuler (1912) als das „autistische Denken“ bezeichnet hat. Logisches Denken, so Lempp, entspräche dann den Beziehungen zu den Gegenständen objektiver Valenz. Koukkou und Lehmann (1980) haben mit ihrem „Zustands-Wechsel-Modell“ ein Hirnfunktionsmodell vorgestellt, das die Traumbildung durch psychophysiologische Mechanismen erklärt, ohne spezielle Traumprozesse zu postulieren. Im Gedächtnis, so die Autoren, seien auch die Denkstrategien, die etwa in der Kindheit gespeichert wurden, fixiert und im jeweils entsprechend funktionellen Zustand, also etwa im Traum, abrufbar. Im Schlaf fluktuiere der Erwachsene zwischen verschiedenen funktionellen Zuständen, die Ähnlichkeiten mit wachen funktionellen Zuständen der Kindheit haben. Der Erwachsene könne somit im Schlaf auch Denkstrategien früherer Entwicklungsstufen benutzen. Die Autoren sprachen dabei von funktioneller Regression. Lempp (1984, 1992) leitet daraus ab, dass alogisches, magisch-mystisches Denken, wie es bei den Kindern in der Vorschulphase anzutreffen ist, grundsätzlich auch bei den Erwachsenen noch möglich ist, wenn auch nur im Traum oder in besonderen Situationen. Der Erwachsene lebe in einer Hauptrealität, während das Kind in der Spielphase und in der magisch-mystischen Phase doch sehr in einer Nebenrealität verhaftet sei und erst langsam die Hauptrealität, d.h. den Bezug zur Erwachsenenwirklichkeit, aufbaue. Für den Aufbau eines Realitätsbezuges spiele, so Lempp (1984), aber wohl die Fähigkeit eine besondere Rolle, zwischen den Wertigkeiten der kognitiv und emotional erfahrenen und fixierten Informationen zu unterscheiden, d.h. für das Kind: zu unterscheiden zwischen Haupt- und Nebenrealität, zwischen der Gegenstandsbeziehung subjektiver und objektiver Valenz. Dies entspräche wohl weitgehend dem, was Conrad (1966) bei Wahnkranken als die Fähigkeit bzw. die fehlende Fähigkeit zum „Überstieg" bezeichnet hat. Für Lempp (1984) ist die Schizophrenie eine Realitätsbezugsstörung: Der Überstieg von der kindlichen Nebenrealität in die erwachsene Hauptrealität gelinge nicht mehr. Der Aufbau des Realitätsbezuges hänge – so Lempp (1984) – im Wesentlichen von drei Faktoren ab:

1. *von der kognitiven Potenz*, die Umweltreize differenziert und sicher aufzunehmen, zu analysieren und zu speichern, d.h. von einem funktionstüchtigen sensorischen Aufnahmeapparat. Der Begriff der Teilleistungsstörungen sei weitgehend identisch mit den Basisstörungen Schizophrener.
2. *von der Umweltinformation*: Der Aufbau des Realitätsbezuges sei vor allem dadurch bestimmt, welche Informationen das Kind in den entscheidenden ersten Lebensjahren von seiner Umwelt erfährt, insbesondere, ob diese Informationen hinreichend konstant und redundant sind, um ein sich durch Wiederholung immer wieder bestätigendes Bild von der Umwelt zu bekommen.
3. *von den affektiven Bindungen*: Die emotionale Beziehung des Kindes zu seiner unmittelbaren Umwelt in den ersten Lebensjahren sei wahrscheinlich die Voraussetzung dafür, dass das Kind sich auch in seinen Nebenrealitäten hinreichend sicher fühlt.

Lempp (1984) verweist auf den Ansatz von Ciompi (1982), der kognitive Entwicklungen in Verbindung mit der affektiven Entwicklung sieht und zur

„Affektlogik“ verbindet. Logischerweise sei damit die Störung beim Aufbau eines Realitätsbezugs durch folgende Faktoren bestimmt:

a) durch eine erbliche Belastung, die wahrscheinlich mit einer Vererbung von Teilleistungsstörungen oder Basisstörungen gleichzusetzen sei,
b) durch Faktoren, die erworbene Teilleistungsstörungen hervorrufen können, insbesondere Störungen der frühen Gehirnentwicklung während der Schwangerschaft, Geburt und Nachgeburtszeit, die zu einer minimalen cerebralen Dysfunktion oder zu einer leichtgradigen frühkindlichen Hirnschädigung führen,
c) durch negative familiäre und soziale Umweltfaktoren, die die Stabilität und Gleichmäßigkeit der Umweltinformation ernstlich beeinträchtigen können; hierzu würden auch die Familienbeziehungsstörungen im Sinne von Bateson u. a. (1969) gehören.

Lempp (1984) kommt zu folgendem Schluss: „Daraus kann die Feststellung abgeleitet werden, daß kein Grund vorliegt, anzunehmen, die Schizophrenie müsse eine gewissermaßen von außen an den Menschen herangetragene Krankheit sein, welche eine grundsätzliche Änderung der Gehirnfunktionen zur Folge habe. Es ist vielmehr die Feststellung begründet, daß jeder Mensch grundsätzlich schizophreniefähig ist, nicht weil er davon befallen werden kann, sondern weil er von vornherein die Fähigkeit zu schizophrenem Denken und Erleben in sich trägt. Er ist von vornherein so strukturiert, daß er auch schizophren zu denken und zu erleben vermag, weil er schon in seiner Kindheit und weil er jede Nacht im Traum so gedacht und erlebt hat, bzw. noch denkt und erlebt.“

Für Lempp (1984, 1992) gibt es eine frühkindliche Psychoseform, den frühkindlichen Autismus, der durch kognitive Störungen bedingt ist. Die leichtere Form, der Aspergersche Typ des Autismus (autistische Psychopathie), neige in der Vorpubertät und Pubertät zu einer Dekompensation und zu einem Übergang in eine typische schizophrene Psychose. Es gebe demzufolge fließende Übergänge vom frühkindlichen Autismus zur Schizophrenie. Der Unterschied zwischen den später in eine schizophrene Symptomatik hineindekompensierenden Autisten vom Typ Asperger und einer schizophrenen Erkrankung liege darin, so Lempp (1984), dass bei den frühkindlichen Autisten der Aufbau des Realitätsbezuges primär und von vornherein, also von früher Kindheit an, gestört und unvollständig gewesen sei und ein normaler und stabiler Realitätsbezug nie habe aufgebaut werden können, wogegen bei den schizophrenen Erkrankungen zunächst – zumindest scheinbar – ein normaler Realitätsbezug aufgebaut werde und es erst zu einem späteren Zeitpunkt, in keinem Fall jedoch vor dem siebten Lebensjahr, zu einem sekundären Verlust des Realitätsbezuges, zunächst in Teilbereichen, komme. Nach der Schizophrenietheorie von Lempp (1984) ist eine Psychose erst nach dem siebten Lebensjahr möglich, weil der Realitätsbezug erst dann so weit aufgebaut ist, dass er auch wieder verloren gehen kann. Hingegen sei bei dem autistischen Kind die kognitive Erfassung und die Differenzierung der Umwelt von vornherein mehr oder weniger stark gestört. In leichteren Fällen komme es beim Autismus unter starker rigider Einengung auf beschränkte Bereiche der gemeinsamen Realität zu einer starken Geltung der Nebenrealität, wobei dem Kind der Wechsel nur in einer beschränkten Zahl von Situationen ohne weiteres möglich sei. Die Anpassung an die Umwelt sei stark eingeschränkt.

Wenn Lempp (1984) postuliert, dass grundsätzlich jeder Mensch schizophreniefähig sei, so gilt dies primär wohl nur für die Psychosefähigkeit. Lempp (1984) vernachlässigt, dass es sich bei der Schizophrenie um eine Verlaufsdiagnose handelt, und geht nicht darauf ein, dass psychotisches Erleben nicht eindeutig abzugrenzen ist von psychischen Ausnahmezuständen, die ein Großteil der Bevölkerung im Laufe seines Lebens durchmacht: Besonders in der Pubertät kommt es z.B. zu Depersonalisations- und Derealisationsphänomenen, zum Pubertätsoneiroid, zu außerordentlichen, ungewöhnlichen „peak experiences“, die für die Jugendlichen eine völlig neue Qualität des Erlebens darstellen, sie mitunter überwältigen und aus der Alltags-Hauptrealität in eine „Nebenrealität“ herausreißen. Das Wesentliche ist dabei aber, dass der Überstieg zurück in die Hauptrealität immer wieder stattfindet. Hierauf soll später noch näher eingegangen werden.

2. Psychoanalytische Theorien über die Psychose

Während Lempp (1984) eine schizophrene Erkrankung in der frühen Kindheit mit Ausnahme des frühkindlichen Autismus in Frage stellt, herrscht insbesondere im Bereich der französischen psychoanalytischen Richtung um Lebovici u.a. (1994), Lacan (1959) und Melanie Klein (1973) die Auffassung, dass es eine psychotische Erkrankung in der frühen Kindheit sehr wohl gibt. Auch das DSM-IV der American Psychiatric Association von 1994 beschreibt eine pervasive Störung der Entwicklung, bei der es sich nicht einfach um eine Entwicklungsverzögerung, sondern um eine qualitativ abnorme Entwicklung handelt, die den frühkindlichen Autismus, „atypische Kinder“, symbiotisch-psychotische Kinder und die Kindheitsschizophrenie miteinschließt. Neben diesen pervasiven Störungen der Entwicklung in der *frühen Kindheit* gibt es noch die *pervasiven Entwicklungsstörungen der Kindheit* – Krankheitsbilder, die zwischen dem 30. Monat und dem zwölften Lebensjahr entstehen, bei denen zwar keine Halluzinationen, Denkstörungen oder Wahnerscheinungen nachzuweisen sind, die aber durch eine massive und anhaltende Beeinträchtigung der sozialen Beziehungsfähigkeit und mindestens drei der folgenden Punkte gekennzeichnet sind: plötzliche, übermäßige Angstattacken, eingeengte oder unangemessene Affekte, Widerstand gegen jegliche Veränderung in der Umgebung, auffällige Motorik, sprachliche Auffälligkeiten, Über- oder Unterempfindlichkeit für sensorische Reize und Automutilation. Mit pervasiv ist gemeint: die gesamte psychische Organisation durchdringend. Die Kernstörung liegt nach Margret Mahler (1972) in einem Defekt des Kindes, sich das mütterliche Prinzip nutzbar zu machen.

Das Neugeborene kommt in der Regel mit einem Signalapparat zur Welt, der die Herbeirufung und Verwendung der Mutter ermöglicht. Laut Mahler (1972) ist der gegenseitige Austausch von Signalen zwischen Säugling und Mutter das wichtigste Requisit einer normalen Symbiose. Bei fehlendem oder inadäquatem frühen Austausch von emotionalen Signalen zwischen Säugling und Mutter wird die Entwicklung des libidinösen Potentials erschwert, die Entwicklung des aggressiven Potentials hingegen erleichtert. Damit entsteht nach Mahler (1972) schließlich eine maligne Transformation: Wo zärtliche Gefühle mobilisiert werden, wird das Kind feindlich und angriffslustig. Die Kinder würden infolge der unmöglichen Identifikation mit den psychischen Funktionen der Mutter ein Unvermögen in der Steuerung und Regulation von desorganisierten Affekten entwickeln und seien prädisponiert für heftigste Ängste. Sie würden Düsteres ohne Entlastung erleben und dabei ein Gefühl von Selbstkontinuität verlieren. Die primäre Unfähigkeit des psychotischen Kindes, die Mutter als katalysierendes Agens für die eigene Homöostase zu nutzen, sei entweder erblich-konstitutionell bedingt, d.h. angeboren (z.B. Defekte in der primären Wahrnehmungsfähigkeit, der Neutralisierung von Trieben oder der Regulation organismischer Panik), oder sie werde im Sinne einer Ergänzungsreihe in den ersten extrauterinen Lebenstagen erworben. „Insoweit das psychotische Kind sich seine Mutter nicht in üblicher Weise nutzbar machen kann, muß es zu anderen Methoden Zuflucht nehmen, um am Leben zu bleiben" (Mahler, 1972). Während es beim autistischen Kind zu keiner nennenswerten Differenzierung zwischen einem Innen- und einem Außenraum komme, zwischen einem Selbst und einem Objekt, bleibe beim symbiotisch-psychotischen Kind ein Gewahrsein bestehen, dass z.B. Hunger von innen, Befriedigung von außen komme. Laut Mahler (1972) besteht für ein symbiotisch-psychotisches Kind die Notwendigkeit einer organisierten Abwehr gegen Panik, Desintegration und Verwirrung. So genannte Erhaltungsmechanismen hierzu seien die Deanimation, die Devitalisierung, die Dedifferenzierung und die Triebentmischung. Diese Erhaltungsmechanismen dienten der Abwehr gegen archaische, undifferenzierte Objektbindungen. Bürgin (1984) führt hierzu näher aus: „Denn negativ-projektiv aufgeladene, chaotische Repränsentanzen des Partialobjektes ‚Mutter' müssen ferngehalten und mittels stürmischen, aggressiv-ausstoßenden Modalitäten unschädlich gemacht werden, damit das bißchen Differenzierung und Integration im Ich nicht zugleich wieder zerstört wird. Restitutive Ersatzbildungen lassen schließlich nur noch Bindungen zwischen Verschmelzungsprodukten von Teil-Selbst- und Teil-Objekt-Repräsentanzen zu. Solche verklumpte Teil-Objekt-Repräsentanzen ziehen nun alle libidinösen und aggressiven Impulse auf sich, werden mittels den Mechanismen der Devitalisierung und Deanimierung zum stereotyp gebrauchten ‚psychotischen Fetisch', einem psychotischen Äquivalent des Übergangsobjektes." Laut Bürgin (1984) dient der Aufbau pathologischer Strukturen dem Versuch, die Vernichtungsangst zu bannen. Die Reifung und Entwicklung der so genannten primär-autonomen Ich-Funktionen werde, infolge der Interrelation von Ich-Entwicklung und Objektbeziehung, durch diese restitutiven Ersatzbildungen beeinträchtigt, zersetzt. Die Ich-Entwicklung laufe verzerrt ab. Der so dringend gesuchte Dialog werde zum aktiven Nichtdialog pervertiert.

Der Verlust der intrauterinen Geborgenheit und die Mangelausstattung des Säuglings machen die Mutter-Kind-Symbiose zu einer biologischen Notwendigkeit. Mahler (1972) postulierte daher die Hypothese der Universalität des symbiotischen Ursprungs des Menschen. Der Symbiose als vom Säugling erlebbarer Phase gehe allerdings die autistische, weitgehend objektlose Phase voraus. In dem monadischen System sei einzig das Körperinnere libidinös besetzt. Eine angeborene, autonome Wahrnehmungsfähigkeit des primitiven Ichs lasse die Ablagerung von reizbedingten Erinnerungsspuren zu. Spannungen und Reizüberflutungen könnten nur durch die Bemutterung erträglich gemacht und schließlich so konstruktiv verändert werden, dass es zwischen der dritten und vierten Lebenswoche zu einer Reifungskrise, „dem Bersten der autistischen Schale", komme. In der symbiotischen Phase verhalte sich das Kind so, als ob es selbst und seine Mutter ein omnipotentes System mit gemeinsamen Grenzen wären, eine halluzinatorische somatopsychische Funktion mit der Mutter. Diese sei nun Partialobjekt, habe Schutzschildfunktion und stelle vor allem den „spiegelbildlichen Bezugsrahmen" dar, in dem sich erste Körper-Ich-Repräsentanzen durch Besetzungsverschiebungen von der Enterozeption auf Sensorioperzeption ergeben. Gerade hier liege nun die Kernstörung, die zur späteren Psychose führe. Mahler (1972) begründet dies in ihrer Haupthypothese, der Symbiosetheorie der Psychosen, folgendermaßen: „Die symbiotische Beziehung ist bei der Psychose entweder ernsthaft gestört oder fehlt ganz. Die Kernstörung ist daher Defizienz, oder ein Defekt in der Nutzbarmachung des mütterlichen Partners durch das Kind während der symbiotischen Phase und seine daraus folgende Unfähigkeit, die Repräsentanz des mütterlichen Objekts zum Zweck der Polarisierung zu verinnerlichen. Kurzum, der Kern der kindlichen Psychose liegt in einer fehlerhaften oder mangelnden Individuation. Identitätsbildung setzt Strukturierung des Ichs und Neutralisierung der Triebe voraus. Die zur Individuation führenden Schritte werden durch Wahrnehmungsprozesse vermittelt, die sich um die Suche nach dem bedürfnisbefriedigenden Objekt drehen."

Bei Melanie Klein (1930) wird das Ich schon von Geburt an als ein Funktionsträger psychischer Aktivität angesehen, die Urphantasien seien an Partialobjekte gebunden, die mit den Eigenschaften „gut – böse", oder besser gesagt, „angenehm – unangenehm" qualifiziert würden. Die Dialektik der guten und bösen Objekte und die Entwicklung vom Partialobjekt zum ganzen Objekt werden von Melanie Klein (1930) in Entwicklungsstadien – in Positionen – gefasst. Positionen deshalb, weil es sich dabei um umschriebene Integrationsstufen von Objektbeziehungen, Ängsten und Abwehrhaltungen handelt, die fortbestehen und im Rahmen einer Regression wieder eingenommen werden können. Melanie Klein (1930) postuliert eine „frühe, paranoid-schizoide Position" (einen angeborenen frühkindlichen Sadismus zur Welt, der sich von der Aktivität des Todestriebes herleite), die dann etwa im vierten Lebensmonat von der „depressiven" Position abgelöst werde. Die Angst der paranoid-schozoiden Position, nämlich verunsichert, zerstört, zerstückelt zu werden, mache der Angst Platz, der Mutter beraubt zu werden und sie zu verlieren. In ihr finde die Trennung zwischen Subjekt und Objekt statt, in der Gewissheit um die guten introjizierten Idealobjekte könne das Kind ganze Objekte (wie z.B. die Mutter) erfassen, die zugleich Quelle des Guten und des Bösen seien. Der Mutter gegenüber spiele sich nun ein ständiger Kampf zwischen Zerstörungstrieb und Wiedergutmachung ab; die depressive Angst des Kindes bestehe in der phantasierten Zerstörung des geliebten Objektes durch sadistische Triebregungen. In der Höchstblüte dieses Sadismus (die dem Ende der oralen Phase entspreche) könnten derart hohe Angstquanten freigesetzt werden, dass sämtliche Abwehrmechanismen versagen würden. Durch ein malignes Wechselspiel zwischen Projektion und Introjektion sehe sich das Ich zuletzt von einer Außenwelt des Schreckens bedroht, gleichzeitig aber auch von inneren bösen Objekten verfolgt. In dieser Situation schirme sich das Ich durch Absperrung von der Außenwelt mittels Flucht zum guten inneren Objekt ab; die Projektion werde aufgegeben, es komme zu einer Fragmentierung des Ichs und seiner Objekte. Die Beibehaltung dieses Abwehrmodus stelle den Fixierungspunkt für spätere Psychosen dar.

Laut Manzano et al. (1983) führt die Zukunft psychotischer Kinder nur selten zu einer Schizophrenie. Defektzustände mit schwerer geistiger Retardierung (vor allem bei autistisch-psychotischen Kindern) oder die Entwicklung narzisstischer und schizoider Persönlichkeitsstörungen (vor allem bei Kindern mit symbiotisch-psychotischen Störungen) seien bedeutend häufiger.

Nach Stork (1994) legt die französische Kinder- und Jugendpsychiatrie (u.a. Lebovici, Diatkine et al., 1994) beim frühkindlichen Autismus und der kindlichen Psychose weniger Gewicht auf erbgenetische und hirnorganische Faktoren. Beide (frühkindlicher Autismus und kindliche Psychose) würden zwar gleichermaßen einer psychotischen Grundstruktur unterliegen, dafür aber von Anfang an verschiedene Bearbeitungsmechanismen aufweisen. Das Ergebnis – so *Stork* (1994) – seien entweder defizitäre Psychosen (bei uns eher als geistige Behinderung oder im besten Falle als Pseudodebilität bekannt) oder dysharmonische Psychosen. Die dysharmonischen Psychosen – auch Präpsychosen genannt (s. Diatkin: Psychiatrie de l' Enfant, 1970–1980) – würden Entwicklungsformen bezeichnen, bei denen, zumeist die Krudität der psychotischen Phantasmatisation und die Vorherrschaft des Primärprozesses durch kognitive Prozesse auf umgrenzte Symptombildungen reduziert worden seien.

Es ist sehr eindrücklich zu erleben, wie die Kinder- und Jugendpsychiatrievertreter in der Ost- und Westschweiz unter dem gleichen klinischen Bild zwei völlig verschiedene Diagnosen stellen: Die Befürworter der minimalen cerebralen Dysfunktionstheorie beschreiben Kinder mit Wahrnehmungsstörungen, Kontaktstörungen und zahlreichen Hirnfunktionsstörungen (Teilleistungsstörungen) als sogenannte IPOS-Kinder (Infantiles Psycho-Organisches-Syndrom), während die gleichen Kinder von Melanie Klein-Anhängern der französischsprachigen Schweiz als präpsychotische und psychotische Kinder angesehen werden. So wird sadistisches Verhalten einerseits als mangelnde Empathie und Ausdruck einer Wahrnehmungsverzerrung gedeutet, andererseits als primitive Abwehrformation eines psychotischen Kindes!

Stork (1994) weist ebenfalls auf diese polare Sichtweise hin und zieht für sich den Schluss, dass z. B. in der Schizophrenie-Theorie Lempps Kenntnisse über Psychogenese und Psychodynamik keine gebührende Berücksichtigung finden. Weiter kommt er zu dem Schluss, dass es sich in der Gegenüberstellung der deutschen und französischen Kinderpsychiatrie in Bezug auf die kindlichen Psychosen um zwei verschiedene Weltanschauungen von Menschen handelt. Stork (1994) negiert die Studien von Ciompi (1981, 1982, 1984) zur Schizophrenie, d. h. das von ihm entwickelte Modell der Affektlogik. Hierauf soll im weiteren Verlauf eingegangen werden.

3. Das Dreiphasenmodell einer Langzeitentwicklung psychotischer Phänome nach Luc Ciompi (1984)

Ciompi (1984) entwickelte in Bezug auf die Langzeitentwicklung psychotischer Phänomene ein Dreiphasenmodell mit einer prämorbiden ersten Vorphase, einer zweiten Phase, in der produktiv-psychotische Störungen akut auftreten, und einer dritten Phase, in der es zu einer Modifizierung in Form von vorwiegend unproduktiv-negativen Zustandsbildern komme.

– Die *erste Phase* beginne entsprechend Piaget (1976) bereits mit dem progressiven Aufbau von sensorisch-motorischen und dann kognitiven, internalisierten Schemata auf der Basis von angeborenen Reflexen. Die psychischen Strukturen und die Entwicklung insgesamt könnten als Aufbau eines hierarchisierten Gefüges von affektiv-kognitiven Bezugssystemen verstanden werden. Solche ersten, fundamentalen, aus Teilelementen allmählich zusammenwachsenden Bezugssysteme beträfen namentlich die wichtigsten Bezugspersonen (meist die Mutter) und, parallel dazu, das Kind selbst. Diese Bezugssysteme bildeten sich später zu konstanten „Selbst- und Objektrepräsentanzen" im Sinne der modernen analytischen Ich-Psychologie aus. Es würden Denk-, Fühl- und Verhaltensprogramme oder affektiv-kognitive Bezugssysteme in Form von typisch offenen, homöostatisch geregelten Systemen aufgebaut. Sie würden sich selbst in der Aktion äquilibrieren, d.h. sich im handelnden Erleben im Laufe der kindlichen Entwicklung Stufe um Stufe durch Assimilation und Akkommodation an die Außenwelt aufbauen und damit den so wichtigen Realitätsbezug herstellen. Die möglichen Störungen dieser Entwicklung seien vielfältig. Sie würden schließlich zu jener prämorbiden Vulnerabilität mit Beeinträchtigungen der Informationsverarbeitung führen, die heute von zahlreichen Autoren (Zubin und Spring, 1977; Süllwold, 1983; Ciompi, 1981, 1982 u. 1983) als wichtigste Voraussetzung einer schizophrenen Psychose angesehen werden. Ein erster, nicht immer nachweisbarer Stellfaktor sei genetisch. Psychophysiologische Befunde, die vorwiegend aus den prospektiven, so genannten „High-Risk-Studien" bei Kindern Schizophrener stammen (Mednick und Schulsinger et al., 1978) sprächen dafür, dass es sich dabei um etwas recht Einfaches und Unspezifisches, so z.B. um eine durch Enzymdefekte verursachte neuronale Übererregbarkeit handeln könnte. Im gleichen Sinne müssten erworbene Hirnschäden von der Art des frühkindlich-psychoorganischen Syndroms wirken. Parallelen bestünden zwischen kognitiven Teilleistungsstörungen bei Kindern mit MCD-Syndrom und bei erwachsenen Schizophrenen mit so genannten Basisstörungen. Die prämorbide Vulnerabilität erscheine heute als Resultante des komplexen Wechselspiels zwischen dem biologischen Substrat und der gesamten einlaufenden Information im weitesten Sinne. Laut Ciompi (1984) kommen als konstituierende Elemente einer prämorbiden Informationsverarbeitungsstörung bei Schizophrenen vom biologischen bis zum psychosozialen Pol u.a. die folgenden, zum Teil voneinander abhängigen Faktoren in Betracht: genetisch bedingte Enzymdefekte, neuronale Übererregbarkeit, verminderte elektrophysiologisch-neuronale Habituation, prä- und perninatale cerebrale Schädigungen, prägende frühkindliche Störungen der Mutter-Kind-Beziehung, widersprüchliche und zweideutige familiäre Kommunikationsmuster, abnorme Familienkonstellationen sowie schicht-, zeit- oder situationsspezifische soziale und kulturelle Einflüsse.

- In der *zweiten Phase*, d.h. beim Auftreten von akuten produktiv-psychotischen Erscheinungen, komme es gemäß den Befunden der „life-events-Forschung" zumindest statistisch klar zu kritischen Überforderungssituationen eines vulnerablen Informationsverarbeitungssystems. Bevorzugt in Perioden und Situationen, die wichtige affektiv-kognitive Umstellungen und Neuanpassungen erfordern (Pubertät, Ablösung von den Eltern, Berufs- und Partnerwahl, Schwangerschaft und Geburt, Umzug, Krankheit, Stellen- oder Berufswechsel etc.), könne es bei Menschen mit der beschriebenen Verletzlichkeit überdurchschnittlich rasch zu einem fortwährenden Spannungsanstieg bis hin zum Umkippen in florid-psychotische Denk-, Fühl- und Verhaltensweisen kommen. Gewöhnliche Spannung, Angst, Irritation, Verwirrung und Ambivalenz können sich unter geeigneten Umständen offenbar praktisch bei jedermann, allerdings mit individuell sehr verschiedenen Stellenwerten, bis zu Depersonalisations- und Derealisationsphänomenen und schließlich sogar bis zu wahnhaft und halluzinatorisch projektiven Erscheinungen steigern. Schizophreniegefährdete Menschen würden sich damit vom Durchschnitt in erster Linie durch eine abnorm geringe „Kanalkapazität" des informationsverarbeitenden Systems unterscheiden.
- In der *dritten Phase*, der eigentlichen Chronifizierung, komme es zu fixierten Gegenregulationen überschießender Art: Anstelle der ursprünglichen Aufregung, der labilen Hyperemotivität und der expansiven Hyperaktivität herrschten nun Gleichgültigkeit und Gefühlsverflachung, Rückzug in winzige, überschaubare Lebensbereiche sowie ängstliche Abwehr jeden Wechsels mehr und mehr vor. Dies könne als kompensatorische Vermeidungsstrategie gegen neuerliche Überforderungen aufgefasst werden. Je harmonischer und besser angepasst die Ausgangspersönlichkeit, je akuter der Beginn, je produktiver und spektakulärer das anfängliche klinische Bild und je phasischer der Verlaufstypus war, desto besser war in der Untersuchung von Ciompi und Müller (1976) statistisch die langfristige Entwicklung.

4. Bemerkungen zur psychotischen Erlebnisfähigkeit des Menschen

Wie bereits angemerkt, postuliert Lempp (1984) eine generelle Schizophreniebereitschaft eines jeden Menschen. Lempp (1984) differenziert hierbei nicht zwischen Psychose und Schizophrenie; letztere sollte nach Meinung des Schreibers lediglich als Verlaufsdiagnose gestellt werden. Psychotisches

Erleben ist hingegen experimentell durch längerfristige sensorielle Deprivation möglich (Bunker- und Samadhi-Tank-Experimente).

Bekannte Phänomene, die der Einzelne aber zum ersten Mal erlebt hat, können psychotische Qualität annehmen, z.B. Hochgefühle in der Pubertät, Peak-Experiences, erste sexuelle Erfahrungen, Meditationserlebnisse mit Derealisations- und Depersonalisationsphänomenen oder Phänomene des Mental-Imagery (jegliches primär-prozesshaftes Denken wie z.B. bei der Oberstufe des Autogenen Trainings, beim Katathymen Bilderleben etc.). Insbesondere im Rahmen von religiösen Erfahrungen kommt es zu außerordentlichen Erlebnissen mit Evidenzcharakter, die eine völlig neue Dimension erschließen. Eggers (1973) prägte den Begriff der Parapsychosen, die sich von der klassischen Schizophrenie durch ihre Flüchtigkeit unterscheiden.

Hypnagoge Halluzinationen und so genannte „Klar-Träume" (der Träumende wird kurz vor dem Aufwachen der Tatsache gewahr, dass er träumt, der Traum läuft aber weiter, der Träumende registriert ihn, ist damit Beobachtender und Handelnder in einem!) werden von den Betreffenden unter Umständen als überwältigendes, eigenartiges, fremdes, ich-dystones Erlebnis im Sinne einer „Verrücktheit" mit psychotischem Einschlag wahrgenommen, ohne dass hieraus je eine schizophrene Entwicklung entsteht. Auch Phänomene der Hypnose und der Trance können als Grenzbereiche zum Psychotischen erlebt werden. Lempp (1984) sprach davon, dass der Überstieg von der Nebenrealität in die Hauptrealität beim Psychotiker fehlt. Lediglich die künstlerischen Menschen hätten sich diese Fähigkeit bewahrt. Hierzu ist zu sagen, dass in der Vorpubertät ein Tag-Träumen, ein Abdriften in Phantasiebereiche und kurzfristiges Abschalten, ein „Träumen" relativ häufig vorkommt, ohne dass hierbei der Ausstieg aus dieser Nebenrealität in die Hauptrealität gefährdet wäre. Der psychotische Mensch ist in der Nebenrealität weitgehend gefangen, kann nicht mehr aussteigen, während viele künstlerisch tätige Menschen und sensible Persönlichkeiten ein Eintauchen in die Bilderwelt ihrer Seele, in primär-prozesshaftes Denken durchaus willentlich herbeiführen können im Sinne eines Sich-Verlierens, ähnlich wie ein Kind sich im Spiel verliert und Zeit und Raum vergisst. In psychischen Ausnahmesituationen kommt es dann wohl auch zu Phänomenen, die ganz ähnlich sind wie solche, die unter Halluzinogenen auftreten: Lebenspanoramaerlebnisse bei Menschen, die Todeserlebnisse hatten, sind ein Beispiel hierfür.

Abschließend ist festzustellen, dass psychoseähnliches Erleben in seiner ganzen Vielfalt auch im Alltagsleben vorkommt, dass viele Menschen diese Erlebnisse als religiös „verbrämt" oder als außersinnliche Wahrnehmungen im Sinne von Psi-Erlebnissen erleben, da sie ihnen einfach nicht bekannt sind als Erlebnisbereiche, die auch zum Menschsein dazugehören. Gerade die Phase der Pubertät und Adoleszenz ist eine Lebensspanne, in der solche kurzfristigen psychotischen Einbrüche gar nicht selten sind. Bei den Betreffenden, die sie erlebt haben, besteht jedoch häufig eine Scheu, darüber zu erzählen, aus Angst, sie würden für verrückt erklärt werden, oder aus Sorge, sie könnten etwas sehr Persönliches, Mystisches oder Geheimnisvolles „verraten".

Literatur

Bateson, G. et. al.: Auf dem Wege zu einer Schizophrenie-Theorie. In: Bateson, G.; Jackson, D.; Weakland, J.H.; Wynne, L.C.; Lidz, Th. et.al.: Schizophrenie und Familie. Suhrkamp, Frankfurt/M. S. 11–43, 1969.

Bleuler, E.: Das autistische Denken. JB. psychoanalyt. psychopathol. Forsch. 4: 1–39 (1912).

Bleuler, E.: Lehrbuch der Psychiatrie. 11. Aufl., umgearbeitet von M. Bleuler. Springer, Berlin / Heidelberg / New York, 1969.

Bleuler, M.: Das alte und neue Bild des Schizophrenen. In: Referate der 160. Jahresversammlung der Schweizerischen Gesellschaft für Psychiatrie. Orell Füssli, Zürich. S. 143–149 (1984).

Bürgin, D.: Die Psychose: Eine pervasive Entwicklung? In: Lempp, R. (Hg.): Psychische Entwicklung und Schizophrenie. Huber, Bern / Stuttgart / Toronto. S. 105–115, 1984.

Ciompi, L.: Wie können wir die Schizophrenie besser behandeln? Eine Synthese neuer Krankheits- und Therapiekonzepte. Nervenarzt, 52: 506–515 (1981).

Ciompi, L.: Affektlogik. Über die Struktur der Psyche und ihre Entwicklung. Ein Beitrag zur Schizophrenieforschung. Klett-Cotta, Stuttgart, 1982.

Ciompi, L.: Gibt es überhaupt eine Schizophrenie? Der Langzeitverlauf psychotischer Phänomene aus systemischer Sicht. In: Lempp, R. (Hg.): Psychische Entwicklung und Schizophrenie. Huber, Bern / Stuttgart / Toronto, S. 15–27, 1984.

Ciompi, L. u. Müller, Ch.: Lebensweg und Alter der Schizophrenen. Eine katamnestische Langzeitstudie ins Senium. Springer, Berlin / Heidelberg / New York, 1976.

Conrad, K.: Die beginnende Schizophrenie. Thieme, Stuttgart, 1966.

Diatkine, R.: Psychiatrie de l' Enfant, 1970–1980.

Eggers, Chr.: Verlaufsweisen kindlicher und präpuberaler Schizophrenien. Monographien aus dem Gesamtgebiet der Psychiatrie. Bd. 9. Springer, Berlin / Heidelberg / New York, 1973.

Janzarik, W.: Wandlungen des Schizophreniebegriffes. Nervenarzt 49: 133–139 (1978).

Janzarik, W.: Basisstörungen. Eine Revision mit strukturdynamischen Mitteln. Nervenarzt 54: 122–130 (1983).

Klein, M. (1930): Die Psychotherapie von Psychosen. In: Klein, M.: Frühstadien des Ödipuskomplexes. Fischer, Frankfurt/M., 1985.

Klein, M.: Das Seelenleben des Kleinkindes. Klett-Cotta, Stuttgart, 1962.

Klein, M.: Die Psychoanalyse des Kindes. Reihe Geist und Psyche Bd. 2109. Kindler, München, 1973.

Koukkou, M. u. Lehmann, D.: Psychopathologie des Träumens und der Neurosentherapie. Das Instands-Wechsel-Modell, eine Synopsis. Fortschr. neurol. psychiat. 48: 324–350 (1980).

Kraepelin, E.: Psychiatrie, 4. Aufl., Barth, Leipzig, 1893.

Lacan, J.: D' une question préliminaire à tout traitement de la psychose. La Psychoanalyse, Bd. 4: 41–58 (1959).
Lebovici, S.; Diatkine, R. et Soule, M. (Hg.): Traité de psychiatre de l' Enfant et de l' Adolescent. P.U.F., Paris, 1994.
Lempp, R.: Die Schizophrenien als funktionelle Regressionen und Reaktionen. In: Lempp, R.: Psychische Entwicklung und Schizophrenie. Huber, Bern / Stuttgart / Toronto, S. 167–222, 1984.
Lempp, R.: Vom Verlust der Fähigkeit, sich selbst zu betrachten. Eine entwicklungspsychologische Erklärung der Schizophrenie und des Autismus. Huber, Bern / Göttingen / Toronto, 1992.
Mahler, M.: Symbiose und Individuation. Klett, Stuttgart, 1972.
Mahler, M.: Kindliche Psychose und Schizophrenie: Autistische und symbiotische kindliche Psychosen. In: Mahler, M.: Studien über die 3 ersten Lebensjahre. Klett-Cotta, Stuttgart, 1985.
Manzano, J. et Palacio-Espasa, F.: Etude sur la Psychose infantile. SIMEP, Bruxelles, 1983.
Mednick, S. A.; Schulsinger, R.; Peasdale, T.W.; Schulsinger, H.; Venables, P.H. a. Rock, D.R.: Schizophrenia in high-risk children. Sex differences in predisposing factors. In: Serban, G. (ed.): Cognitive defects in the development of mental illness. Brunner & Mazel, New York, 1978.
Oerter, R.: Psychische Entwicklung als Realitätskonstruktion. In: Lempp, R. (Hg.): Psychische Entwicklung und Schizophrenie. Huber, Bern / Stuttgart / Toronto, S. 45–58, 1984.
Piaget, J.: Der Aufbau der Wirklichkeit beim Kinde. Ges. Werke Bd. 2. Klett, Stuttgart, 1975.
Piaget, J.: Die Äquilibration der kognitiven Strukturen. Klett, Stuttgart, 1976.
Stork, J.: Über autistische und psychotische Kinder. Kinderanalyse, 2. Jg. 2: 127–137 (1994).
Stork, J.: Zur Entstehung der Psychosen im Kindesalter. Kinderanalyse, 2. Jg. 2: 208–248 (1994).
Süllwold, L.: Schizophrenie. Kohlhammer, Stuttgart, 1983.
Winnicott, D. W.: Psychosen und Kinderpflege (1952). In: Winnicott, D.W.: Von der Kinderheilkunde zur Psychoanalyse. Kindler, München, 1976.
Zubin, J. a. Spring, B.: Vulnerability – a new view on Schizophrenia. J. Abnormal Psychology 86: 103–126 (1977).

Substanzabhängiges Suchtverhalten im Kindes- und Jugendalter

Ursachen – Diagnostik – Therapie und Prävention*

Matthias Vogt (1994) formulierte in seinem Buch „Sehnen-Sucht – Der Zusammenhang zwischen Sehnsucht und Sucht“: „Unser heutiges Leben ist wahrscheinlich der Sucht näher als dem Sehnen. Die Orientierung am ‚Instant-Relief‘ einerseits und die Illusion künstlicher Paradiese andererseits lähmen den Menschen in seiner Sehnsucht und sind suchtfördernd.“ Bereits 1860 beschrieb Charles Baudelaire in seinem Buch „Paradis artificiels“ diese Trunkenheit nach Sehnsucht, wobei er die Wirkungen des Haschisch-Konsums genau schilderte, indem er formulierte: „Man muss immer trunken sein. (...) Aber womit? Mit Wein, mit Versen, mit Tugend? Wie es euch gefällt. Aber berauscht euch!“ Insbesondere bei abhängigen Jugendlichen führt die Sehnsucht nach Nähe ohne verbindliche Abhängigkeit von einer realen Person in die Abhängigkeit vom immer wieder verzaubernden Suchtstoff oder zu einer verhängnisvollen Bindung und Abhängigkeit an ein schematisch starr wirkendes Suchtverhalten. Sehnsucht wird zum Bindeglied, zur Brücke zwischen inneren und äußeren Lebenswelten, überbrückt den Dissens zwischen internalisiertem Ideal-Ich bzw. -Selbst und frustrierenden, enttäuschenden „Objekten“ in der Außenwelt.

Die Ausführungen zum Thema sollen wie folgt gegliedert werden:

1. Wichtige neuere Forschungsergebnisse zur Epidemiologie, zu den Ursachen und Hintergründen von Suchtstoffabhängigkeit bei Kindern und Jugendlichen
2. Psychische Auffälligkeiten und Verhaltensstörungen durch psychotrope Substanzen
3. Diagnostik substanzabhängigen Suchtverhaltens
4. Therapie und Prävention

1. Wichtige neuere Forschungsergebnisse zur Epidemiologie, zu den Ursachen und Hintergründen von Suchtstoffabhängigkeit bei Kindern und Jugendlichen

Vorab zur Begriffsbestimmung: Die nach der WHO eingeteilten klassischen stoffgebundenen Suchtformen werden als Drogenabhängigkeit bezeichnet

* Überarbeiteter Vortrag, gehalten am 21.11.2001 auf der MEDICA – 33. Weltforum für Arztpraxis und Krankenhaus in Düsseldorf.

und nach dem Stofftyp benannt: nach Opiaten, Alkohol, Cannabis, Amphetaminen, Khat, Hallozinogenen (LSD) und chemischen Lösungsmitteln. Sie alle finden wir auch bei drogenabhängigen Jugendlichen. Nicht mitgerechnet wurde hierbei die häufigste Droge bei Jugendlichen: der Tabak. Alkohol und Tabak haben Erwachsenenstatussymbolwirkung und werden deshalb von den Frühentwicklern in der Frühpubertät, Pubertät und Frühadoleszenz, d.h. im Alter zwischen zwölf und 16 Jahren eingenommen. In Bezug auf die Amphetamine ist in den letzten Jahren eine deutliche Zunahme der illegalen Designerdrogen zu verzeichnen: Die Entaktogene Ecstasy (MDMA) und EVE (MDE) als Metamphetaminderivate erfreuen sich bei Jugendlichen, die an Wochenenden Disco-Partys aufsuchen, einer immer größeren Beliebtheit. Eine weitere Besonderheit des Drogenkonsums im Kindes- und Jugendalter finden wir in den „Schnüfflern", d.h. bei all jenen, die technische Lösungsmittel einatmen (z.B. Uhu oder Benzin). Die Drogenbeauftragte der Bundesregierung, Frau Marion Caspers-Merk, hat laut DPA (Südwestpresse vom 13. November 2001) darauf hingewiesen, dass Jugendliche in Deutschland immer früher zu Glimmstengel und Flasche greifen. Auch scheine sich zu bestätigen, dass die jungen Menschen riskanter konsumierten als früher. Ein Viertel der Jugendlichen in Deutschland habe Erfahrungen mit Cannabis, der Anteil der aktuellen Konsumenten liege bei 13%. In den vergangenen Jahren habe sich die Zahl der in Beratungsstellen betreuten jungen Menschen verdoppelt. Etwa 3 bis 4% der Jugendlichen nehmen Ecstasy und Amphetamine. Während die Zahl der Kokain-Konsumenten stetig zunehme, stagniere der Heroinkonsum auf hohem Niveau.

Jugendliche, die Drogen einnehmen, probieren sie mehrheitlich nur wenige Male aus und befriedigen damit ihre Neugier. Andererseits nehmen Jugendliche, die in städtischen Ballungsgebieten leben und arbeitslos sind, mit steigender Tendenz deutlich mehr Drogen ein. Die Bedeutung der erstgebrauchten Drogen Alkohol und Tabak wird deutlich, sobald man illegale Drogen missbrauchende Personen retrospektiv zu ihrer Karriere befragt: Immer besteht eine strenge Korrelation mit beginnendem (später gleichzeitigem) Zigaretten- und Alkoholkonsum.

Beim adoleszenten Drogenkomsumenten werden überwiegend verschiedene Substanzen multipel eingenommen, dabei wird durch die Kombination diverser Substanzen häufig eine Steigerung der psychotropen Wirkung erzielt.

Der Einfluss der Gleichaltrigen-Gruppe (Peer-Group) hat sich als wichtigster Faktor für das Ausprobieren von Drogen herausgestellt: Partys sind der Ort, wo Drogen am häufigsten konsumiert werden, gefolgt von Diskotheken und den Schulen. Jugendliche, die benachteiligt sind, haben einen höheren Drogenkonsum: So neigen Jugendliche, die in zerrütteten Familienverhältnissen aufwachsen oder deren Eltern Drogen missbrauchen, verstärkt zum Drogenkonsum. Es besteht eine positive Korrelation zwischen dem Alkoholkonsum der Väter, dem Zigarettenkonsum der Mütter und dem Drogenkonsum ihrer jugendlichen Kinder. Des Weiteren bestehen positive Korrelationen zwischen vorausgehenden Verhaltensstörungen im Kindesalter und späterem Drogenkonsum. Dies ist insbesondere von Legasthenikern und Patienten mit hyperkinetischem Syndrom bekannt.

Häufig stehen Suchtmittelmissbrauch, Heranwachsender und Herkunftsfamilie in einer engen Bindung zueinander: Ein süchtiges Kind stärkt das Fürsorgebedürfnis seiner Eltern, wobei es dann nicht selten in übertriebenem Maße beschützt wird und sich hilflos zu einer unmündigen oder unfähigen Person entwickelt. Auch entsteht eine so genannte Hierarchieumkehrung: Das süchtige Kind verbündet sich mit einem Elternteil gegen den verbleibenden Elternteil bzw. Ehepartner.

Gesellschaftliche Faktoren wie perspektivelose Ausbildungsgänge bei Jugendlichen, Jugendarbeitslosigkeit, Umweltzerstörung und Friedensgefährdung beeinflussen die Einstellung und Haltung von Jugendlichen, nicht gebraucht zu werden, nichts ausrichten zu können und überflüssig zu sein.

Die Neurobiologie hat Sucht als ein Modell des „Belohnungssystems im Gehirn" beschrieben: Danach entsteht die Drogensucht deshalb, weil die Drogen in der Lage sind, das „Belohnungssystem des Gehirns", d. h. ein neuronales Netz, das für die subjektive Erfahrung von Wohlbefinden und Lust verantwortlich ist, direkt zu aktivieren.

Zu den wichtigsten Motiven, Hintergründen und Zielen des Drogenkonsums bei Kindern und Jugendlichen zählen ein Neugierverhalten („Up-to-date-Sein", „ich weiß Bescheid"), eine Selbstbelohnung („weil es angenehm ist, berauscht zu sein"), ein Bedürfnis nach Anerkennung in der Gruppe oder ein sich aufbauender Gruppendruck, unter dem man steht („weil meine Freunde trinken oder kiffen"). Auch eine fehlende Nestwärme, die Gefühlskälte der Erwachsenen und die damit verbundene Suche nach Heimat, Geborgenheit und Liebe in der Peer-Gruppe werden immer wieder angeführt. An gesellschaftlichen Faktoren sind das Gefühl, nicht gebraucht zu werden, die Jugendarbeitslosigkeit sowie die Zunahme des Bewusstseins von nicht lösbar erscheinenden gesellschaftlichen Problemen (z. B. Umweltzerstörung, Friedensgefährdung etc.) zu nennen.

Damit kann Suchtstoffabusus bei Jugendlichen als Statuszeichen des Erwachsenseins, als Konformitätserklärung an die Peer-Gruppe, als Ersatzhandlung oder versuchte Abgrenzung von der älteren Generation, als Ausdruck einer auffälligen Persönlichkeitsstruktur, als Zeichen fehlender schicht- und altersspezifischer Ressourcen oder als Stress-Coping-Modell, d. h. als ein untauglicher chronifizierter Bewältigungsversuch mit dem Ziel der Vermeidung von Angst, Depression und Frustration aufgefasst werden (Klosinski, 1996).

2. Psychische Auffälligkeiten und Verhaltensstörungen durch psychotrope Substanzen

Wichtig ist die Unterscheidung zwischen einem *„schädlichen Gebrauch“* und einem *„Abhängigkeitssyndrom“*: Unter schädlichem Gebrauch versteht man ein Konsumverhalten, das zu einer Gesundheitsschädigung führt. Diese kann eine körperliche Störung, etwa in Form einer Hepatitis durch Selbstinjektion von Substanzen, oder eine psychische Störung, z.B. eine depressive Episode durch massiven Alkoholkonsum sein.

Die Diagnose eines *Abhängigkeitssyndroms* soll nur dann gestellt werden, wenn während des letzten Jahres drei oder mehr der nachfolgenden Kriterien vorhanden waren:

1. ein starker Wunsch oder eine Art Zwang, Substanzen oder Alkohol zu konsumieren,
2. verminderte Kontrollfähigkeit bezüglich Beginn, Beendigung und Menge des Substanzkonsums,
3. Substanzgebrauch mit dem Ziel, Entzugssymptome zu mildern,
4. ein körperliches Entzugssyndrom,
5. Toleranzentwicklung,
6. ein eingeengtes Verhaltensmuster im Umgang mit der Substanz (Alkoholkonsum nicht nur in Gesellschaft, sondern auch alleine und bereits morgens),
7. fortschreitende Vernachlässigung,
8. anhaltender Substanzkonsum trotz des Nachweises eindeutiger schädlicher Folgen.

Von einem *„Restzustand und verzögert auftretenden psychotischen Störungen“* spricht man, wenn die substanzbedingte Störung über einen Zeitraum direkter Einwirkung hinaus besteht. In diese Gruppe gehören z.B. die Flash-Backs (Nachhall-Zustände, „Echo-Räusche“), das Wiedererleben von Drogenwirkungen lange nach Elimination der Substanz. Sind die Nachhall-Zustände negativ getönt, spricht man oft von Horror-Trips (meist nach LSD oder Psilocybin).

Beim Entzugssyndrom handelt es sich um einen Symptomenkomplex von unterschiedlicher Zusammensetzung und wechselndem Schweregrad bei absolutem oder relativem Entzug einer Substanz, die wiederholt und zumeist über einen längeren Zeitraum und/oder in hoher Dosierung konsumiert worden ist. Beginn und Verlauf sind zeitlich begrenzt und abhängig von der Substanzart und der Dosis, die unmittelbar vor dem Absetzen verwendet worden ist. Die körperlichen Symptome sind je nach verwendeter Substanz unterschiedlich. Typischerweise berichten die Patienten, dass sich die Entzugssymptome durch die erneute Zufuhr der Substanz bessern: Das Entzugssyndrom ist einer der Indikatoren des Abhängigkeitssyndroms.

Bekannte und häufige Entzugssymptome sind Schlaflosigkeit, Zittern und Angst. Auch Wahnvorstellungen, Unruhe oder Umkehr des Schlaf-Wach-Rhythmus und vegetative Übererregbarkeit sind oft vorhanden.

Im Folgenden soll kurz auf das Opioid-Entzugssyndrom sowie auf die Cannabis- und Ecstasy-Effekte hingewiesen werden:

Beim Opiatentzugssydrom kommt es sechs Stunden nach der letzten Einnahme zum Verlangen nach der Substanz und zur Angstsymptomatik. Im ersten Stadium treten dann nach weiteren sechs bis acht Stunden körperliche Reaktionen wie Gähnen, Schwitzen und Tränenfluss sowie „Laufen" der Nase auf. Es folgt das zweite Stadium mit Erweiterung der Pupillen, Zittern und Muskelzucken sowie grippeähnlichen Symptomen (Knochen- und Muskelschmerzen, Gänsehaut, Hitze- und Kältegefühle). Im Stadium 3 (24 bis 26 Stunden nach der letzten Dosis) werden die beschriebenen Symptome intensiviert, zusätzlich treten Blutdruck- und Pulserhöhung, Steigerung der Atemfrequenz und Atemtiefe, Anstieg der Körpertemperatur, Schlaflosigkeit und Übelkeit auf. Es folgt das Stadium 4 (nach 36 bis 48 Stunden) mit Fieber, Erbrechen, kolikartigen Bauchschmerzen, Durchfällen, Spontanejakulationen, Spontanorgasmen und Muskelkrämpfen.

Jugendliche nehmen häufig Cannabis ein, weil es eine angenehme, entspannte Zufriedenheit bewirkt. Insbesondere bei depressiven Jugendlichen handelt es sich um eine Art Selbstmedikation. In sehr niedrigen Dosen können Cannabis-Produkte zuweilen stimulierend wirken, in niedrigen und auch in höheren Dosen ist jedoch eine typische Sedierung zu beachten, die mit einer Verlängerung der Reaktionszeit, einer Beeinträchtigung der Wahrnehmung sowie einer Störung der Informationsverarbeitung einher geht (die Fahrtüchtigkeit kann nach Cannabiskonsum bis zu 24 Stunden beeinträchtigt sein). Bei höheren Cannabiskonzentrationen im Plasma finden sich psychodelische Effekte mit intensivierter Wahrnehmung für Töne und Farben. Von atypischen affektiven Reaktionen spricht man, wenn es zu Unruhe, Angst- und Panikzuständen (Horror-Trips, Bad-Trips) kommt. Auch psychotische Reaktionen in Form von Halluzinationen und Wahnvorstellungen, zuweilen auch Depersonalisationsphänomene können im Rahmen höheren Cannabinoidkonsums auftreten. Als Zeichen einer akuten Cannabisintoxikation gelten das veränderte Zeitgefühl sowie die Rötung der Bindehaut.

Bei chronischem Konsum von Ecstasy treten körperliche Reaktionen auf, die einer Sympatikusaktivierung entsprechen (Erhöhung von Pulsfrequenz, Blutdruck, Körpertemperatur und Atemfrequenz). Die danach eintretende psychische Wirkung wird als entspanntes Glücksgefühl, als Empfindung des inneren Friedens beschrieben. Es sind aber auch lebensbedrohliche Hypertermien, Hirnblutung, schwere Herzrhythmusstörung, akutes Nieren- und Leberversagen sowie Riss des Herzmuskels beschrieben worden.

3. Diagnostik substanzabhängigen Suchtverhaltens

Alkohol wird über die Atemalkoholkonzentration und die Blutalkoholkonzentration nachgewiesen. Illegale Drogen (Opiate, Methadon, Codein, Kokain, Cannabinoide oder Amphetamine und Beruhigungsmittel) werden üblicherweise im Urin nachgewiesen. Schnelltests ermöglichen einen raschen, qualitativen Nachweis. In Ausnahmefällen können diese Stoffe im Serum, im Schweiß oder über Haaranalysen nachgewiesen werden.

Für den Nachweis eines längerfristigen Alkoholkonsums haben sich die Gamma-Glutamat-Transferase (gGT), das Carbohydrierte Defiziente Transferrin (CDT) oder das Mittlere Corpuskuläre Volumen der Erythrozyten (MCV) erhöht.

In der Tabelle 1 sind die Nachweismöglichkeiten von Drogen und Medikamenten im Urin aufgeführt (Klosinski et al., 2000):

Substanz	Nachweisdauer	Halbwertszeit	Wirkungsdauer
Opiate	2–3 Tage	1,3–6,7 Stunden	3–6 Stunden
Kokain	2–3 Tage	2–5 Stunden	1–2 Stunden
Cannabinoide	Gelegenheitskonsum: bis 10 Tage Chronischer Gebrauch: mehr als 30 Tage	14–38 Stunden	2–4 Stunden
Amphetamine (z. B. Ecstasy)	1–4 Tage (abhängig vom pH)	7–34 Stunden	2–4 Stunden
Methadon		15–55 Stunden	12–24 Stunden
Phencyclidin	3–8 Tage	7–46 Stunden	2–4 Tage
Barbiturate	3 Tage	2–6 Tage	3–24 Stunden
Benzodiazepine	bis zu 2 Wochen je nach Halbwertszeit	2–97 Stunden	4–12 Stunden

Bei der medizinisch-körperlichen Untersuchung sind im Rahmen eines Drogenkonsums folgende feststellbare Merkmale wichtig:

- *Pupillen*: Miosis bei Opiaten und Mydriasis bei Kokain und Amphetaminen,
- *Nase*: Ulzerationen, Rhinorrhoe,
- *Haut*: Einstichstellen (Arme und Beine), Spritzenabszesse, Venenentzündungen,
- *Koordination*: Gangstörung (Finger-Nase-Versuch, z.B. bei akuter alkoholischer Intoxikation),
- *Herz*: Rhythmusstörungen (Kokain, Ecstasy, Amphetamine).

4. Therapie und Prävention

Bei einer vorliegenden Substanzabhängigkeit muss eine Entgiftung, d.h. die Entfernung der psychotropen Substanz aus dem Körper, in aller Regel als erster Schritt erfolgen. In vielen Fällen ist dabei mit einer Entzugssymptomatik zu rechnen, die häufig medikamentös behandelt werden muss (warmer Entzug), im Gegensatz zum Entzug ohne medikamentöse Unterstützung (kalter Entzug).

Da bei Jugendlichen insbesondere Alkohol- und Substanzmissbrauch meist als Bestandteil einer bereits vorhandenen dissozialen Symptomatik auftreten, ist eine qualifizierte kinder- und jugendpsychiatrische Diagnostik und Therapie zum frühestmöglichen Zeitpunkt anzustreben (Frühintervention), um gravierende, zum Teil unumkehrbare Fehlentwicklungen (Schulausschluss, Abgang ohne Abschluss, Kriminalität, Vorstrafen) zu verhindern. Dabei stellt die gründliche Beratung und Stützung der Eltern in ihren Erziehungsfunktionen einen ganz wesentlichen Teil der Therapie dar. Unverzichtbares Element einer stabilisierenden Entwicklung ist eine tragfähige Beziehung zwischen Patient und Behandelndem. Eine einseitige Identifikation des Behandelnden mit den Eltern oder mit dem Jugendlichen selbst ist kontraproduktiv, die besondere Belastung der Eltern bedarf unter Umständen gesonderter Unterstützung. Die Wirksamkeit angewendeter Interventionen muss regelmäßig durch objektive Befunde (z.B. Urinkontrollen) überprüft werden. Interventionen im Rahmen einer Beratung oder ambulanten Behandlung erfordern einen konkreten Behandlungsplan und eine verbindliche Absprache mit dem Patienten. Dabei müssen für den Fall bereits Behandlungsperspektiven aufgezeigt sein, die das verwertbare Setting nicht trägt. Dies können dann eine stationäre Entzugsbehandlung oder, als nächste Stufe, auch eine Rehabilitationsbehandlung sein.

- Besonderheiten bei ambulanter Behandlung
  Als Indikatoren für eine ambulante Behandlung gelten eine gute soziale Integration, die Fähigkeit zur zumindest kurzfristigen Abstinenz vor Be-

ginn der Behandlung oder eine Rückfälligkeit der Patienten mit Therapieerfahrung. Der Patient muss eine Mitwirkungsbereitschaft an der Behandlung zeigen, die sich u.a. in der Verbindlichkeit ausdrückt, z.B. Absprachen zu treffen und einzuhalten. Ergänzend zur ambulanten Behandlung ist die Einbindung in tagesstrukturierende Maßnahmen wie Arbeitsprojekte oder Betreuungsprojekte sinnvoll und hilfreich.

– Besonderheiten bei stationärer Behandlung
Der körperliche Entzug infolge des Missbrauchs psychotroper Substanzen tritt überwiegend beim Konsum illegaler Drogen, selten bei überhöhtem Alkoholkonsum auf. Aufgrund der spezifischen Substanz-Konsummuster bei Jugendlichen (generell polyvalenter Gebrauch), der hohen Komorbidität mit kinder- und jugendpsychiatrischen Störungen und der erheblichen Bedeutung familientherapeutischer und schulischer Interventionen ist die qualifizierte Entgiftung grundsätzlich im Rahmen einer dafür geeigneten kinder- und jugendpsychiatrischen Station oder einer psychiatrischen Station mit der Möglichkeit einer konsiliarischen kinder- und jugendpsychiatrischen Betreuung vorzunehmen.

– Jugendhilfe und Rehabilitationsmaßnahmen
Die Rehabilitationsbehandlung (Entwöhnungsbehandlung) schließt möglichst eng an die vorausgegangene Entzugsbehandlung an. Wichtigstes therapeutisches Ziel ist die Festigung des Abstinenzwunsches. Eingesetzt wird ein breites Spektrum von psycho- und soziotherapeutischen Verfahren, ohne dass dabei eine bestimmte Therapieform ihre Überlegenheit nachweisen konnte. Durchgeführt werden Einzel- und Gruppentherapien, Arbeits- und Beschäftigungstherapien, Entspannungsverfahren und freizeitpädagogische Aktivitäten. Über Angehörigengruppen und Wochenendbeurlaubungen wird im Verlauf der Behandlung der Kontakt zur Außenwelt aktiviert (Klosinski et al., 2000).
Bei Substanzmissbrauch von Kindern und Jugendlichen sollten Maßnahmen der Jugendhilfe, der Drogenhilfe sowie der Kinder- und Jugendpsychiatrie ineinander greifen.

– Zur Prävention von Suchtabhängigkeit bei Kindern und Jugendlichen
Da es bei der Entwicklung von Suchtverhalten im Kindes- und Jugendalter keine monokausalen, ätiologischen Faktoren gibt, lassen sich für die Prävention auch keine Allheilmittel spezifischer Art ausmachen. Trotzdem lässt sich sagen, dass jede produktive Form der Problembewältigung den Jugendlichen-Drogenmissbrauch minimiert. Dabei sind jene emotionalen, zwischenmenschlichen, praktischen und ökonomischen Ressourcen von Relevanz, die den Jugendlichen in belastenden Situationen unterstützen. Sämtliche Maßnahmen, die sein persönliches Wohlbefinden, seine Handlungskompetenz, sein Selbstwertgefühl und seine sozialen Lebensbedingungen verbessern, sind wichtige Bausteine in der effektiven Drogenprä-

vention. Von Bedeutung ist das elterliche Konsumverhalten selbst. Präventive Maßnahmen müssen unmittelbar an den psychosozialen Funktionen des Drogenkonsums ansetzen, wenn sie für die Jugendlichen eine Alternative darstellen sollen. Aufklärungskampagnen mit Abschreckungscharakter alleine schlagen fehl. Was in der Erziehung Not tut, ist die Erhöhung der Frustrationstoleranz durch Nichtunterstützung des Phantasmas von ewig verfügbarer Lust, durch eine klare Nein-Haltung gegenüber dem Suchtmittelabusus ohne Verteufelung desselben, durch Nicht-Ausgrenzung und Nicht-Kriminalisierung Suchtstoffabhängiger, durch Schaffung von Zukunftsperspektiven bis in die Erwachsenenzeit hinein.

Präventivprogramme müssen gefährdete Gruppen der Bevölkerung erreichen, z.B. Familien in Armut, Elternschaft in der Adoleszenz, Familien mit schwierigen Rollenaufteilungen (Adoption, Stiefeltern, Alleinerziehende), Familien mit Misshandlungen, Familien mit schweren Konflikten (Gewalt, Suchtstoffabusus, Trennung und Scheidung) sowie Familien mit einem oder zwei schwer erkrankten Elternteilen. Adoleszente Zielgruppen müssten chronische Wegläufer, Jugendliche mit schweren Beziehungsstörungen, hirnorganischen Beeinträchtigungen, schweren Schulproblemen und suchtstoffabhängigen Eltern, Schwangere oder früh verheiratete Jugendliche sowie dissoziale und delinquente Jugendliche sein.

Neben der Erlebnis- und Kommunikationsfähigkeit ist die Förderung der Konfliktfähigkeit ein primäres Ziel der Suchtprävention. Generell erscheint es hilfreich, nicht der Utopie eines harmonischen Miteinanders anzuhängen, sondern eine gute und gekonnte „Streitkultur" zu entwickeln.

Literatur

Klosinski, G., 1996: Entwicklungspsychopathologische Aspekte der Sucht bei Kindern und Jugendlichen. In: Längle, G.; Mann, K. und Buchkremer, G. (Hrsg.): „Sucht" – Die Lebenswelten Abhängiger. S. 126–136, Attempto-Verlag, Tübingen.

Klosinski, G.; Bader, T.; Clauß, M.; Englert, E.; Felbel, D.; Jungmann, J.; Karle, M.; Mann, K.; Mundle, G. und Wienand, F., 2000: Psychische und Verhaltensstörungen durch psychotrope Substanzen (F 1). In: Deutsche Gesellschaft für Kinder- und Jugendpsychiatrie ... (Hg.): Leitlinien zu Diagnostik und Therapie von psychischen Störungen im Säuglings-, Kindes- und Jugendalter, S. 29–41; Deutscher Ärzte-Verlag Köln.

Vogt, M., 1994: Sehnen-Sucht – Der Zusammenhang zwischen Sehnsucht und Sucht. Lausanne, SFAI-SPA (Schweizerische Fachstelle für Alkohol- und andere Drogenprobleme.

Suizidalität im Jugendalter – Psychodynamik und Krisenmanagement*

Einleitung

„Liebe und Hass, Produktion und Konsum, Schöpfung und Zerstörung – der dauernde Krieg widerstreitender Tendenzen scheint geradezu der dynamische Kern der Welt zu sein." Mit dieser Feststellung leitet Karl Menninger (1974) die deutsche Ausgabe seines bereits 1938 erschienenen Buches mit dem deutschen Titel „Selbstzerstörung – Psychoanalyse des Selbstmords" ein. Im Vorwort dieses Buches schreibt er unter anderem: „Wir haben begriffen, dass das Kind nicht nur lernen muss, weise zu lieben, sondern ebenso rasch zu hassen, damit es zerstörerische Neigungen von sich ab und Feinden zuwenden kann, die es tatsächlich bedrohen, anstatt sie auf die Freundlichen und Wehrlosen zu richten, die häufigeren Opfer destruktiver Energie."

Vorab seien noch einige allgemeine Gedanken vorangestellt, bevor das Thema „Suizid unserer Jugendlichen" erörtert wird.

Im Anschluss an das Buch „Hand an sich legen – Diskurs über den Selbstmord" von Jean Amery (1976) gab es in der öffentlichen Diskussion in den letzten zwei Jahrzehnten nicht wenige Stimmen, die der Meinung waren, dass man jemandem, der endgültig zum Suizid entschlossen sei, die Freiheit lassen solle, dies auch zu tun. Dies mag in Einzelfällen für so genannte Bilanzsuizide erwachsener Menschen zutreffen, nicht aber für jene Menschen, die in suizidaler Not stehen oder einen Suizidversuch unternommen haben, und sicher auch nicht für jene Personen, die im Teenager- oder Jugendalter suizidal werden und dem Pädiater oder Kinderpsychiater vorgestellt werden. Katamnestische Nachuntersuchungen haben 20 Jahre nach Suizidversuchen zeigen können, dass 80 % der Menschen, die einen Suizidversuch begangen hatten, noch leben bzw. eines natürlichen Todes gestorben sind und dass, je nach Untersuchung, etwa 12 % durch Suizid endeten und etwa 8 % nicht mehr auffindbar waren (Pöldinger und Holsboer-Drachsler, 1988). In aller Regel sind es psychosoziale Krisenanlässe, welche zur Suizidalität führen, wenn man von schizophrenen Erkrankungen und schweren endogenen Depressionen absieht. Weltweit fällt auf, dass die Suizidraten in den unterschiedlichen Ländern ganz unterschiedlich hoch sind: So haben etwa Ungarn, Finnland und die Schweiz im internationalen Vergleich hohe Suizidraten. Über die verschiedenen Altersstufen hinweg ist es aber in allen Ländern so, dass

* Überarbeiteter Vortrag, gehalten am 19.09.2001 in der Klinik Reinerzau-Alpirsbach.

Männer eine deutlich höhere Suizidrate aufweisen als Frauen: Dies hängt damit zusammen, dass sie „härtere" Methoden (Erschießen, Erhängen, etc.) anwenden, während die Frauen überwiegend Medikamente einnehmen, sich „weicher" Methoden bedienen. Dies ist auch bei jugendlichen Suizidanten so.

In psychiatrischen Krankenhäusern muss heute mit einer Suizidrate von 150–300 Suiziden auf 100.000 Aufnahmen pro Jahr gerechnet werden (Wolfersdorf, 1996).

Der Allgemeinarzt oder Pädiater, dem ein fraglicher Jugendlicher vorgestellt wird, steht in einer besonderen Verantwortung und sollte nicht zögern, die notwendige diagnostische Abklärung durch einen kinder- und jugendpsychiatrischen Fachkollegen vornehmen zu lassen. Dies erscheint nicht nur zur eigenen juristischen Absicherung geboten, sondern auch in Bezug auf die heikle Frage, inwieweit Selbstmordabsichten lediglich Drohungen darstellen, z.B. um Eltern zu erpressen, und inwieweit sie ernst gemeint sind.

Im Folgenden wird auf allgemeine Aspekte von Suizidhandlungen bei Jugendlichen eingegangen, auf die Epidemiologie, auf Ursachen, Motive, Hintergründe und insbesondere auf die Psychodynamik suizidaler Krisen. Ausführlicher soll der Tabletten-Suizidversuch bei Jugendlichen beleuchtet werden. In einem zweiten Teil, der etwas kürzer ausfällt, werden therapeutische Aspekte im ambulanten und stationären Rahmen sowie das Krisenmanagement im Besonderen reflektiert.

1. Allgemeine Aspekte und Epidemiologie der Suizid- und Suizidversuchsraten bei Kindern und Jugendlichen

Über Suizidhandlungen vor dem achten Lebensjahr wird in der Literatur so gut wie gar nicht berichtet. Vor dem zehnten Lebensjahr stellt sich stets die Frage, ob die Todesursache nicht ein Unfall gewesen ist oder ein „spielerisches Geschehen", da bei Kindern rationales Wissen um den Tod nicht gleichzusetzen ist mit der Auseinandersetzung oder Bewältigung einer Todeserfahrung. Erst der Pubertierende beschäftigt sich in der Regel in kritischer Form mit seiner eigenen Endlichkeit und mit der Unausweichlichkeit des Todes. Kinder erleben den Tod einer wichtigen Bezugsperson vor allem als ein Verlassen-Werden. Sie reagieren mit Enttäuschung und Vorwürfen. Ihre Suizidphantasien und -versuche sind vielfach eine Umkehrung dieses Erlebnisses: Sie antworten auf Liebenentzug mit dem Impuls, als Vergeltung nun ihrerseits „wegzugehen".

Schmidtke et al. (1996), die im Rahmen einer dreizehn europäische Länder umfassenden Verbundstudie die Situation in Würzburg/Stadt und Würzburg/Landkreis untersuchten, konnten für die Gruppe der 15- bis 19-jährigen Jugendlichen und Heranwachsenden Folgendes feststellen: Die Suizidziffer betrug bei den männlichen Jugendlichen neun pro 100.000, bei den weiblichen drei pro 100.000. Die geschätzten Suizidversuchsraten betragen hingegen 127 pro 100.000 für männliche Jugendliche und 376 pro 100.000 für weibliche Jugendliche. Während die Raten der männlichen Jugendlichen und jungen Männer in Bezug auf Suizidversuche in etwa stabil geblieben sind, ist bei weiblichen Jugendlichen die Zahl der Personen mit behandelten Suizidversuchen insgesamt deutlich angestiegen. Auffällig war, was das Geschlecht anging, auch der Unterschied bezüglich der Diagnosestellung bei jugendlichen Patienten mit Suizidversuchen: Bei den männlichen Jugendlichen und Adoleszenten lag in 24 % der Fälle eine affektive Psychose vor und in 53 % eine akute Belastungsreaktion und/oder Anpassungsstörung. Bei den weiblichen Jugendlichen und Adoleszenten wurde hingegen keine Psychose diagnostiziert, sondern in etwa 50 % der Fälle eine akute Belastungsreaktion und/oder eine Anpassungsstörung.

Die Tatsache, dass familiäre Konflikte oder Partnerschaftsbeziehungen beim jugendlichen Suizid und Suizidversuch in auffälliger Weise eine entscheidende Rolle spielen, zieht sich wie ein roter Faden durch die Suizidliteratur der letzten Jahrzehnte. Im Gegensatz zur Erwachsenenpsychiatrie fehlt im Kindes- und Jugendalter in der Regel die enge Korrelation zwischen psychiatrischer Diagnose und erhöhter Suizidalität (Kosky et al., 1986). Betont wird hingegen die Bedeutung antisozialer Züge bei suizidalen Kindern und Jugendlichen (Shaffer, 1974). Forschergruppen stimmten in den letzten Jahren darin überein, dass depressive Bilder bei Kindern und Jugendlichen wesentlich seltener vorkommen als im Erwachsenenalter. Typisch ist im Kindes- und Jugendalter hingegen das gemeinsame Auftreten von verminderten Problemlösungskompetenzen und vorwiegend externalisierenden Zügen: Ärgerlichkeit, Kritikempfindlichkeit, Dysthymie, Impulsivität, Aggressivität und Dissozialität (Braun-Scharm, 1991). Ferner sind Krisensituationen wie Liebeskummer, langandauernde Belastungen, körperliche oder sexuelle Misshandlungen, auch Zeugnisangst charakteristisch. Von entscheidender Bedeutung für die Ausprägung der Suizidalität ist bei Jugendlichen der Grad des familiären Rückhaltes (Asarnow und Carlson, 1988).

2. Weitere Ursachen, Motive und Hintergründe sowie die Psychodynamik suizidaler Krisen bei Kindern und Jugendlichen

Pubertäts- und Adoleszentenkrisen sind Krisen in drei sich überlappenden Problembereichen: Autoritätskrisen, Identitätskrisen und psychosexuelle Krisen. Jugendliche mit akuter Suizidalität befinden sich häufig in einer Identitätskrise: Durch das Empfinden, zu wenig anerkannt zu werden (Aufkündigung einer Freundschaft oder Abwertung durch enttäuschte Eltern), kommt es häufig zu einem mangelnden Selbstbewusstsein und zu einer persönlichen Sinnkrise mit Nichtigkeitsgefühlen, die dann unter Umständen in einen Suizid einmünden können. In einer Untersuchung zu suizidauslösenden Faktoren bei 157 stationär oder ambulant behandelten Patienten zwischen zehn und 18 Jahren der Kinder- und Jugendpsychiatrie Marburg (Remschmidt und Schwab, 1978) ließen sich die folgenden drei wichtigsten suizidauslösenden Faktoren eruieren:

1. familiäre Konflikte (32 %),
2. Partnerschaftskonflikte (16 %) und
3. Schul- und Ausbildungsprobleme (11,5 %).

Unter den Familienkonflikten war es insbesondere die Dysharmonie in der Familie sowie der von den Jugendlichen empfundene Liebesentzug und die Einengung durch ihre Eltern. Sexuelle Konflikte als suizidauslösende Faktoren lagen in 7 % der Fälle vor, psychische Erkrankungen lediglich in 3,8 %. Die gebräuchlichsten Suizidmittel waren mit 69 % Schmerz- und Schlaftabletten; 22 % der Jugendlichen hatten wiederholt einen Suizidversuch begangen.

Wenn hier die Familienkonflikte an erster Stelle standen, so ist dies ein Beweis dafür, dass es im Ablösungsprozess der Jugendlichen zu einem Autoritätskonflikt gekommen war. Viele Jugendliche mit suizidalem Verhalten stammen aus Broken-Home-Situationen. Tishler und Mc Kenry (1982) konnten nachweisen, dass die Väter von jugendlichen Suizidanten gegenüber einer Kontrollgruppe häufiger an depressiven Verstimmungen litten, ein niedrigeres Selbstwertgefühl hatten und häufig Alkohol tranken. Die Mütter der Suizidanten unterschieden sich von jenen einer Kontrollgruppe durch vermehrte Ängstlichkeit, häufigeres Vorkommen von Suizidgedanken und höheren Alkoholkonsum. Das Suizidrisiko von Kindern und Jugendlichen steigt, wenn einer oder beide Elternteile an einer mit erhöhtem Suizidrisiko einhergehenden psychiatrischen Erkrankung (z.B. einer Depression oder einer schizophrenen Psychose) leiden (Remschmidt, 1988).

Interessant erscheint, dass phasenspezifische, intrapsychische Faktoren der Pubertierenden eine Neigung zur Suizidhandlung begünstigen: In einer eigenen Untersuchung (Klosinski, 1983) ließ sich feststellen, dass bei 122 Jugendlichen, die wegen Suizidversuchen in der Kinder- und Jugendpsychiatrie Tübingen vorgestellt oder behandelt wurden – es handelte sich um 76 Mädchen und 46 Jungen – in der Altersstufe der 10–12-Jährigen bei den Mädchen lediglich 13,2 %, bei den 13–15-Jährigen hingegen 59,2 % und bei den 16–20-Jährigen 27,6 % zu finden waren. Diese „Hochzeit" des Tablettensuizidversuchs bei Mädchen fällt also mit der eigentlichen „Hoch-Pubertät" der Mädchen zusammen und ist gekennzeichnet durch ein zentrales Selbstunwerterleben, das sich in Selbstwertgefühlsstörungen und Ich-Einschränkungen äußert.

Von manchen Autoren wird angenommen, der Selbstmordversuch bei Jugendlichen sei der letzte verzweifelte Versuch einer Begegnung mit den Eltern (Mangold und Seidl, 1974). Dabei geht man davon aus, die Problematik des jugendlichen Suizidpatienten liege vorwiegend in einer tiefgreifenden Kommunikationsstörung zwischen Eltern und Kind und es ließen sich drei Gruppen unterscheiden:

- Gruppe 1: Verlust eines Liebesobjektes
  Der Verlust eines Liebesobjektes würde dann zur Katastrophe führen, wenn der Patient sein reales Ich nicht entwickeln könne und mit dem Verlust des geliebten Objektes auch selbst nicht mehr existiere. Für diesen Jugendlichen sei der Suizid die letzte Konsequenz der Depression und die Lösung eines Aggressionskonfliktes.
- Gruppe 2: „The bad me“ (Mein schlechtes Ich)
  Die Jugendlichen dieser Gruppe empfanden: „Meine Eltern lieben mich nicht, weil ich böse und verdorben bin.“ Dies sei die Folge eines starren, rigiden Eltern-Ich (Super-Ego). Auch fänden sich folgende Äußerungen: „Meine Eltern mögen mich nicht, ich bin böse, muss sterben.“
- Gruppe 3: „Cry for help“
  Bei dieser Gruppe würden überwiegend äußere Stresssituationen vorliegen (chronische Erkrankungen, chaotische Familienzustände, evtl. materielle Sorgen). Der Suizidversuch oder der Suizid stelle in aller Regel das Ende eines längeren Prozesses dar.

Als Warnsignale für eine Suizidgefährdung bei Kindern und Jugendlichen gelten:
- subjektiver Eindruck, nicht ausreichend geliebt zu werden, Gefühl der Einsamkeit, Isolation und Verzweiflung;
- Ängste;
- Gefühle der Ausweg- bzw. Sinnlosigkeit;
- Grübelzwänge;
- Teilnahmslosigkeit;
- Sehnsucht, „weg zu sein“, „auszuschlafen“;
- Leistungsabfall in der Schule;
- Weglauftendenzen – frühere Suizidversuche und Phantasien über das „Danach“.

Diese Warnsignale der Suizidgefährdung sind allerdings noch sehr allgemein gehalten und münden keineswegs immer in ein präsuizidales Syndrom.

Das *„comittee on adolescence“* der American Academy of Paediatrics bezeichnete 1980 folgende Erscheinungen als Risikofaktoren für suizidales Verhalten in der Adoleszenz: Depressive Adoleszentenkrisen, psychotische oder schizophrene Adoleszentenkrisen, selbstauferlegtes „Zusammenreißen“ bei Jugendlichen, die impulsiv und hocherregbar sind, familiäre Unerwünschtheit des Jugendlichen, eine mit Suizid belastete Familiensituation, z.B. schwere Unfälle.

Präsuizidales Syndrom und Psychodynamik suizidalen Verhaltens bei Jugendlichen

In Anlehnung an das präsuizidale Syndrom, das von dem Erwachsenenpsychiater Ringel bereits 1953 beschrieben wurde, wurde in den 80er Jahren auch für Jugendliche ein solches Syndrom postuliert (Löchel, 1984), das folgende Merkmale aufweist:

1. konkrete Vorstellungen über die Durchführung eines Suizidversuchs,
2. Suizidgedanken in der Anamnese: Intensive gedankliche Beschäftigung mit dem eigenen Suizid, während die Vorstellung, einen Suizid zu unternehmen, für den Betreffenden zunehmend an Vertrautheit gewinnt,
3. dysphorische Verstimmungen: Gefühl des Traurigseins, Sich-nicht-mehr-freuen-Könnens, Niedergeschlagenseins,
4. psychosomatische Äquivalente (z.B. Schlafstörungen, Veränderungen des Essverhaltens, Müdigkeit, Konzentrationsstörungen, vegetative Irritierbarkeit).

Zum Verständnis auch jugendlicher suizidaler Entwicklungen als psychische Prozesse erwiesen sich tiefenpsychologische Untersuchungserkenntnisse als besonders fruchtbar (Henseler, 1974). Die folgenden zwei Motivationsketten lassen sich aus intrapsychischer Sicht häufig vorfinden, wobei diese „Kettenreaktion“ auch bei jugendlichen suizidalen Patienten zu finden ist:

Motivationskette 1 beim Suizid (nach Ehebald, 1966):
- Aggression der Umwelt gegen das Subjekt,
- aggressive Regungen des Subjektes gegen die Umwelt,
- Unmöglichkeit, die Aggression in die Tat umzusetzen,
- Wendung der Aggression gegen die eigene Person,
- Selbstmord

Bei diesem Modell wäre der Suizid ein verhinderter Mord: Die aggressive Regung der Umwelt erzeugt reaktive Aggression, die, aus welchen Gründen auch immer, aber nicht gezeigt werden darf oder nach außen dringen kann, so dass sich dann der Affekt gegen die eigene Person richtet. Bei Trennungskonflikten, die mit seelischen Verletzungen, insbesondere mit narzisstischen Kränkungen einhergehen, lässt sich eine weitere Motivationskette aufzeigen:

Motivationskette 2 beim Suizid (nach Ehebald, 1966):
- Verlust der lebenswichtigen, geliebten Person,
- Wunsch nach Wiedererlangung des verlorenen Partners,
- Unmöglichkeit, den Partner wiederzuerlangen,
- Identifizierung mit dem verlorenen Partner,
- Selbstmord

Weil der durch den Verlust Enttäuschte auf den Partner nicht verzichten kann, muss er den Hass abwehren und regrediert auf eine frühe (orale) Phase, in der er in der Phantasie durch Einverleibung des verlorenen Objektes mit diesem verbunden (im Tod vereint) ist.

Henseler (1974) konnte herausarbeiten, dass bei Suizidanten das Selbstwertgefühl auffallend verletzt und äußerst gefährdet ist: Er spricht von narzisstischen Störungen, die sich in einem übersteigerten Selbstwertgefühl oder einem übermäßigen Minderwertigkeitsgefühl manifestieren.

Folgende narzisstische Störungen seien beim Suizidanten typisch:
- schnelle Verunsicherung des Selbstwerterlebens,
- strenges und rigides Über-Ich (Gewissen),
- ambivalente, leicht störbare zwischenmenschliche Beziehungen,
- Fehlen eines realitätsgerechten Umgangs mit Aggressionen,
- Angst vor totaler Verlassenheit und Hilflosigkeit,
- Verleugnung der Realität und Idealisierung der eigenen Person und der Umgebung,
- Todesphantasien im Sinne von Harmonie, Ruhe und Geborgenheit,
- Diskrepanz zwischen Todesphantasien und der Wirklichkeit des Todes.

Noch mehr als beim Erwachsenen spielen beim suizidgefährdeten Jugendlichen folgende Komponenten eine bahnende Rolle, die die suizidale Haltung mit der ihr eigenen Logik und Dynamik erst möglich machen:

1. das zerbrochene Weltbild,
2. der gestörte Dialog,
3. die hierdurch bedingte Verstärkung der Vereinsamung und Deprivation.

Hierauf soll kurz näher eingegangen werden: Die kognitive Entwicklung, die in der Pubertät zum Erwerb komplexer Denkprozesse führt, erlaubt dem Jugendlichen nicht nur, „alle kombinatorischen Möglichkeiten in einem neuen System auszuschöpfen und kontrafaktische Hypothesen aufzustellen“, sondern auch das „eigene Denken zu denken“, seine eigenen Denkprodukte zum Gegenstand der Reflexion zu machen (Inhelder und Piaget, 1958). Neben der durch diese Fähigkeit des Denkens bewirkten Entwicklung zum Egozentrismus ermöglicht und erzwingt die neue Denkfähigkeit eine Hinterfragung von bislang Gültigem. Die Folge ist in der Pubertät eine mehr oder weniger ausgeprägte Krise des Weltbildes, besonders im Bereich der religiösen Überzeugungen und der ethischen Wert- und Moralvorstellungen. Gelingt es dem Pubertierenden nicht, die eigene „neue Weltsicht" in die ihn umgebende Welt zu integrieren, verschieben sich die Akzente, und das Interesse konzentriert sich auf die ausschließliche Beschäftigung mit einer in sich zerbrochenen Identität. Ferner ist der Pubertierende seinem Wesen nach ein „relativ Isolierter". Eine gewisse Isolierung im Zusammenhang mit der Konzentration auf die eigene Innenwelt in der Pubertät ist die notwendige Voraussetzung, um reife Beziehungen zwischen Individuen entstehen zu lassen, und ist damit für ein normales Sozialverhalten erforderlich. Der sich zunehmend vereinsamt fühlende Pubertierende erlebt das Leben unter dem Aspekt des Verlassen- und Verschlossenseins. Er glaubt, sich selbst am nächsten zu sein, und ist sich dabei selbst ein Fremder. Der vereinsamte, sich selbst als fremd erlebende Pubertierende ist ein „Heimatloser" geworden, sich im Aufbruch befindend, auf der Suche nach Sinn und Heimat.

Der unreife, präsuizidale Jugendliche kann der Realität nicht standhalten, sondern greift frühkindliche Verhaltensweisen wieder auf: Phantasien und Idealbilder treten an die Stelle realitätsgerechten Verhaltens. Neben seelischen Kränkungen durch Trennungserlebnisse von Bezugspersonen sind es häufig auch Schuldgefühle, die am Beginn einer Entwicklung von Suizidalität stehen. Kinder lernen spielerisch, dass sie trösten, wieder gutmachen, mitleiden und dadurch ihr eigenes Schuldigwerden bewältigen können. Wenn aber ein Kind von seinen Bezugspersonen überwiegend erfährt, dass es sich nicht richtig verhält, dass es etwas falsch gemacht hat, dass es schlecht ist, wird es entweder verhaltensauffällig reagieren (aggressiv nach außen) oder – wenn es bereits verinnerlichen kann – ein vermindertes Selbstbewusstsein aufbauen, depressiv werden oder auch zwanghaft reagieren, bis hin zu aggressivem Verhalten gegen sich selbst. Es ist damit die fördernde, die verzeihende und vergebende Umwelt, die Not tut, um mit der Frage der Schuldentwicklung, die Suizidalität erzeugen kann, psychologisch richtig umzugehen.

Der Tabletten-Suizidversuch bei Jugendlichen – Versuch einer inadäquaten Auflösung der Pubertätskrise?

Die verschiedenen Aspekte der Pubertätskrise – Vertrauenskrise, Autonomiekrise und Identitätskrise (einschließlich der sexuellen Identität) – , die beim suizidgefährdeten Pubertierenden mit jeweils unterschiedlicher Gewichtung eine bedrohliche Dimension angenommen haben, erfahren durch die suizidale Handlung eine neue Bewertung, die den Betroffenen einen – wenn auch zeitlich begrenzten – Ausweg zu ermöglichen scheint.

„Lösungsversuch" für die Vertrauens- und Kommunikationskrise

Oft setzt der jugendliche Suizidgefährdete (auf dem Hintergrund des unterbrochenen Dialoges mit den Eltern) der Ohnmacht in der konkreten Vertrauenskrise ein imaginäres Publikum entgegen, begleitet von Rachegefühlen. Eine gewisse bittersüße Lust begleitet z.B. die Vorstellung , wie die anderen am Grab zu spät den eigenen Wert erkennen. Dies bedeutet, dass sich der Jugendliche eigentlich wünscht, der abgebrochene Dialog möge durch die suizidale Geste wieder aufgenommen werden. Insofern ist der Suizidversuch als dynamische Handlung sowohl ein Angriff auf die eigene Person als auch ein Angriff auf die Außenwelt.

Seine Autonomie versucht der jugendliche Selbstmörder durch den Entschluss zurückzugewinnen, der Ohnmacht durch eigenes Handeln ein Ende zu setzen. Das dabei vorhandene Zögern und die Ambivalenz, weder leben noch sterben zu können und die „Entscheidung" letztlich doch dem Schicksal zu überlassen, wird im Suizidversuch mittels Tabletten besonders deutlich demonstriert. Der Pubertierende weiß in aller Regel, dass die Quantität der Tabletteneinnahme über den „Ausgang" entscheidet. Er weiß bewusst oder unbewusst, dass er das Schicksal herausfordert und dass er damit an den äußersten Rand des Abgrunds geht. Mit der suizidalen Handlung nimmt er unter scheinbarem Verzicht auf die Zukunft Rache an der Vergangenheit; dabei findet sich grausamerweise sein Mut zum Leben in der verklausulierten Form des Mutes zum Tod wieder. Das Besondere des jugendlichen Suizidversuchs mit Tabletten liegt ferner darin, dass sich der Betroffene der „bösen" oder „guten" Wirkung des Medikamentes anheim gibt. Die Tabletteneinnahme in fraglich suizidaler Absicht versetzt den aktiv Handelnden in einen extrem passiven und hilflosen Zustand, der an die Säuglingszeit erinnert und in dem die „Mutter Natur" durch die Aufnahme des Medikamentes unwillkürlich und geheimnisvoll die pharmakogene Wirkung „herbeizaubert". Unabhängig davon, wie tief der durch die Tabletteneinnahme ausgelöste Schlaf- oder Bewusstlosigkeitszustand jeweils ausgeprägt war, der Ausgang gleicht einer Wiedergeburt: Entweder kehrt der Jugendliche unversehrt ins bewusste Leben zurück mit dem Gefühl, den Tod herausgefordert und das Leben bis an seine äußersten Grenzen durchschritten zu haben. Oder er wäre gestorben, dann hätte er eine irgendwie anders geartete Wiedergeburt erlebt, denn „unter dem Bild des Todes versteht der typische Suizidant eigentlich etwas sehr Lebendiges. Das Tragische daran ist, dass er die Phantasien mehr oder weniger erfolgreich in seine tödliche Handlung umsetzt" (Henseler, 1974).

„Lösungsversuch" für die Identitätskrise

Bei dem Tabletten-Suizidversuch kommt es zum tiefen Schlaf, zur Bewusstlosigkeit oder zum Tod, d.h. psychologisch gesehen in jedem Fall zu einer Verschmelzung mit dem geliebten oder gehassten Objekt, in den meisten Fällen mit einem Elternteil oder mit dem Partner, der stellvertretend die Mutter oder den Vater als primäres Liebesobjekt repräsentiert. Der Versuch der äußersten Absonderung im Selbstmord führt letztlich zur Vereinigung, so wie der Ausreißer vom „Heimweh" geplagt ist.

Der Suzidversuch mit Tabletten hat als „Spiel mit dem Tode" einen grenzüberschreitenden Aspekt, der die Umkehr sämtlicher Werte beinhaltet: Tod und Leben, die in den Gedanken des suizidalen Jugendlichen ohnehin dicht beieinander liegen, verlieren im ambivalenten Schwebezustand des Selbstmörders ihre Bedeutung als eindeutige Situation, ihr spezifischer Sinn verändert sich in wechselseitigem Vertauschen. Auf diese Weise kommt der gewünschte Tod dem Leben sinngemäß so nahe, dass von ihm die Qualität des Daseins, des Lebens übernommen wird. Das Leben hingegen nimmt mit dem Tod verwandte Attribute an, verliert die bestimmte Eindeutigkeit des Existierens (Freye, 1974).

Bildlich gesprochen kann man den Tabletten-Suizidversuch des Pubertierenden als „Nachtmeerfahrt des Helden" beschreiben. Er begibt sich in das Dunkel und die Untiefen seines Unbewussten, dem er aufgrund seines labilen Ichs mehr oder weniger ausgeliefert ist. Alle Gegensätze fallen auf dieser „Fahrt" zusammen, vereinigen sich. Dieser Zustand ist voller Paradoxien: In dem Akt der größtmöglichen Entfernung kommt es zur Verschmelzung, d.h. zur größtmöglichen Nähe, das Schweigen wird durch die suizidale Handlung zum furchtbaren Aufschrei, der Rückzug zum unübersehbaren Signal. Bleibt der Suizidversuch „erfolglos", gleicht der Jugendliche nach seiner „Rückkehr" einem Wiedergeborenen, eben einem Initiierten. Die Reaktion der Eltern ist jedoch meist alles andere als einem Initiierten angemessen. Äußerungen wie „Man sollte dir den Hintern versohlen!" oder ähnliche Formulierungen sind der Regelfall. Eine gänzlich andere Haltung wird einem Jugendlichen nach seinem überlebten Suizidversuch mit Tabletten seitens der gleichaltrigen Freunde entgegengebracht: Sie zeigen Betroffenheit und Bewunderung, sie „prahlen" damit, jemanden aus ihrem Freundeskreis zu kennen, der „fast drüben" war, der eine außergewöhnliche Grenzsituation durchlebt hat, die etwas Einmaliges und Unheimliches an sich hat. Der Betreffende hat mit seinem Tabletten-Suizidversuch unter Beweis gestellt, dass er imstande ist, Konventionen über Bord zu werfen und den „Aus- und Überstieg" zu wagen.

Management suizidaler Krisen Jugendlicher

Das Faktum, ob ein Suizidversuch gerade erfolgt ist oder kurz bevorsteht, entscheidet, wie dem Jugendlichen zu begegnen ist. In letzterem Fall werden die Art und das Ausmaß der Entwicklung suizidalen Verhaltens die vorbeugenden Maßnahmen bestimmen. Zunächst seien einige allgemeine Aspekte hervorgehoben: Suizidale Jugendliche bewirken ein Zuwendungsverhalten, das nach dem tatsächlichen Suizidversuch in aller Regel aufgrund unserer tiefen Betroffenheit noch zunimmt. Befindet man sich im Dialog mit einem Jugendlichen in der präsuizidalen Phase, so lauern einige Gefahren im Umgang mit diesem Patienten. Diese Gefahren sind nach Sonneck (1988) vorschnelle Tröstung, Ermahnung, Ratschlag, Belehrung, Herunterspielen des Problems, Beurteilung und Kommentieren, Nachforschen, Ausfragen, Analysieren.

Um angemessen reagieren, um wirklich helfen und intervenieren zu können, ist das Wissen um den eigentlichen Anlass der Krise wichtig. Des Weiteren gilt es, die innere Bedeutung für den Betreffenden zu erkennen und die Frage zu beantworten, in welcher Krisenphase der Betreffende steht (Schock-, Reaktions-, Bearbeitungs- oder Neuorientierungsphase bzw. chronisches Verhalten). Wenn es gelingt, etwas vom aggressiven emotionalen Potential „abzulassen", dieses beim „Helfer" zu deponieren, ist meist eine entscheidende Entschärfung der Situation gelungen. Schwierig ist es, das richtige Maß von Nähe und Distanz zu halten, läuft doch jeder Helfer Gefahr, sich entweder aus der Beziehung heraushalten zu wollen oder sich zu sehr in die Beziehung verwickeln zu lassen. Im Dialog ist eine beziehungsfördernde Grundhaltung gefragt, die folgendermaßen zu umschreiben wäre (Sonneck, 1988):

- Ich nehme den anderen, wie er ist.
- Ich fange dort an, wo der andere steht.
- Ich zeige, dass ich Kontakt mit ihm aufnehmen möchte.
- Ich verzichte auf argumentierendes Diskutieren.
- Ich nehme die in mir ausgelösten Gefühle wahr (worauf weisen sie mich hin?).
- Ich verzichte auf das Anlegen eigener Wertmaßstäbe.
- Ich orientiere mich an den Bedürfnissen des Patienten.
- Ich arbeite an Partnerschaften und vermeide objektivierende Distanz.

Mit dem aktiven Werben um eine Beziehung entsteht aber auch die Gefahr der Abhängigkeit. In einer Krisensituation ist jeder Mensch von äußeren Hilfsmitteln besonders abhängig. Dies bedeutet, dass den Betroffenen diese Stütze nicht versagt werden darf. Die Hilfe darf aber nicht so weit gehen, dass sie die Selbsthilfemöglichkeit des Betroffenen einengt; im Gegenteil, es muss Hilfe zur Selbsthilfe sein. Hole (1987) hat für das praktische Vorgehen im Dialog mit Präsuizidalen folgende Regeln vorgeschlagen:

1. offenes Ansprechen des Patienten auf seine Suizidgedanken (Entlastung durch Verbalisierung),
2. Akzeptieren des Patienten (entspricht Stützung des Selbstwertgefühls),
3. angstfreies Benennen der Suizidgedanken nach Art und Intensität (schafft Distanzierungshilfe),
4. Einbringung der eigenen Person des Helfers und/oder des Therapeuten:
a) empathisches Verstehen,
b) stellvertretende Hoffnung (entspricht antisuizidaler Haltung),
5. Besprechung von Hilfs- und Therapiemöglichkeiten (entspricht Anregung von Kollaboration),
6. Festlegung der nächsten Zeitstrecke mit Kontaktvereinbarung (entspricht Brückenschlag),
7. Erfragen und Benennen persönlicher Bezugspersonen (entspricht Bindung an Begleitpartner),
8. Absprache über Notrufmöglichkeiten in akuten Krisen (entspricht Krisenbewältigung).

Laut WHO (1969) setzen sich alle Formen der Suizidprävention folgende Ziele: Prävention des tödlichen Ausgangs suizidaler Handlungen, Prävention der Wiederholung suizidaler Handlungen (Rezidiv-Prophylaxe), Verhinderung des ersten Suizidversuchs und Prophylaxe gegenüber Suizidgedanken und Suizidwünschen.

Suizidprävention bzw. Suizidprophylaxe kann unterteilt werden in primäre Suizidprophylaxe (Kindererziehung im weitesten Sinne und Aufklärungsarbeit in der Öffentlichkeit), sekundäre Suizidprophylaxe (aktiv: Verhindern der Selbsttötung bei Menschen in einer Krise; passiv: Erschweren des Zugangs zu Hochbauten, Drogen, Schusswaffen, etc.) sowie tertiäre Suizidprophylaxe (Nachbetreuung von Menschen nach überlebtem Suizidversuch).

Im Rahmen der primären Vorbeugung sollen vor allem besondere Belastungs- und Risikofaktoren (z. B. chronische emotionale Vernachlässigung in der frühen Kindheit, belastende Familienverhältnisse, belastende Ereignisse vor dem Suizid etc.) verhindert werden. Durch eine adäquate, konsequente, liebevolle und auf das Kind eingehende Erziehung wird der wesentlichste und effektivste Beitrag zur primären Suizidverhütung geleistet.

Bei der sekundären aktiven Suizidprophylaxe geht es um den Dialog mit jener Person, die in die suizidale Krise geraten ist. Wie alle Suizidprävention ist auch die aktive sekundäre Prävention keine rein ärztliche Aufgabe, sondern ein interdisziplinäres Anliegen. Bewährt haben sich Kriseninterventionszentren, Telefonseelsorge und interdisziplinär besetzte Suizidpräventionszentren.

Die Interventionsformen nach Suizidversuch richten sich nach dem weiter vorhandenen Risiko einer Suizidalität, d. h. es muss eine störungsspezifische

Diagnostik erfolgen, die eine Abschätzung der Suizidalität vornimmt, die zu einer Identifikation von auslösenden Lebensereignissen und Hintergrundsfaktoren führt, die die Beurteilung der psychischen Situation und des Wiederholungsrisikos vornimmt. Laut Pfeffer (1996) lassen sich folgende Risikofaktoren der Suizidalität nach einem hohen bzw. niedrigen Risiko gewichten:

Faktoren	Hohes Risiko	Niedriges Risiko
Einschätzung	schwer möglich	gut möglich
Begleitumstände des Parasuizides	allein geplant harte Methoden	nicht alleine weniger sorgfältig geplant weiche Methoden
Letalitätsabsicht	hoch	niedrig
Psychopathologie	vorhanden und schwer	nicht vorhanden oder leicht
Copingmechanismen	schlechtes Urteilsvermögen	gutes Urteilsvermögen
	geringe Impulskontrolle	gute Impulskontrolle
	stark ausgeprägte Hoffnungslosigkeit	geringe Hoffnungslosigkeit
	stark ausgeprägte Hilflosigkeit	geringe Hilflosigkeit
Kommunikation	schlecht oder ambivalent	gut und eindeutig
Familiäre Unterstützung	fehlend oder unsicher	durchgängig vorhanden
Zusätzliche Stressoren	vorhanden und schwer	keine oder leicht

Tab. 1: Risikofaktoren der Suizidalität (nach Shaffer, 1974)

Das erste therapeutische Ziel ist die Reduktion oder Beendigung suizidaler Gedanken und Handlungen; es ist notwendig und erforderlich, die Motivationskette, die zum Parasuizid geführt hat, genau zu erfassen und zu verstehen. Wann immer möglich muss eine Situation herbeigeführt werden, in der frei über die Ereignisse der unmittelbaren Vergangenheit gesprochen werden kann. Um die Rückbildung suizidaler Gedanken zu ermöglichen, sind die Bearbeitung von erschütterten Selbstkonzepten, der Wiederaufbau eines Selbstwertgefühls und die Schuldgefühlreduktion von Bedeutung. Ziel ist es, alternative Problemlösungsstrategien aufzufinden, die individuell festgelegt werden müssen (siehe Karle 2001).

Bei der Entscheidung, ob eine ambulante Behandlung ausreichend ist oder ob eine stationäre Behandlung erforderlich wird, kann man sich an folgenden

Überlegungen orientieren: Eine ambulante psychotherapeutisch-psychiatrische Akutbehandlung kann erfolgen, wenn keine bedeutsamen organischen oder psychiatrischen Grunderkrankungen vorliegen, wenn bei dem Betroffenen und dessen Familie eine gute Compliance und Motivation vorliegt, wenn es sich um den ersten Parasuizid handelt und wenn eine rasche Distanzierung von dem Parasuizid vorliegt (Karle 2001). Ferner ist es wichtig, bei einem zweiten Kontakt klare Terminabsprachen zu treffen. Weiterhin ist es sinnvoll, wenn der Betroffene eine Telefonnummer bekommt, unter der er den Untersuchenden oder einen Kollegen Tag und Nacht erreichen kann, bevor er erneut in eine subjektiv ausweglos erscheinende Situation geraten würde. Von manchen Autoren wird auch empfohlen, mit dem Patienten einen sogenannten Suizidvertrag abzuschließen oder eine suizidale Absprache zu treffen.

Ist ein ambulantes Management nicht möglich, muss eine stationäre Aufnahme erfolgen. Gründe hierfür können ein Fortbestehen der Suizidalität, ein wiederholter Parasuizid, möglicherweise mit harten Methoden und zusätzlichen Komplikationen, eine geringe Compliance und Motivation bei Patient und Familie oder eine behandlungsbedürftige organische oder psychiatrische Grunderkrankung sein. Bei einer Kurzzeit-Krisenintervention, z.B. nach einem Suizidversuch mit Tabletten und entsprechender Behandlung auf einer Intensivstation, wird ein Facharzt für Kinder- und Jugendpsychiatrie und -psychotherapie in aller Regel mit herangezogen, um die Dauer der stationären Krisenintervention zu beurteilen und um gegebenenfalls die notwendigen Maßnahmen in die Wege zu leiten.

Ein Krisenmanagement nach Suizidversuch im stationären Rahmen bedeutet ein aktives Vorgehen in Form von Gesprächen mit den Eltern, Lehrern, bisherigen Therapeuten bzw. helfenden Institutionen (Jugendamt, Beratungsstellen, etc.). Gerade bei jugendlichen suizidalen Patienten ist es erforderlich, dass ihr Einverständnis zur Kontaktaufnahme mit den entsprechenden Erwachsenen (Eltern, Lehrern, Jugendamt-Mitarbeitern, etc.) vorliegt.

Die stationäre Krisenintervention wird, falls die Diagnosestellung bei der betreffenden Person unklar ist, auch eine weitere diagnostische psychiatrische Abklärung beinhalten: Leidet der Jugendliche unter einer akuten Schizophrenie, einer endogenen Depression, unter einer neurotisch-reaktiven Störung, oder handelt es sich um eine akute Adolezentenkrise in Form eines Autoritätskonfliktes, um eine psycho-sexuelle Krise oder um eine Identitätskrise? Das Ergebnis ist entscheidend dafür, ob eine längerfristige stationäre Behandlung erforderlich ist oder ob sich bald eine ambulante Betreuung zur Vorbeugung eines Rückfalls anschließt.

Die wichtigste Voraussetzung für eine erfolgreiche Krisenbehandlung von jugendlichen Suizidgefährdeten sind das genaue Beobachten und die Möglichkeit zur Aussprache. Die in Not Geratenen sollen das aussprechen können, was sie bewegt und quält. Oft ist es notwendig, dass das Thema Selbstmord vom Therapeuten aufgegriffen wird, da sich manche Jugendliche nicht spontan getrauen, dieses oft tabuisierte Thema anzuschneiden. Von entscheidender Wichtigkeit wird es sein, den Jugendlichen zu erklären, was in die Wege geleitet wird oder geleitet werden muss. Dadurch können unnötige Ängste abgebaut werden und der Suizidant hat nicht das Gefühl, dass Erwachsene über seinen Kopf hinweg entscheiden.

Im Rahmen der stationären Krisenintervention wird man psychotherapeutisch stützend vorgehen, d.h. es ist nicht das primäre Ziel, an wenigen Tagen die verinnerlichten Konflikte des Jugendlichen zu beheben. Dies ist nur durch eine weitere Psychotherapie im Anschluss an die Krisenintervention möglich, sei sie ambulant oder stationär. Bei der Krisenintervention bei jugendlichen suizidalen Patienten werden an den Therapeuten und das therapeutische Team erhebliche Anforderungen im Umgang mit den eigenen Gefühlen gestellt. Die Therapeuten werden versuchen, das Selbstbild des Suizidanten und die Art der zwischenmenschlichen Beziehungen, die sich immer auch in der Interaktion mit dem Therapeuten widerspiegeln, wahrzunehmen. Die Erkenntnis spezifischer narzisstischer Konflikte hat vor allem praktisch-therapeutische Bedeutung. Besondere Widerstände, Phantasien und Probleme der Interaktion müssen rasch erkannt werden, damit sich der narzisstisch labile Mensch schneller verstanden und akzeptiert fühlen kann. Jeder Therapeut muss vor allem die leicht eintretende Verletzbarkeit und die geringe Frustrationstoleranz jugendlicher suizidaler Patienten beachten. Gerade bei Jugendlichen erfolgen im therapeutischen Dialog Projektionen auf den Therapeuten, die oft stürmisch, fordernd und anspruchsvoll und damit schwer auszuhalten sind. Es wird darum gehen, insbesondere die erlebten Frustrationen zu wesentlichen Themen der Therapie zu machen.

Nach der Entlassung aus der akuten Krisenintervention werden zur Rückfall-Prophylaxe folgende Maßnamen empfohlen (Remschmid, 1992):

- ständiges Aufrechterhalten eines therapeutischen Kontaktes,
- Kooperation mit der Familie bzw. der Umgebung des gefährdeten Adoleszenten,
- feste Abmachung mit dem Patienten, im Falle ernsthafter Suizidimpulse sofort anzurufen oder den Therapeuten aufzusuchen,
- Schaffung einer Behandlungskette unmittelbar nach dem ersten Suizidversuch,
- sorgfältige Planung des Übergangs von der stationären in die ambulante Behandlung,
- Vorbereitung der Familie und der Umgebung auf die Reintegration des Patienten nach der stationären Krisenintervention und
- Behandlung einer etwaigen Grundkrankheit und Beseitigung von Konflikten, die zum Suizidversuch geführt haben.

Abschließend kann festgehalten werden, dass das Management suizidaler Krisen komplex ist und die gleichzeitige Anwendung verschiedener Strategien und Methoden erfordert. Wichtig erscheint eine flexible und interdisziplinäre Zusammenarbeit. Die Prognose ist abhängig von der Frage, inwieweit es gelingt, zugrunde liegende Konflikte sowie Belastungsfaktoren individueller und sozialer Art zu reduzieren und psychische Störungen erfolgreich zu behandeln (Karle, 2001).

Literatur

Amery, J. (1976): Hand an sich legen – Diskurs über den Selbstmord. Stuttgart, Klett-Cotta.

Asarnow, J.R. und Carlson, G. (1988): Suicid attempts preadolescent child psychiatry inpatients. Suicide life threat behav 18, 129–136.

Braun-Scharm, H: (1991): Suizidalität bei Kindern und Jugendlichen. In: Martinius, J. Hrsg. Kinder- und jugendpsychiatrische Notfälle. München, Quintessenz-Verlag, 9–19.

Ehebald,.U. (1966): Über Konflikte selbstmordgefährdeter Menschen. Wege zum Menschen 18, 283.

Freye, I. (1974):: Der Mensch in der Grenzsituation – Zur Psychologie des Suizids. Diss: Zürich.

Henseler, H. (1974): Narzißtische Krisen. Zur Psychodynamik des Selbstmordes. Reinbek bei Hamburg: Rowohlt.

Hole, G. (1987): Vorlesungstabellen Studenten-Unterricht. Weißenau.

Inhelder, B. und Piaget, J. (1958): The growth of logical thinking. New York: Basic Books.

Karle, M. (2001): Management suizidaler Krisen bei Kindern und Jugendlichen. Kinder- und Jugendmedizin 2, 44–48.

Klosinski, G. (1983): Der Tabletten-Suizidversuch in der Pubertät – Versuch einer Autoinitiation. In: Jochmus, I und Förster, E., Hrsg. Suizid bei Kindern und Jugendlichen. Stuttgart: Enke-Verlag, 92–100.

Kosky, R., Silburn, S., Zurbrick S. (1986): Symptomatic depression and suicidal ideation. A competive study with 628 children. Journal nerv ment dis, 174, 523–528.

Löchel, M.(1984): Das präsuizidale Syndrom bei Kindern und Jugendlichen. Acta Paedopsychiatrica 31, 214–221.

Mangold, B. und Seidl, E. (1974): Der Suizidversuch als kinderpsychiatrischer Notfall. Praxis Kinderpsychol. Kinderpsychiat. 23, 233–240.

Menninger, K. (1974): Selbstzerstörung – Psychoanalyse des Selbstmords. Frankfurt/Main: Suhrkamp.

Pfeffer, C.R. (1996): Suicidal behavior in children and adolescents: causes and management. In: Lewis, M. (Ed.): Child and Adolescent Psychiatry. Baltimore: Williams & Wilkins.

Pöldinger, W. und Holsboer-Drachsler, E. (1988): Suizidalität – Erkennung und Abschätzung. Neurologie/Psychiatrie 4, 323–329.

Remschmidt, H. und Schwab, T. (1978):Suizidversuche im Kindes- und Jugendalter. Acta Paedopsychiatrica 43, 197–208.

Remschmidt, H. (1988): Psychiatrie der Adoleszenz. Stuttgart, Thieme.

Remschmidt, H. (1992): Psychiatrie der Adoleszenz. Stuttgart, Thieme.
Ringel, E. (1953): Der Selbstmord – Abschluß einer krankhaften psychischen Entwicklung. Wien: Maudrich.
Schmidtke, A., Weinacker, B., Fricke, S. (1996): Suizid und Suizidversuchsraten bei Kindern und Jugendlichen in den alten Ländern der Bundesrepublik und in der ehemaligen DDR. Der Kinderarzt, 27.Jahrgang, Nr. 2, 151–162.
Shaffer, D. (1974): Suicid in childhood and early adolescents. J Childs Psychol Psychiat. 15, 275–291.
Sonneck , G.(1988): Krisenintervention bei Suizidalität und Lebenskrisen. Neurologie/Psychiatry 4, 352–361.
Tishler, C.L. und Mc Kenry, P.C. (1982): Parental negative self and adolescent suicide attempts. Journal of the American Academy of child psychiatry 21, 404–408.
Wolfersdorf, M. (1996): Suizidalität im Psychiatrischen Krankenhaus. Nervenheilkunde 15, 507–514.

IV. Zur Bedeutung von Familie, Schule und Gesellschaft aus kinder- und jugendpsychiatischer Sicht

Angehörigenarbeit in der Kinder- und Jugendpsychiatrie und -psychotherapie: Chancen, Grenzen und Hindernisse im stationären Setting*

Einleitung und Begriffsbestimmungen

Der Kinder- und Jugendpsychiater Rotthaus (1990) ist der Auffassung, dass der Begriff „Familientherapie" nicht mehr zeitgemäß ist und durch den Begriff „Systemtherapie" als Kennzeichnung der grundsätzlichen therapeutischen Ausrichtung ersetzt werden sollte.

Mit dem Begriff „Familientherapie" wird die Ansicht von zahlreichen Familientherapeuten der vergangenen Jahre unterstrichen, nicht der Einzelne, sondern die ganze Familie sei krank. Dies führte zum einen in den betroffenen Familien zu mannigfachen Schuldgefühlen und verursachte zum anderen bei denen, die durch ihre Probleme schon genug belastet waren, zusätzliche Leiden. Deswegen forderte bereits Ludewig (1988) ebenfalls den Verzicht auf das Konstrukt „Familientherapie", um endlich damit aufhören zu können, „den Mitgliedern von Familien zu suggerieren, ihre Familien seien fehlerhaft, ihre Kommunikation inadäquat, ihre Liebe mangelhaft, ihre Sinnesorgane unterentwickelt, ihre Interaktion pathogen". Aus pragmatischen Gründen wird man aber auf das Wort Therapie nicht verzichten können, da sonst die Krankenkassen die Kostenübernahme einstellen würden.

Im Sinne einer weit gefassten, familientherapeutisch orientierten Vorgehensweise in der Kinder- und Jugendpsychiatrie soll der hier gewählte Begriff „Angehörigenarbeit" darauf hinweisen, dass sich stationäre Kinder- und Jugendpsychiatrie dem kranken Kind fokussierend zuwendet, ohne sein Eingebundensein in die Familie auszublenden. Sozialpsychiatrische Kliniken und Institutionen der Erwachsenenpsychiatrie haben die familienorientierte Arbeit schon seit vielen Jahren in den Vordergrund gerückt: So arbeitet z. B. die Sozialpsychiatrische Universitätsklinik Bern nicht familientherapeutisch „sensu strictu", sondern konsequent familienorientiert, insbesondere was den rehabilitativen Bereich (Wohnheim, Rehabilitationswerkstätte, geschützte Werkstätte) anbelangt. Auch Ciompi et al. (1985) sind von einer eigentlichen Familientherapie schizophrener Familien abgerückt und stellten ihr das Modell der „Angehörigenarbeit" gegenüber.

* Überarbeitete Publikation: Klosinski, G.: Angehörigenarbeit in der Kinder- und Jugendpsychiatrie. Chancen, Grenzen und Hindernisse im stationären Setting. TW Neurologie Psychiatrie 6: 485–491 (1992).

1. Aspekte der Zusammenarbeit zwischen Angehörigen und kinder- und jugendpsychiatrischer Klinik

Bereits im Vorfeld einer stationären Aufnahme muss eine entsprechende Zusammenarbeit zwischen sorgeberechtigten Eltern und der Klinik etabliert werden. Den Eltern muss vermittelt werden, warum eine stationäre Aufnahme notwendig und sinnvoll erscheint.

Rotthaus (1990) verweist auf folgende Indikationen für eine stationäre Psychotherapie:

- die Schwere der Krankheitserscheinung (z. B. akute Psychose, klinisch behandlungsbedürftige Magersucht etc.);
- die symptombedingte Unmöglichkeit, eine ambulante Behandlung durchzuführen (z.B. schwere Angst- und Zwangssymptome, die eine Beschulung oder Lehre nicht mehr möglich machen);
- die Untragbarkeit des Patienten im häuslichen oder beruflichen Milieu (z.B. Verwirrtheitszustände, aggressive Durchbrüche, Zwangsneurosen u.ä.);
- den negativen Einfluss der Umgebung, der therapeutische Fortschritte verhindert (z.B. bei pathogenem Milieu wie Kindesmissbrauch, Angstinduktion etc.);
- die fehlende Behandlungsmöglichkeit am Wohnort (wenn keine ausreichende psychotherapeutische Behandlungsmöglichkeit im ambulanten Setting gegeben ist).

Diese Aufzählung unterschiedlicher Indikationen weist auf verschiedene Problemlagen im intra- und extrafamiliären Bereich hin und impliziert, dass nicht der Kliniker alleine über die Aufnahme entscheiden kann, sondern dass die Familie als Ganze diese Entscheidung mit treffen und tragen muss. In nicht wenigen Fällen wird der Therapeut den Eltern aber dennoch ein gutes Stück Verantwortung abnehmen, zumindest was die medizinische Seite anbelangt (z.B. bei einer schweren Magersucht oder einer akuten Psychose), insbesondere dann, wenn die Eltern über die Entwicklung der Erkrankung und ihre möglichen Auswirkungen und Implikationen noch nicht hinreichend aufgeklärt sind. Damit steht zu Beginn der Angehörigenarbeit die kompetente Information und Beratung im Vordergrund.

In der Praxis hat es sich als sehr günstig erwiesen, wenn den Eltern im Prozess der Einwilligung und Entscheidung zu einer stationären Aufnahme genügend zeitlicher Raum gelassen wird. Dies schließt ein, dass der Patient und seine Eltern vor einer Entscheidung die Aufnahme-Station besichtigen sollten, um auch atmosphärisch etwas von dem geplanten zukünftigen Lebensraum zu erfahren. Das Team der Klinik tut gut daran, ein Angebot auszusprechen und abzuwarten, was die Familie von diesem Angebot hält und wo

Unklarheiten, Zweifel oder Ambivalenzen vorliegen, die aufgegriffen werden müssen.

Durch Transparenz und Offenheit die elterlichen Ängste mindern

Es versteht sich von selbst, dass eine ausführliche Darlegung des stationären Settings in den ersten Tagen und Wochen von größter Bedeutung ist. Nur wenn den Eltern bzw. der Familie eine Transparenz und Offenheit bezüglich des stationären therapeutischen Bemühens vermittelt werden kann, werden die bei den Eltern am Beginn einer stationären Therapie immer vorhandenen Ängste gemindert werden können. Es hat sich im klinischen Alltag bewährt, bei jeder stationären Aufnahme eine „Probezeit" von vier Wochen zu vereinbaren (die durchschnittliche stationäre Aufenthaltsdauer in der Abteilung für Kinder- und Jugendpsychiatrie und -psychotherapie in Tübingen beträgt derzeit, bezogen auf die längerfristigen Therapien, etwa ein halbes Jahr). Die Eltern müssen damit ihr Kind nicht automatisch für ein halbes Jahr „abgeben", und die Klinik kann ihrerseits prüfen, ob ihr therapeutisches Angebot im Einzelfall angenommen werden kann und weiterhin sinnvoll erscheint.

Mit „Angehörigen" sind primär die Eltern und Geschwister gemeint, gelegentlich auch die Großeltern, Onkel, Tanten oder Paten, wenn sie für das Kind bzw. den Jugendlichen eine wichtige Funktion und Bedeutung einnehmen (Klosinski, 1991). Diese Erweiterung der Angehörigenarbeit über die Kernfamilie hinaus bedarf der behutsamen Absprache mit den Eltern und dem Patienten. Oft ist eine solche Ausweitung auch nur sporadisch für wenige Sitzungen erforderlich.

Die Einwilligung in eine stationäre kinder- und jugendpsychiatrische Behandlung bedeutet für die Eltern, dass sie einerseits ihr Kind fremden Händen anvertrauen müssen mit der Sorge, selbst eventuell als Versager, als „schlechte Eltern" angesehen zu werden; andererseits werden Riesenerwartungen aufgebaut, die davon ausgehen, dass das stationäre Team die Verhaltensauffälligkeiten und Probleme des Kindes „ausbügelt" und „wegtherapiert". Diese „Extrempositionen" sind keineswegs selten, sondern eher die Regel. Deshalb sollten den Eltern die Ziele der Diagnostik und der Therapie in groben Umrissen bereits im vorgeschalteten ambulanten Prozess, spätestens aber in der Sitzung, in der die Indikation zur stationären Aufnahme erfolgt, vermittelt werden.

Entscheidend ist, dass die Eltern in ihrer Kompetenz als verantwortliche Entscheidungsträger für ihr Kind mit eingebunden werden, dass sie in dieser Kompetenz unterstützt werden oder dass diese Kompetenz wieder erneuert wird. Von Anfang an ist eine vertrauensvolle therapeutische Allianz aller Beteiligten anzustreben, was häufig aber erst durch einen therapeutischen Prozess gelingt und gelegentlich auch recht schwierig ist.

2. Ziele in der Angehörigenarbeit

Folgende Ziele sollten in der Angehörigenarbeit verfolgt werden:

a) Diagnostische Klärung des Beziehungsgefüges, des Kommunikations- und Interaktionsnetzes innerhalb der Familie. Dabei ist dem entwicklungspsychologischen Aspekt dieses Prozesses besondere Aufmerksamkeit zu schenken, d. h. inwieweit sich in den verschiedenen Altersphasen des Patienten der jeweilige Beziehungsaspekt verändert hat.
b) Die bisher vorliegenden Annahmen und Vorstellungen über die Ursachen und Hintergründe der Erkrankung des Patienten sollen herausgearbeitet werden.
c) Der Umgangsstil, d. h. die bisherige Strategie der einzelnen Familienmitglieder bzw. der Familie als Ganzer, muss mit den Auffälligkeiten des „Index-Patienten“ geklärt werden.
d) Die familiären Ressourcen der speziellen Familie sollen angesprochen werden (Paten, Großeltern, wichtige Freunde etc.).
e) Wie ist das Verhältnis von „Wunsch nach Stabilität“ und „Wunsch nach Veränderung“ bei den entsprechenden Angehörigen?
f) Einführung einer „Außenperspektive“ durch den Therapeuten: Es geht nicht um eine empathische Verschmelzung mit der Familie, sondern eher um eine „Spiegelfunktion“ des Therapeuten, die eine Selbst- und Fremdinterpretation der Familienmitglieder in Gang kommen lässt. Oft wird der Therapeut alte „Spielregeln“ im Sinne von eingeschliffenen Interaktionsmustern hinterfragen. Er wird sich dabei davon leiten lassen, „was sich ihm im Lichte seiner Erfahrung als Ausdruck und Folge problematischer Wirklichkeitskonstruktionen und Mustern zeigt. Somit versucht er Veränderungen anzuregen, indem er die von ihm als dysfunktional gesehenen Muster oder als einschränkend gesehenen Ideen stört und Ideen und Perspektiven einführt, die neue Optionen schaffen, neue Entwicklungen in Gang setzen und individuell und systemweit den Spielraum erweitern können. Somit hilft er dem System, sich in neuer Weise zu organisieren“ (Stierlin, 1988).
g) Erwartungshaltungen und Delegationen von einzelnen Familienmitgliedern an andere sind herauszuarbeiten.
h) Eventuell wird man die bisherige Familiengeschichte als Evolution des familiären Ideengutes herausarbeiten müssen (Willi, 1985).

Diese allgemeinen Ziele müssen modifiziert oder ergänzt werden, wenn es um besondere Ausgangskonstellationen, z. B. um das Problem von Ein-Eltern-Familien, Scheidungsfamilien o.ä. geht.

Besonders schwierig wird Eltern- und Angehörigenarbeit, wenn die Eltern nicht von sich aus zur stationären Aufnahme gekommen sind, sondern wenn die Schule, Behörden oder Ämter eine stationäre Aufnahme dringend nahe gelegt haben und die Eltern sich eher in die Position einer Rechtfertigung oder Verteidigung gedrängt sehen. Dies ist z. B. dann der Fall, wenn von dritter Seite oder vom Patienten der Verdacht auf einen Kindesmissbrauch geäußert wird. Es ist dann besonders schwierig, eine „Allianz“ herzustellen und den Eltern zu vermitteln, dass es nicht um Aufdeckung und Bestrafung geht, sondern um Hilfestellung und Begrenzung eines möglicherweise eingetretenen „Schadens“ mittels Beratungs- und Therapieangeboten (Klosinski, 1990).

3. Chancen, Grenzen und Hindernisse in der Angehörigenarbeit

Wenn es gelingt, die Eltern in ihrer elterlichen Kompetenz zu bestärken oder letztere wieder herzustellen, und wenn sie im therapeutischen Prozess darüber hinaus als aktive Teilnehmer und nicht als Versager, Schuldige oder Rivalen angesehen werden, sondern gelegentlich als Co-Therapeuten, ist die Gefahr der Triangulation des Patienten zwischen seiner Familie und den Klinikmitarbeitern gemindert.

Da die Projektionen und Übertragungsaspekte, die der Patient mit seinen Eltern durchgemacht hat, im stationären Setting mit dem therapeutischen Team eine Neuauflage erfahren, kommt es mit großer Regelmäßigkeit zum Problem des Loyalitätskonfliktes: Das Kind bzw. der Jugendliche sieht die therapeutischen Bezugspersonen als Quasi-Ersatz-Eltern an (dies gilt insbesondere bei neurotischen Patienten) und erwartet von ihnen, dass sie sich anders als seine Eltern und ganz in seinem Sinne verhalten werden. Insbesondere junge, unerfahrene Mitarbeiter, die dem Patienten mit seiner kranken Symptomatik Hilfestellung geben wollen, sind in großer Gefahr, sich mit dem Patienten zu identifizieren, und nehmen dadurch unbewusst diese Projektion als bessere Eltern an. Dies spüren wiederum die Eltern, so dass die Triangulation bereits hergestellt ist. Um solch eine Entwicklung zu vermeiden, muss auch das Personal in eine Inter- oder Supervision eingebunden sein, bei der solche Übertragungsprozesse beleuchtet und hinterfragt werden.

Wenn es gelingt, ein gutes „Arbeitsbündnis“ sowohl mit dem Patienten als auch mit der Familie herzustellen, ist die Voraussetzung dafür geschaffen, dass ein stationärer Therapieerfolg überhaupt erst möglich werden kann. Erst dann kann der Therapeut oder das therapeutische Team eine positive Identifikation mit den Eltern erreichen (Berger, 1974). Bündnis oder Allianz mit den Familienmitgliedern heißt aber nicht, dass man sich ihre Sichtweise stets zu Eigen macht, dass man sich nicht abgrenzen kann, dass man nicht konfrontieren kann. Gemeint ist vielmehr, dass eine in der üblichen Arzt-Patienten-Beziehung typische asymmetrische und hierarchische Beziehung eine solche Allianz erschwert, wenn nicht sogar verhindert. Gleichberechtigte Partnerschaft ist dann praktiziert, wenn die Mitglieder des therapeutischen Teams im Sinne einer notwendigen Arbeitsteilung und Partnerschaft miteinander kommunizieren, wenn der ärztliche Therapeut seinen nicht-ärztlichen Mitarbeitern seine Hilfsmöglichkeiten zur Verfügung stellt und dem Klienten und seinen Angehörigen die Entscheidungsfreiheit und die Verantwortung dafür überlässt, ob, inwieweit und in welcher Art sie davon Gebrauch machen wollen.

Neben der bereits angesprochenen Gefahr der Triangulation des Patienten zwischen Familie und Klinikmitarbeitern besteht auch die Gefahr der Identifikation oder Überidentifikation mit dem Patienten oder mit der Familie (Klosinski, 1989). Bei schwer gestörten Patienten, die „Spaltungen" vornehmen, die ihr inneres gutes oder böses „Objekt" auf das therapeutische Team „verteilen", ist ein Konsens häufig äußerst schwierig oder überhaupt nicht möglich. Erst eine Inter- oder Supervision kann klären und aufdecken, wie ausgeprägt der Patient seine Bezugspersonen in seiner entsprechenden Idealisierung oder Ablehnung „besetzt hat". Dies führt innerhalb des Teams zu erheblichen Problemen, kann bei schwer gestörten Patienten aber genauso zu einer Aufsplittung in „gute" und „böse" Familienangehörige und Klinikangehörige führen. Es gehört sehr viel diplomatisches Geschick dazu, der Familie solche Spaltungsmechanismen bewusst zu machen. Unbewusste eigene Familienkonflikte und Bindungen an eine bestimmte Normvorstellung können dazu führen, dass der Therapeut einer Familie die eigenen Probleme zur Bearbeitung auflädt und dass er sein Therapieziel nach einer ihm adäquaten, für die Familie aber unter Umständen realitätsfernen Vorstellung ausrichtet (Schönfelder, 1979).

In Fällen, bei denen die Patienten (meist handelt es sich um Jugendliche) oder ihre Eltern die stationäre Therapie kündigen, wird vonseiten der Familie häufig eine Schuldzuweisung erlebt oder wahrgenommen, die nicht mehr ausgehalten werden kann. Die Schuld wird dann bei der Institution gesucht, Familie und Patient schließen sich zusammen und brechen die Therapie ab.

Gelegentlich geschieht aber sozusagen auch das Umgekehrte: Die Familienangehörigen verstehen sich nicht mehr als Partner, sondern haben für sich ihr Kind oder ihren Jugendlichen „abgeschrieben", können oder wollen ihn nicht mehr bei sich aufnehmen, möchten ihn fremd unterbringen und argumentieren, der Patient sei in der Klinik in den besten Händen, sie selbst seien völlig ungeeignet, wie die Vergangenheit ja bewiesen habe. Diese Situation entwickelt sich proportional zur Dauer der stationären Therapie: Die Erfahrung zeigt, dass sich eine solche Entwicklung vonseiten der Eltern und der Angehörigen besonders bei Langzeitpatienten anbahnt, auch wenn die Eltern im Aufnahmegespräch glaubhaft und überzeugend zum Ausdruck brachten, dass sie ihren Sohn oder ihre Tochter nach der stationären Behandlung selbstverständlich wieder bei sich aufnehmen werden. Eine solche „Rücknahmeverweigerung“ ist meist als Ergebnis einer gescheiterten Angehörigenarbeit anzusehen und tritt ein, wenn sich Hoffnungslosigkeit bei den Angehörigen breit macht, wenn der Klinik nur allzu gerne eine überhöhte Fachkompetenz zugesprochen, d.h. wenn wieder eine asymmetrische Partnerschaft hergestellt wird.

Bei Rumpf-Familien, insbesondere bei Ein-Eltern-Familien, ist zu beachten, dass der einen elterlichen Person in der Angehörigenarbeit nicht zu viele Therapeuten und Mitarbeiter des therapeutischen Teams gegenüberstehen. Diese Arbeit sollten allenfalls zwei Personen mit dem Vater oder der Mutter aufnehmen, da sich der Betreffende sonst überwältigt, bedroht oder erdrückt vorkommen muss.

Eine oft schwierige Angelegenheit ist die Elternarbeit, wenn es sich um Pflege- oder Adoptiveltern handelt, da diese in der Regel einen hohen Anspruch haben, besonders gute Eltern sein zu müssen. Gleiches gilt für Eltern, die beruflich im pädagogischen oder therapeutischen Bereich tätig sind: Eine hohe narzisstische Verletzbarkeit und erhöhte Kränkbarkeit sind Problembereiche, die erkannt und gemeistert werden wollen. Es kann dann hilfreich sein, phasenweise auch Einzelgespräche anzubieten, da mehrere Klinikmitarbeiter als „therapeutisches Team“ auf die betreffenden Eltern eher wie ein Tribunal wirken können.

4. Zusammenfassung und Schlussfolgerung

Die Angehörigenarbeit in der stationären Kinder- und Jugendpsychiatrie ist, auch wenn sie zeitlich im Vergleich zur individuellen Therapie mit dem stationären Patienten weniger ins Gewicht fällt, von mindestens genauso großer, wenn nicht von noch größerer Bedeutung. Es ist eine partnerschaftliche Allianz mit den Angehörigen anzustreben. Die Eltern müssen in ihrer elterlichen Kompetenz unterstützt werden, da sie in vielen Fällen Experten für ihr Kind geworden sind, auch wenn elterliches Fehlverhalten kindliche Symptome induziert hat und/oder unterhält. Angehörigenarbeit muss darauf ausgerichtet sein, Schuldzuweisungen zu vermeiden und die Eltern als Co-Therapeuten und verantwortungsvolle Partner zu gewinnen. Gelegentliche Hausbesuche können als vertrauensbildende Maßnahmen den „Heimvorteil“, den das Klinikpersonal stets hat, relativieren und dazu führen, dass eine wahrgenommene asymmetrische Allianz symmetrischer wird. Bei solchen Hausbesuchen muss man sich aber darüber im Klaren sein, dass vonseiten der Klinikmitarbeiter gleichwohl eine angemessene Zurückhaltung geboten ist, um die Position der oben erwähnten „Außenperspektive“ nicht durch eine „Verbrüderung“ zu verlieren (Fischer & Klosinski, 1990).

Angehörigenarbeit bedarf eines großen Geschicks und muss in der Kinder- und Jugendpsychiatrie durch Supervision und Intervision immer wieder reflektiert werden, da insbesondere auch junge Mitarbeiter ihre eigene Ablösung vom Elternhaus mitunter in der Angehörigenarbeit erneut als Gegenübertragung wahrnehmen. So verstanden wird Angehörigenarbeit die Zielsetzung und Therapiemöglichkeit der Familie als Ganzer nicht überschätzen, sondern sich auch mit bescheidenen Zielen zufrieden geben. Die Veränderung eines familiären Systems in umfassendem Maße ist in vielen Fällen eine Illusion und muss deswegen einer pragmatischen, realistischen Einschätzung weichen. Die kinder- und jugendpsychiatrische Aus- und Weiterbildung sollte der besonderen Notwendigkeit der Angehörigenarbeit Rechnung tragen und deswegen der (im weitesten Sinne) familientherapeutisch orientierten Ausrichtung die Bedeutung zukommen lassen, die ihr gebührt.

Literatur

Berger, W.P.: Die Einbeziehung der Eltern in die stationäre Psychotherapie von Kindern und Jugendlichen. Prax. Kinderpsychol. Kinderpsychiat. 23: 193–202 (1974).

Ciompi, L. & Hubschmid, T.: Familienorientierte Arbeit an der Sozialpsychiatrischen Universitätsklinik Bern (SPK). Familiendynamik 1, 13–14 (1985).

Fischer, K. & Klosinski, G.: Zur Bedeutung von Hausbesuchen bei stationärer kinder- und jugendpsychiatrischer Behandlung. Vierteljahresschrift f. Heilpädagogik und Nachbargebiete 59, 3: 363–372 (1990).

Klosinski, G.: Eine komplexe Partnerschaft: Zusammenarbeit zwischen Eltern und Institutionen – Schwierigkeiten und Chancen am Beispiel autistischer Kinder aus der Sicht des Kinder- und Jugendpsychiaters. Pro Infirmis 3, 33–41 (1989).

Klosinski, G.: Kinder zwischen Eltern, Institutionen und Behörden: Wie eine Kinderschutzmaßnahme zum psychischen Missbrauch führen kann. In: Martinius, J. & Frank, R. (Hrsg.): Vernachlässigung, Missbrauch und Misshandlung von Kindern. Huber, Bern, S. 95–100 (1990).

Klosinski, G.: Die Funktion der Großeltern aus der Sicht der Kinder- und Jugendpsychiatrie. TW Neurologie Psychiatrie Schweiz 2 (4): 167–172 (1991).

Ludewig, K.: Probleme: „Bindeglied" klinischer Systeme. In: Reiter, L.; Brunner, E.J. & Reiter-Theil, S. (Hrsg.): Von der Familientherapie zur systemischen Perspektive. Springer, Berlin, S. 231–250 (1988).

Rotthaus, W. (Hrsg.): Stationäre systemische Kinder- und Jugendpsychiatrie. Verlag modernes Lernen, Dortmund (1990).

Schönfelder, T.: Familientherapeutische Aspekte in der Kinder- und Jugendpsychiatrie. Acta paedopsychiat. 44: 169–177 (1979).

Stierlin, H.: Prinzipien der systemischen Therapie. In: Simon, F. (Hrsg.): Lebende Systeme. Springer, Berlin, S. 54–65 (1988).

Willi, J.: Die Familiengeschichte als Evolution des familiären Ideengutes. Familiendynamik 2: 170–187 (1985).

Zur Risikosituation von Kindern psychisch kranker Eltern*

Einleitung

Die kindliche Entwicklung ist von vielen Einflussfaktoren abhängig: Sowohl protektive Faktoren als auch Risikofaktoren bestimmen in ihrem Zusammenspiel den Lebensweg. Hatte man nach dem Ende des Zweiten Weltkrieges insbesondere Risikofaktoren im Bereich cerebralorganischer Störungen untersucht, die das Kind prä-, peri- und postnatal treffen und Auswirkungen auf seine gesamte Entwicklung nehmen, verlagerte sich die Forschungsrichtung in den letzten Jahrzehnten auf psychosoziale Bedingungen, die günstig oder belastend auf ein Kind einwirken können. Da es sich bei der kindlichen Entwicklung um einen integrierenden Prozess handelt, bei dem genetische, sozio-kulturelle und innerseelische, psychodynamische Faktoren eine Rolle spielen, sind Auswirkungen auf diesen Prozess mehrfach determiniert, komplex und oft nicht vorhersagbar. Neben biologisch begründeten Risikofaktoren wie potentiellen hirnorganischen Schädigungen, chronischen Krankheiten oder aber einer genetisch bedingten Vulnerabilität stellen elterliche Ablehnung oder Vernachlässigung sowie seelische Dysharmonie eine psychosoziale Belastung und einen erheblichen Risikofaktor für die kindliche Entwicklung dar. Durch zahlreiche Studien in den letzten zwei Jahrzehnten ist nachgewiesen worden, dass widrige familiäre Lebensumstände des Kindes mit einem erheblichen Risiko für eine Störung der Entwicklung verknüpft sind. Hierzu zählen vor allem Merkmale der Eltern, die psychisch krank oder delinquent sind (Rutter & Giller, 1983; Rutter & Quinton, 1984), ein niedriges Bildungsniveau (Rutter & Quinton, 1984), jugendliches Alter der Eltern (Field, 1983) sowie eine Herkunft aus zerrütteten familiären Verhältnissen (Quinton & Rutter, 1988). Auf diese Situation haben Laucht et al. (1992) hingewiesen. So ist z.B. das Risiko für eine psychische Auffälligkeit um den Faktor zwei bis drei erhöht, wenn ein Kind bei einem depressiven Elternteil aufwächst (Dodge, 1990; Downey & Coyne, 1990). Höhere Auffälligkeitsraten finden sich auch bei Kindern alleinstehender Eltern, Kindern aus Trennungs- und Scheidungsfamilien oder aus chronisch dysharmonischen Partnerschaften. Laucht et al. (1992) haben aufgrund einer Zusammenfassung der Literatur folgende psychosoziale Belastungssituationen definiert: niedriges

---

* Überarbeitete Publikation: Klosinski, G.: Zur Risikosituation von Kindern psychisch kranker Eltern. Kerbe 3, S. 3–5, 2000.

Bildungsniveau der Eltern (keine abgeschlossene Berufsausbildung), beengte Wohnverhältnisse, psychische Störungen der Eltern, Herkunft aus zerrütteten oder kriminellen familiären Verhältnissen, eheliche Dysharmonie (häufiger und lang anhaltender Streit, Trennungen, emotionale Kühle), frühe Elternschaft (Alter unter 18 Jahren bei der Geburt bzw. Dauer der Partnerschaft weniger als sechs Monate bei der Konzeption), Ein-Eltern-Familie bei Geburt des Kindes, unerwünschte Schwangerschaft vonseiten der Mutter und/oder des Vaters, mangelnde soziale Integration und Unterstützung (wenig soziale Kontakte und wenig Hilfe bei der Betreuung des Kindes), ausgeprägte chronische Schwierigkeiten (z.B. Arbeitslosigkeit oder chronische Krankheit mit einer Dauer von mehr als einem Jahr) und mangelnde Bewältigungsfähigkeiten.

Im Folgenden sollen drei Gesichtspunkte vertieft werden:

1. Generelle Aspekte auffälligen Verhaltens bei Kindern psychisch kranker Eltern sowie Coping-Mechanismen dieser Kinder.
2. Zur besonderen Situation von Kindern aus Familien mit suchtkranken Eltern.
3. Kinder depressiver Eltern.

1. Allgemeine Gesichtspunkte bei Kindern psychisch kranker Eltern sowie Coping-Strategien dieser Kinder

Eine elterliche psychische Erkrankung muss nicht automatisch eine negative Entwicklung des Kindes nach sich ziehen, wenn ausreichend viele andere Bezugspersonen das Kind versorgen und betreuen können. In Großfamilien ist dies weniger ein Problem, wenn andere Personen helfend einspringen können. Bei allein erziehenden Müttern oder Vätern stellt eine psychische Erkrankung des Elternteils hingegen eine schicksalhafte Belastung und oft negative Weichenstellung für die kindliche Entwicklung dar. Je abhängiger, d.h. je jünger das Kind ist, desto weniger sind seine eigenen Bewältigungsmöglichkeiten ausgebildet, um einer Vernachlässigung, einer körperlichen oder emotionalen Misshandlung protektiv etwas entgegenzusetzen. Da psychisch erkrankte Eltern häufig chronisch krank sind, entwickeln Kinder nicht selten ein frühreifes, erwachsenes und somit altersunangemessenes Verhalten: Sie übernehmen in solchen Familien die Verantwortung für all jene zahlreichen täglichen Abläufe, die eigentlich Aufgaben der Eltern sind. Damit kommt es aber nicht selten zu einer sogenannten „Rollenumkehr“, auch „Parentifizierung“ genannt: Das Kind wird in die Position eines sorgenden und verantwortungsvollen Elternteils gebracht bzw. gedrängt, fühlt sich für den erkrankten Elternteil verantwortlich, schämt sich u.U. auch wegen dessen Erkrankung, verleugnet und bagatellisiert die Situation im Freundes- und Bekanntenkreis. Führt die psychische Erkrankung eines oder beider Elternteile dazu, dass basale physiologische Bedürfnisse wie Hunger, Körperpflege und Schlafbedürfnis missachtet oder dass Sicherheits- und Liebesbedürfnisse verletzt werden bzw. nicht vorhanden sind, führt dies in aller Regel zu einem hohen Risiko für die weitere Entwicklung. Wenn der erkrankte Elternteil das Bedürfnis des Kindes nach Achtung, nach Selbstverwirklichung und Eigenentwicklung gar nicht mehr wahrnimmt bzw. wahrnehmen kann, befindet sich das Kind in einer erheblichen Not- und Krisensituation, reagiert mit Fehlverhalten, sei es mit eigenem Rückzug, mit aggressivem oder impulsivem Verhalten, mit Ängstlichkeit und Selbstunsicherheit. Gelegentlich werden Kinder psychisch kranker Eltern benützt, müssen Symptome einer organischen Erkrankung zeigen, die durch Manipulationen der Eltern hervorgerufen werden, wie dies beim sogenannten „Münchhausen-Stellvertreter-Syndrom“ gegeben ist (Munchausen-Syndrome by proxy). Von solchen kranken Eltern werden den Kindern im frühen Kindesalter Verletzungen beigebracht oder Gifte, Drogen bzw. Medikamente verabreicht, um die klinischen Merkmale schwerer Erkrankungen vorzutäuschen. Die kranken Elternteile dieser bedauernswerten Kinder weisen einen hohen Anteil an Persönlichkeitsstörungen auf (Marcus et al., 1995).

Erkrankt eine Mutter oder ein Vater als wichtige und entscheidende Bezugsperson eines Kleinkindes und ist die Fähigkeit des erkrankten Elternteils zum Abspüren der Bedürfnisse des Kindes vermindert oder abhanden gekommen, so führt dies beim Kind dazu, dass die erkrankte Bezugsperson als sichere Basis für sein Erkundungsverhalten und für seine Bewältigung von Kummererlebnissen wie Trennung, Verunsicherung oder Anwesenheit fremder Personen ausfällt. Für Kleinkinder ist es aber überlebensnotwendig, Bezugspersonen als sichere Basis nutzen zu können. In einem solchen Falle wird dies dazu führen, dass ein sicheres Bindungsverhalten bzw. eine sichere Bindungsbeziehung zwischen Mutter und Kind nicht zustande kommt. Bei Kleinkindern kann dies z. B. zur Vermeidung von Nähe und Kontakt führen, zu einer Gefühlsambivalenz oder zum Aufkommen von Wut und Ärger gegenüber dem kranken Elternteil.

2. Zur besonderen Situation von Kindern aus Familien mit suchtkranken Eltern

In Familien mit suchtkranken Mitgliedern entwickeln sich Familienregeln, die dazu führen, dass Schweigen, Verleugnen, Isolation und Gefühlskontrolle als Problembewältigungsverhaltensweisen eingesetzt werden. Insbesondere für Kinder von Alkoholikern existieren oft extreme Belastungssituationen:

Sie erleben mehr Streit und konflikthafte Auseinandersetzungen sowie Dysharmonie zwischen den Elternteilen als andere Kinder, sie sind größeren Stimmungsschwankungen und Unberechenbarkeiten im Elternverhalten ausgesetzt, werden beiden Elternteilen gegenüber häufiger in Loyalitätskonflikte gebracht, es mangelt an Verlässlichkeit und Klarheit im Tagesablauf, Versprechungen werden eher gebrochen und die Kinder sind häufiger sexuellen Belästigungen und aggressiven Misshandlungen ausgesetzt (vgl. Klein, 1986). Lachner & Wittchen (1995) konnten in einer umfangreichen Übersichtsarbeit nachweisen, dass Kinder aus suchtbelasteten Familien ein deutlich erhöhtes Erkrankungsrisiko aufweisen. Folgende Vulnerabilitätsmerkmale von Kindern aus suchtbelasteten Familien ließen sich im Vergleich zu Kontrollkindern feststellen: lebensgeschichtlich früher Beginn mit Alkohol- und Drogenmissbrauch, häufigere Diagnosen in den Bereichen Angst, Depression und Essstörungen, stärkere Hyperaktivität, Impulsivität und Aggressivität, Defizite im schulischen Leistungsbereich, Defizite im visuellen Wahrnehmungsbereich, stärkere intrafamiliäre Konflikte. Das Ausmaß der kindlichen Schädigung wird bestimmt vom Zeitpunkt des Beginns und von der Persistenz der elterlichen Abhängigkeit, vom Ausmaß der Abhängigkeit, vom Ausmaß der familiären Desorganisation und von der Häufigkeit und Intensität der ehelichen Trennungsszenarien. Auch der sozio-ökonomische Status, die Familiengröße, die Beziehung des Kindes zu einem nicht alkoholkranken Elternteil, die Kriminalität eines Elternteils und das Vorhandensein alternativer Unterstützungssysteme im Umfeld des Kindes beeinflussen das Ausmaß der kindlichen Fehlentwicklung (vgl. West & Prinz, 1987). Ferner zeigte sich, dass Kinder von Alkkoholikern ab der Adoleszenz niedrigere Werte in den Bereichen Selbstwirksamkeit, positives Selbstkonzept und Selbstwert haben. Sie zeigen auch ungünstigere Ergebnisse für positive Selbstakzeptanz und positives Selbstbild (vgl. Klein & Zobel, 1997). Für die Prävention kindlicher Verhaltensstörungen in Suchtfamilien ist der Begriff der Resilienz von Bedeutung. Damit ist jene Fähigkeit gemeint, trotz widriger Umstände psychische Gesundheit zu bewahren oder zu entwickeln. Ergebnisse aus dieser Resilienzforschung konnten belegen, dass folgende individuell wichtige Faktoren bei Kindern in Suchtfamilien protektiv wirken: ein Temperament, das positive Aufmerksamkeit seitens der Umwelt hervorruft; durchschnittliche Intelligenz sowie mündliche und schriftliche Kommunikationsfähigkeit; stärkere allgemeine Leistungsorientierung; Fähigkeit zur Verantwortungsübernahme; positives Selbstwertgefühl, internale Kontrollüberzeugung und Glaube an Selbsthilfemöglichkeiten (vgl. Werner, 1986).

3. Kinder depressiver Eltern

Zahlreiche Untersuchungen von Kindern depressiver Eltern zeigen, dass diese ein vielfach erhöhtes Risiko aufweisen, im Verlauf ihrer Entwicklung selbst depressiv zu erkranken oder andere psychische Störungen zu entwickeln. Offenbar spielen dabei auch genetische Faktoren bei der Übertragung affektiver Störungen eine wichtige Rolle. Depressive Mütter lassen im Kontakt mit ihrem Kind weniger Interesse und emotionale Beteiligung erkennen, erweisen sich als weniger einfühlsam und äußern den Kindern gegenüber vermehrt negative Gefühle und Feindseligkeiten, verhalten sich eher passiv und zeigen ein eingeengtes kommunikatives Repertoire (Field, 1992, zitiert nach Wüthrich et al., 1997). Depressive Mütter sind in ihrer Erziehungshaltung auch häufig inkonsequent und zeigen weniger elterliche Unterstützung und Zuneigung, sehen ihre Rolle als Erzieher weniger positiv als Kontrollmütter (Downey & Coyne, 1990). Wüthrich et al. (1997) heben hervor, dass depressive Erkrankungen eines Elternteils häufig mit zahlreichen anderen psychosozialen Belastungsfaktoren assoziiert sind, die ihrerseits wiederum als Risikofaktoren für die kindliche Entwicklung bekannt sind. So finden sich in Familien mit depressiven Eltern gehäuft beeinträchtigte familiäre Beziehungen, inadäquate soziale Unterstützung, soziale Isolation oder auch eingeschränkte ökonomische Lebensbedingungen. Wir wissen, dass die individuelle Psychopathologie und die eheliche Dysharmonie in einer engen Wechselwirkung miteinander stehen. Ehepaare, bei denen zumindest ein Partner depressiv erkrankt ist, haben zudem höhere Scheidungsraten als unauffällige Eltern (Merinkangas et al., 1984; Coyne, 1990). Dabei ist aber wichtig zu wissen, dass chronische Eheschwierigkeiten generell und unabhängig von einer elterlichen Erkrankung einen Belastungsfaktor für die Entwicklung aller Kinder darstellen und als Risiko für eine psychische Störung gelten (Emery et al., 1982). Obwohl seit den letzten Jahren zahlreiche Kenntnisse über die Zusammenhänge zwischen depressiven Müttern und später erkrankten Kindern bestehen, fehlt es an Kenntnissen über die Bedeutung und Wertigkeit der einzelnen Risikofaktoren, über die Wechselwirkung zwischen den einzelnen Risikofaktoren sowie über die Zusammenhänge zwischen Risikofaktoren und kindlichen Auffälligkeiten (vgl. Wüthrich et al., 1997). Die Frage, wie stark sich eine depressiv erkrankte Mutter oder ein depressiv erkrankter Vater auf die weitere Gesundheit und Entwicklung des Kindes auswirkt, hängt nicht nur von der Beziehung zwischen dem erkankten Elternteil und dem Kind ab, sondern auch von der Beziehung zwischen gesundem Elternteil und Kind. Hinzu kommen die Beziehungen des Kindes zu anderen wichtigen Bezugspersonen innerhalb und/oder außerhalb der Familie sowie die Frage, inwieweit die eheliche Beziehung zwischen dem erkrankten und dem gesunden Elternteil gestört ist und wie die Beziehung der beiden Eltern zu anderen wichtigen Bezugspersonen innerhalb und/oder außerhalb der Familie gestaltet ist. Schließlich ist von nicht unerheblicher Bedeutung, inwieweit wichtige Bezugspersonen des Kindes innerhalb der Familie bereit sind, mit Fachinstanzen zu kooperieren, und inwieweit es zu einer Verleugnung oder Überbewertung bzw. Überforderung und Unterforderung beim erkrankten Elternteil, bei dessen Ehepartner und beim Kind gekommen ist.

Um eine drohende Gefährdung und Fehlentwicklung abzuwenden, kann es notwendig sein, dass in jenen Fällen, in denen die Familie mit einem oder zwei psychisch kranken Elternteilen professionelle Hilfe ablehnt, das Jugendamt seine Wächterfunktion einnimmt, d.h. es muss überlegt werden, ob in solchen Extremfällen nicht eine vorübergehende Herausnahme des Kindes aus dieser Familie und ein Sorgerechtsentzug nach § 1666 oder 1666a BGB erfolgen sollten.

Literatur

Coyne, J.C. (1990): Interpersonal processes in depression. In. G.I. Keitner (Ed.), Depression and families (31–54). Washington DC: American Psychiatric Press.

Dodge, K.A. (1990): Developmental psychopathology in children of depressed mothers. Developmental Psychology, 26, 3–6.

Downey, G. & Coyne, J.C. (1990): Children of depressed parents: An integrative review. Psychological Bulletin, 108, 50–76.

Emery, R.E.; Weintraub, S. & Neale, J.M. (1982): Effects of marital discord on the school behavior of children schizophrenics, affectively discordered, and normal parents. Journal of Abnormal Child Psychology, 10, 215–228.

Field, T. (1992): Infants of depressed mothers. Development and Psychopathology, 4, 49–66.

Field, T.M. (1983): Early interactions and interaction coaching of high-risk infants and parents. In M. Perlmutter (ed.): Development and policy concerning children with special needs. The Minnesota Symposia on child psychology, pp. 1–33, Hillsdale: Erlbaum.

Klein, M. & Zobel, M. (1997): Kinder aus alkoholbelasteten Familien. Kindheit und Entwicklung 6: 133–140.

Klein, M. (1986): Zur Situation von Kindern alkoholabhängiger Eltern. In: Deutsche Hauptstelle gegen die Suchtgefahren (Hrsg.). Sinnfrage und Suchtprobleme. Menschenbild – Wertorientierung – Therapieziele, 179–185. Hamm: Hoheneck.

Lachner, G. & Wittchen, H.U. (1995): Familiär übertragene Vulnerabilitätsmerkmale für Alkoholmißbrauch und -abhängigkeit. Zeitschrift für klinische Psychologie, 24, 118–246.

Laucht, M., Esser, G., Schmidt, M. H., Ihle, W., Löffler, W., Stöhr, R.-M., Weindrich, D. und Weinel, H. (1992): „Risikokinder“: Zur Bedeutung biologischer und psychosozialer Risiken für die kindliche Entwicklung in den beiden ersten Lebensjahren. Prax. Kinderpsychol. Kinderpsychiat. 41: 274–285

Marcus, A.; Ammermann, C.; Klein, M. & Schmidt, M. H. (1995): Munchausen-Syndrome by proxy and factitious illness: Symptomatology, Parent-Child-Inter-

action and Psychopathology of the Parents. European Child and Adolescent Psychiatry Vol. 4, Issue 4: 229–236.
Merinkangas, K.R.; Prusoff, B.A., Kupfer, D.J. et al. (1984): Marital adjustment in major depression. Journal of Affektive Disorder, 1, 5–11.
Quinton, D. & Rutter, M. (1988): Parental breakdown: The making and breaking of intergenerational links. Aldershot, Avebury.
Rutter, M. & Giller, H. (1983): Juvenile delinquency: Trends and prospektive. Hamondsworth: Penguin.
Rutter, M. & Quinton, D. (1984): Parental psychiatric disordere: Effects on children. Psychological Medicine, 14, 853–880.
Werner, E.E. (1986): Resilient offspring of alcoholics: A longitudinal study from birth to age 18. Journal of Studies on Alcohol, 47, 34–40.
West, M.O. & Prinz, R.J. (1987): Parental alcoholism and childhood psychopathology. Psychological Bulletin, 102, 204–218.
Wüthrich, Ch.; Mattejat, F. & Remschmidt, H. (1997): Kinder depressiver Eltern. Kindheit und Entwicklung 6, 141–146.

Brennpunkte Familie und Schule: Wertorientierung und Sinnfrage*

Einleitung

Sinn- und Wertekrisen sind Beziehungskrisen – Störungen in der Beziehung des Menschen zu seinen Welten, zur Innenwelt und Außenwelt, zur Mit- und Umwelt. Familie und Schule sind die Orte der primären und sekundären Sozialisation und damit jene „Um-Welten", die das Fundament für die Einstellung unserer Jugend zu sich selbst, zu Mitmenschen und zur Schöpfung legen. Persönliche Sinnkrisen unserer Jugendlichen sind stets unter entwicklungspsychologischen, systemischen (System Familie) und soziologischen Aspekten zu bewerten.

Im Folgenden wird
1. eine skizzenhafte Analyse unserer Beziehung und Grundeinstellung zur nahen „Um-Welt" gegeben, um dann
2. auf den Problembereich Familie und
3. auf die Schule zu fokussieren. Zum Abschluss werden
4. Anregungen und Vorschläge für Verantwortungsträger in Politik und Gesellschaft gegeben.

1. Analyse unserer Beziehung zur nahen „Um-Welt"

Der Mensch als Gemeinwesen, hineingeboren in die Welt als „Nesthocker", ist von Geburt an auf eine konstante, enge und verlässliche Beziehung zu einer liebevollen Bezugsperson angewiesen. Während das Kind und der Jugendliche früher im Regelfall in einer Familie aufwuchsen, die neben der Mutter als eigentlicher Bezugsperson noch weitere wichtige Bezugspersonen aufwies, können wir heute in unseren Kleinst- und Rumpf-Familien eine „Rarifizierung" der Beziehungsangebote feststellen: Wie in allen westlichen Ländern, so nimmt auch in der Bundesrepublik die Zahl der Ehescheidungen und damit die Zahl der „Scheidungswaisen" zu: Bis zum 15. Lebensjahr erleben ein Drittel aller Kinder, dass ihre Eltern getrennt oder geschieden sind. Des Weiteren ist ein Trend zur 1,3-Kind-Familie festzustellen, d.h. jedes zweite Kind wächst als Einzelkind auf. Dies hat dazu geführt, dass die unmit-

* Überarbeiteter Vortrag, gehalten am 27./28. Januar 1995 auf der 5. interdisziplinären Fachkonferenz des Fachverbandes für integrative Lerntherapie e.V. in Hamburg.

telbare Umwelt für viele unserer Kinder und Jugendlichen aus ganz wenigen Bezugspersonen besteht, die umso mehr an Bedeutung für diese Kinder gewinnen. Kommt es nun durch äußere Umstände (Berufstätigkeit der Mutter, Überforderung, Krankheit etc.) zu einer Beziehungsstörung zwischen der Hauptbezugsperson und dem Kind, fallen die früher vorhandenen Ersatzpersonen weitestgehend aus, und die Kinder und Jugendlichen laufen Gefahr, in eine chronische Beziehungskrise, in einen Beziehungsmangelzustand mit weitreichenden negativen Folgen für ihre spätere Entwicklung zu geraten (Klosinski, 1993).

Unser marktwirtschaftliches, kapitalistisches und leistungsbezogenes System bringt es mit sich, dass auch in unseren Schulen eine „Ellbogen-Mentalität" und ein egoistisches Verhalten um sich greifen bzw. um sich gegriffen haben. Es geht mehr um das Haben-Wollen und weniger um das Teilen, mehr um ein Besitzdenken, um Macht, die den Kindern im täglichen Leben in vielfältiger Weise durch die Erwachsenenwelt vorgelebt wird.

Die integrative Aufgabe der Adoleszenz – nämlich Integration der reifen Sexualität, Selbstfindung, Hineinwachsen in einen sinnvollen Arbeits- und Betätigungsbereich – wird nur dann bewältigt werden, wenn die Grundbedürfnisse hin zu einer gedeihlichen und positiven Entwicklung (Liebe, Freiraum und Bestätigung) pädagogisch gewährt wurden und wenn die Erwachsenen in überzeugender Weise Autoritäten und Ideale anbieten. Eine Identitätskrise der Erwachsenen wird sich auf die Identitätskrise des Adoleszenten besonders negativ auswirken. Neben einer zunehmenden Informationsüberflutung durch Presse und Fernsehen ist eine zunehmende Isolierung und Vereinsamung vieler Menschen festzustellen. Ein „Entwurzelungssyndrom" greift um sich: Norm- und Wertesysteme, die noch vor Jahrzehnten auch religiös verankert schienen, bröckeln ab. Zahlreiche Menschen fühlen sich in ihrer Kirche nicht aufgehoben, die Kirchen befinden sich zum Teil in einem Zustand der Sklerosierung, der Erstarrung. Nichtsdestoweniger gibt es eine von den Konfessionen und Kirchen unabhängige, freie Religiosität, ein Suchen nach Sinn, das sich auch in einer Hinwendung zum New Age, zu mystischen Religionen äußert. Es ist eine Unruhe und eine essentielle Verzweiflung bei den Menschen festzustellen, eingetreten durch das Gewahrwerden vieler drohender, unlösbar erscheinender globaler Probleme, die auf die Menschen zu rollen: Überbevölkerung, Asylantenströme, Vergrößerung des Elends in der dritten Welt, Polarisierung zwischen armen und reichen Nationen, Zerstörung unserer Umwelt. Dieses Gewahrwerden erdrückender und vielfältiger Probleme der nahen und fernen Zukunft bedeutet für jeden kritischen Erwachsenen eine zweite Austreibung aus dem Paradies. Gemeint ist damit, dass wir durch das Wissen um solche übermächtigen Probleme und Bedrohungen schuldig werden, wenn wir nichts dagegen unternehmen. Als Einzelne können wir angesichts des globalen Ausmaßes (z.B.

Ozonloch, Schwund der Arten, Abholzung der Wälder etc.) recht wenig dagegen unternehmen. Der Glaube an einen Gott, der es schon richten werde, der alles zum Guten wendet, wankt. Damit ist aber eine religiöse Entwurzelung eingetreten, die zu einer Verunsicherung und letztlich zu einer vermehrten reaktiven Sinnsuche geführt hat. Wegen der Komplexität der Problembereiche gibt es keine einfachen und schnellen Lösungen. Dabei sind viele Menschen der jüngeren und älteren Generation angesichts der erdrückenden Bedrohungen einem menschlichen Verdrängungsmechanismus anheim gefallen, und dies umso mehr, je mehr Hiobsbotschaften von dieser sich anbahnenden Apokalypse über die Medien auf uns einstürmen. Symbolisch-archetypisch ließe sich diese zwiespältige Verhaltensweise des Menschen als eine Hinwendung zum Archetyp der „Arche" einerseits und der biblischen Apokalypse andererseits umschreiben. Wir machen es uns behaglich im eigenen Heim, im eigenen Auto, das stets komfortabler wird, und schwimmen dadurch gleichzeitig in einem „uterinen Wohlgefühl", trotz der von dieser „Arche" produzierten Giftgase, die ja außerhalb und nicht innerhalb der schützenden „Fruchtblase" produziert werden. Je mehr der Mensch sich aber auf solche angenehmen „Inseln" seiner unmittelbaren Umgebung zurückzieht, desto mehr wird er doch immer wieder von seinem Unbewussten in Träumen und Phantasien und auch durch die Wirklichkeit aus ihr herausgerissen und mit einer „Quasi-Apokalypse" in nicht allzu ferner Zeit konfrontiert, sollten die oben angesprochenen Probleme nicht gelöst werden.

Der Amerikaner Neil Postman (1986) sprach vom Verschwinden der Kindheit als Auswirkung der Massenmedien, die dem Kind in der Information keinen eigenen Raum mehr lassen. Wir müssen davon ausgehen, dass die Kinder und Jugendlichen mehr als die jetzige Eltern- und Großelterngeneration ein zunehmendes Bewusstsein für die globalen Probleme der Menschheit entwickeln, ohne dass die Erwachsenen ihnen einen Weg zeigen könnten, wie diese Probleme zu meistern sind. Sehr deutlich wird dieses Problem in den Neuen Bundesländern: Hier war die Jugend im sozialistischen System in Gruppen gut organisiert und hatte in Bezug auf ihren Arbeitsplatz und in Bezug auf Ziele klare Vorgaben und Sicherheiten. Diese Strukturen sind weggefallen, und die Jugendlichen sind ganz erheblich verunsichert und in ihrem Identitätsgefühl erschüttert worden. Intellektuelle Jugendliche und Studenten werden mit der so genannten neuen Einsamkeit der Postmoderne konfrontiert, mit der apokalyptischen Langeweile des „Danach". Es fehlt in unserer Gesellschaft an hoffnungsvollen Aufgaben, die eine Perspektive für die Jugend sein könnten. Unsere philosophische gesellschaftliche Elite, die sich z. B. im so genannten Posthistorismus manifestiert, verweist auf einen Endzustand noch nie dagewesenen neuen Elends, der nach dem Zusammenbruch der großen Menschheitsutopien unleugbar wird. Es fehlt für die Jugendlichen der Glaube, gebraucht zu weden, nützlich sein zu können. Einerseits soll die

Jugend sich anpassen, einordnen in den Strom derer, die an eine individuelle Selbstverwirklichung und Zukunft glauben und in einer Leistungsgesellschaft Durchsetzungsvermögen und Machtstreben fördern. Andererseits will man den Kindern und Jugendlichen vonseiten der Erwachsenen und der Gesellschaft natürlich all jenes aufbürden, das man selbst nicht erreicht hat: wieder mehr Gemeinschaftssinn, mehr Solidarität, mehr Rücksichtnahme, mehr behutsames Umgehen mit der Umwelt. All jene Eigenschaften, die abhanden gekommen sind, werden beklagt und dem Verhalten der Jugend vorgeworfen.

Es ist ein eigenartig ambivalentes Verhältnis, das die Erwachsenen der Jugend gegenüber empfinden: Die Jugendlichkeit wird z.B. in den Medien, in der Werbung verherrlicht. Die Jugend ist Hoffnungsträger einer besseren Zukunft, die die Erwachsenen, selbst einmal Jugendliche, nur zum Teil realisiert haben. Die Jugendkultur als Gegenkultur ruft Angst und Verteidigung hervor, es kommt zum verschärften Generationenkonflikt, zur Apartheit der Jugend und der Alten. Die vorhandene, immer noch zunehmende Abhängigkeit von den Eltern im psychosozialen Moratorium unserer Jugend führt zu einer scharfen Konturierung der Jugendszenen, der Jugendkultur als Gegenkultur und Rebellion einer Alternativszene. Wir Erwachsene projizieren allgemeine, schon immer bestehende Problembereiche auf die Jugendlichen, obwohl wir am Beginn des 21. Jahrhunderts selbst mit denselben Problembereichen konfrontiert sind. Da der Erwachsene unserer Tage gleich einem Pubertierenden in eine Werte- und Gewissenskrise hineingeraten ist und sich sowohl in seinem Selbstverständnis als auch in seiner Identität zunehmend verunsichert fühlt, kann er immer weniger seiner Aufgabe genügen, Vorbild zu sein. Wie negativ das Vorbild der Erwachsenen für unsere Jugend ist, zeigt sich besonders krass im Bereich der Süchte: Der Alkohol-, Nikotin- und Medikamentenabusus von Eltern und Großeltern hat Auswirkungen auf das Suchtverhalten der Jugendlichen. Es besteht z.B. eine positive Korrelation zwischen dem Alkoholkonsum der Väter, dem Zigarettenkonsum der Mütter und dem Drogenkonsum ihrer Kinder.

2. Problembereich Familie

Die Probleme der Reifung und Ablösung bei der Entstehung von schweren Neurosen und Psychosen im Jugendalter haben in den letzten zwei Jahrzehnten in der Kinder- und Jugendpsychiatrie eine zunehmende Bedeutung erlangt. Neben dem erwähnten Phänomen eines immer länger werdenden psychosozialen Moratoriums scheinen hierfür auch Veränderungen in der Familienstruktur ursächlich zu sein. Die Zahl der allein erziehenden Mütter und Väter steigt ständig an, hinzu kommt ein Geburtenrückgang. Die Verkleinerung der Familie bedeutet für die Kinder einen Schwund an Verwandtschaft. Die Kinder von Einzelkindern werden die Begriffe Onkel, Tante, Vetter und Base nicht mehr kennen. Dies bedeutet nicht nur den Schwund eines für existenzielle Hilfe verantwortlichen Bezugsrahmens, sondern eine Rarifizierung der Bindungsmöglichkeiten. Kinder sind dann auf Vater und Mutter als ihre Hauptbezugspersonen besonders angewiesen. Eine Zunahme der Berufstätigkeit der Mütter bedeutet, dass immer mehr Kinder und Jugendliche nach der Schule sich selbst überlassen sind. In den sogenannten „Rumpf-Familien" (84% sind allein erziehende Mütter) müssen die Mütter neben ihrer Mutterrolle oft auch die Vaterrolle übernehmen. Dies führt dann in der Entwicklungsphase der Loslösung, in der Pubertät und Adoleszenz, zu besonderen Problemen. Allein erziehende Mütter haben mit pubertierenden Söhnen dann besonders Probleme, wenn Mutter und Sohn im gleichen Sinne ansprechbar auf ihre gegenseitigen Beziehungsangebote sind. Häufig kommt es in solchen Familien zu Weglauftendenzen bei den Jugendlichen oder zu frühen, vorschnellen Bindungen an Gleichaltrige. Auch das Gegenteil kann entstehen: Wir sehen dann schulphobische Kinder, die das Elternhaus nicht mehr verlassen, die zu Hause Mutter oder Vater kontrollieren müssen, weil ein Elternteil depressiv oder gar suizidal ist.

Willi (1987) hat darauf hingewiesen, dass die Ablösungsphase ein koevolutiver Prozess von Jugendlichen und ihren Eltern ist. Reifung und Ablösung sind nach Willi nicht nur eine Entwicklungsphase der Jugendlichen, sie fallen vielmehr zusammen mit einer komplementären Entwicklungsphase ihrer Eltern. Für die Eltern bedeutet der Ablösungsprozess ihrer Kinder oft ebenfalls eine Phase der Des- und Neuorientierung. Deshalb müssen Eltern und Kinder in ihrer zirkulären Bezogenheit gesehen werden. Familienmitglieder haben das Bewusstsein einer gemeinsamen Geschichte und leiten die Zielsetzungen des eigenen Lebens aus dieser Geschichte her. Katastrophal kann sich dies auswirken, wenn in Scheidungsfamilien die Beziehung zu einer elterlichen Seite völlig einfriert. In einer Studie des Allensbacher Instituts für Demoskopie (Köcher, 1987) zeigten die Bundesdeutschen im Vergleich zu zehn anderen europäischen Ländern und zu den USA eine ungewöhnlich große Distanz zwischen den Generationen. Sie stimmten in wichtigen Lebensanschauungen wie religiösen Fragen und moralischen und politischen Überzeugungen weit weniger überein. Es zeigten sich auch viele Widersprüche, die auf eine Orientierungskrise hinweisen. So wurden auf der einen Seite gesellschaftliche Normen, die die individuelle Autonomie einschränken, radikal attackiert, gleichzeitig bestand aber unvermindert der Wunsch fort, in einer Gruppe Geborgenheit zu finden. Eine ausgeprägte Familienorientierung stand im Konflikt mit einer ungewöhnlichen Scheu vor Bindung, Verpflichtung und Identifikation. Insbesondere beschrieb jeder dritte Deutsche sein Verhältnis zum Vater als äußerst distanziert, was zu Gehlens (1981) These passt, dass der Nationalsozialismus vor allem die männliche Domäne diskreditiert hat. In keinem anderen der untersuchten europäischen Länder sieht ein so hoher Anteil der befragten Jugendlichen seine Eltern als einander fremde, eher nebeneinander als miteinander lebende Partner. Vielfach hängt das – so die Autoren – mit der Tatsache zusammen, dass keine andere europäische Nation in den letzten 100 Jahren mehrfach derart radikal mit der eigenen Vergangenheit hatte brechen müssen. Der Ort, wo die Verarbeitung dieser Brüche in den Werten, Normen und Zielsetzungen stattfindet, sind vor allem die Familien. Die Studie stellt ferner fest: je schwächer die Bindung an die eigenen Eltern, desto geringer die Zufriedenheit mit dem eigenen Leben insgesamt, desto geringer das Zukunftsvertrauen und desto größer die Zukunftsangst. Auch diese Befunde stehen im Einklang mit einem von Außenstehenden immer mit einem gewissen Befremden festgestellten Zukunftspessimismus der Bundesdeutschen und deren hochgradiger Ansprechbarkeit für alle Formen von Vorkommnissen, die den bevorstehenden „Weltuntergang“ ankündigen. Die Väter werden gemäß der Allensbacher Studie mehr als Träger von Weltanschauungen gesehen als die Mütter. Die Beziehung zu ihnen ist stärker ideologischen Spannungen ausgesetzt. In keinem anderen Land begegnet Autorität einem so prinzipiellen, sich über alle Lebensbereiche erstreckenden Misstrauen. Während andere Länder Autorität selektiv in einzelnen Lebensbereichen akzeptieren, ist Misstrauen gegenüber jeglicher Autorität nur in der Bundesrepublik als durchgängiges Muster festzustellen. Eigenartigerweise beruht die Distanz zur Autorität nicht etwa auf einem autoritären Erziehungsstil der Eltern heutiger erwachsener Bundesbürger, im Gegenteil: In keinem anderen Land wurde die Erziehung der Eltern als so mild empfunden wie in der BRD. Personen, die Autoritäten generell distanziert gegenüberstehen, zeigen auch Distanz zu den gesellschaftlichen Institutionen, zu Kirche, Erziehungswesen, Bundeswehr, Polizei und Verwaltung. Willi (1987) folgert daraus, dass ohne Identifikation mit der eigenen Geschichte keine Familie und kein Volk in konstruktiver Art die Probleme der Gegenwart und Zukunft bewältigen kann.

Zum Problem der Trennungs- und Scheidungswaisen: ca. ein Drittel aller Jugendlichen waren oder sind Scheidungswaisen! Das Auseinanderbrechen der Familien bedeutet aber, dass meist Kinder und Eltern gleichermaßen in eine Phase der Ohnmacht, Verzweiflung und Wut hineingeraten. Ein reaktiver kindlicher Trauerprozess, der notwendig ist und von den Eltern zugelassen werden müsste, hängt davon ab, inwieweit die Eltern selbst fähig sind, Trauerreaktionen zuzulassen und die Kinder nicht für ihre eigenen Zwecke zu missbrauchen. Insbesondere in Trennungs- und Scheidungsfamilien besteht bei den verbliebenen Mitgliedern ein übergroßes Bedürfnis nach Harmonie, so dass Ablösungsprobleme, die sich nicht unterdrücken lassen, unterschwellig bleiben müssen, keiner offenen Bearbeitung zugänglich sind und auf andere „Kriegsschauplätze", d.h. extrafamilial ausagiert werden. Enttäuschte Kinder und Jugendliche aus Kleinstfamilien neigen zu übergroßen Erwartungen hinsichtlich positiver alternativer zwischenmenschlicher Beziehungen außerhalb der Familie. Dies bekommt dann die Schule zu spüren.

3. Problembereich Schule

Der anhaltende Trend hin zu weiterführenden Schulen bringt es mit sich, dass die Leistungserwartungen der Eltern deutlich zugenommen haben. In bester Absicht wollen die Eltern für ihre Kinder die bestmöglichen Berufschancen sichern und glauben, dass dies nur über weiterbildende Schulen möglich ist, obwohl heute der Weg zum Abitur in vielfältiger Weise auch auf „Nebengleisen" noch verzögert möglich ist. Ein Großteil der Kinder, die der Kinder- und Jugendpsychiater zu sehen bekommt, ist falsch eingeschult, überfordert. Zu dieser Misere des Leistungsdrucks durch die Eltern kommt noch eine weitere hinzu: Die Hauptschulen sind zum Sammelbecken der schlechten Schüler geworden, sind insbesondere stark angereichert mit Ausländerkindern, die meist wegen ihrer zunächst vorhandenen Sprachprobleme in den ersten Jahren ihres Aufenthaltes in der BRD keine weiterführende Schule zu besuchen vermögen. Die Hauptschulen mit besonders hohem Anteil an Ausländerkindern werden aber aus eben diesem Grunde dann gemieden, sind in Verruf gekommen. Eine entscheidende Integrationsleistung in Bezug auf unsere ausländischen Mitbürger kommt damit den Hauptschulen, Sonderschulen und Berufsschulen zu. Diese Schulen sind aber weder personell noch materiell ausreichend für diese Aufgabe ausgestattet: Hier müssten die besten pädagogischen Kräfte in kleinen Gruppen mit großem Lehrstoff-Spielraum aktiv werden können.

Die Lehrer müssten auch mehr Vorbildfunktion einnehmen können, insbesondere in den Hauptschulen, Realschulen und Oberschulen. Dies ist nur dann möglich, wenn ein Lehrer mehrere Fächer in derselben Klasse unterrichtet. Die frühe Aufgliederung von Fachlehrern ab der fünften Klasse verhindert, dass der entsprechende pädagogische Vorbildaspekt genügend wirken kann. Gerade in der fünften bis achten Schulklasse sind Vorpubertierende und Pubertierende aber auf eine Vorbildfunktion des Lehrers dringend angewiesen.

Die Schule kann nicht als Prügelknabe der Gesellschaft fungieren und Negativentwicklungen in der Familie verhindern. Gleichwohl tut eine größere pädagogische Freiheit für die Erziehung im Unterricht Not. In der Schule sollte es nicht zuerst darum gehen, Wissen zu vermitteln, sondern bei den Kindern und Jugendlichen sollte das Interesse dafür geweckt werden, aus eigenem Antrieb selbstständig und ausdauernd etwas lernen zu wollen. Empirische Untersuchungen im Bereich der Jugendforschung haben nachweisen können, dass als unfair empfundene Leistungsbeurteilungen durch Lehrer und Eltern die Schüler aggressiv machen: Das Gewaltniveau steigt an Schulen mit scharfem Wettbewerb und starkem Leistungsdruck an. Auch zu große Schulen mit anonymen Beziehungen sowie unübersichtliche und ungepflegte Schulgebäude machen Schüler gewalttätig, da sie sich nicht mehr für die Schule, für ihr Klassenzimmer verantwortlich fühlen.

Eine mangelnde pädagogische Verantwortlichkeit vonseiten der Eltern entspricht in manchen Schulen einer mangelnden Fähigkeit vonseiten der Lehrer, in den Pausen ihrer Aufsichtspflicht nachzukommen: Sie schauen lieber weg, wenn Jugendliche handgreiflich gegeneinander vorgehen oder wenn sie ganz offensichtlich mit Drogen handeln. Die Benotung von Teamgeist und der Fähigkeit, mit anderen gemeinsam etwas zustande zu bringen, sollte mehr gefördert werden und nicht nur die individuelle Leistung, die ein Konkurrenzdenken einseitig fördert.

4. Schlussfolgerungen und Empfehlungen

In einer markt- und konsumorientierten Gesellschaft, in der mehr das „Haben“ als das „Sein“ zählt, bedarf es besonderer Anstrengungen, um die Verantwortlichkeit des Menschen sich selbst und seiner Mit- und Umwelt gegenüber zu stärken. Wenn schon die traditionellen Konfessionen bei den Jugendlichen kaum mehr Anklang finden (nach der Konfirmation unterlässt die überwiegende Mehrzahl der Jugendlichen den Kirchgang), bedarf es eines neuen ethischen Bewusstseins bzw. der Erinnerung an alte kategorische Imperative, die dringender und moderner sind denn je: Ehrfurcht vor dem Leben (Albert Schweitzer), Heiligkeit des Lebens (Hans Jonas) oder Frieden mit der Natur (Meyer/Abich) (vgl. Höffe, 1993a). Eine despotisch zu nennende Anthropozentrik muss einer humanen weichen: Dies bedeutet auch einen pfleglichen Umgang mit der Natur. Die Kardinaltugenden der Besonnenheit, der Gerechtigkeit, der Klugheit müssen ergänzt werden um die Einstellung der Gelassenheit (Höffe, 1993b). Gerade die Medizin hat in einer unglaublichen Hybris dazu beigetragen, dass unrealistische Möglichkeiten in einer despotischen Anthropozentrik entstehen konnten: Noch im Jahre 1962, auf einem Kongress führender Molakularbiologen in London, hielt man die folgenden vier Ziele für erreichbar:

1. eine keimfreie und daher von Infektionskrankheiten freie Welt,
2. ein schmerzfreies und
3. ein dank Organtransplantation endloses Leben und schließlich
4. eine Verbesserung der genetischen Ausstattung.

Diese medizinische Begehrlichkeit, die auch Ausdruck einer allgemeinen Begehrlichkeit des Menschen ist, die es latent wahrscheinlich schon immer gab, die aber angesichts der heutigen Möglichkeiten unverhohlen auftreten kann, bedarf einer Gegenregulation, bedarf einer Kunst „des Unterlassens“: Der Hang, mehr und immer mehr zu wollen, muss eingedämmt werden durch eine Einstellung, auszuwählen, sinnvolle und notwendige Schwerpunkte zu setzen, wegzulassen und sich zu bescheiden.

Angesichts der Kulmination globaler Problembereiche, die die Menschheit bedrohen, und angesichts einer Entzauberung der modernen Fortschrittsideologien bedarf es eines weltumspannenden, ökumenischen Grundkonsenses für das Humane, wie es Küng (1990) u. a. in der Notwendigkeit eines Welt-Ethos forderte:

a) kein menschliches Zusammenleben ohne ein Welt-Ethos der Nationen;
b) kein Frieden unter den Nationen ohne Frieden unter den Religionen;
c) kein Frieden unter den Religionen ohne Dialog unter den Religionen.

In Bezug auf die fördernde Umwelt für unsere Kinder und Jugendlichen muss die Einhaltung der Rechte der Kinder, die in der Vollversammlung der Vereinigten Nationen vom 20. November 1959 verabschiedet worden sind, mehr ins Bewusstsein rücken. In dieser Deklaration heißt es u. a.:

Die Kinder haben folgende Rechte:
- das Recht auf Liebe, Verständnis und Fürsorge;
- das Recht auf unentgeltlichen Unterricht, auf Spiel und Erholung;
- das Recht auf Schutz vor Grausamkeit, Vernachlässigung und Ausnutzung;
- das Recht auf besondere Betreuung, wenn sie behindert sind;
- das Recht auf genügend Ernährung, Wohnung und ärztliche Betreuung;
- das Recht auf sofortige Hilfe bei Katastrophen und Notlagen.

Mit anderen Worten: „Basic needs“ sind für eine gesunde Entwicklung notwendig. Dabei sind folgende Bedürfnisse zu beachten:

1. physiologische Bedürfnisse,
2. Sicherheitsbedürfnisse,
3. Besitz- und Liebesbedürfnisse,
4. Statusbedürfnisse und Bedürfnisse nach Achtung und
5. Bedürfnisse nach Selbstverwirklichung und Eigenentwicklung.

Aus dem Blickwinkel des Kinder- und Jugendpsychiaters ist es notwendig, dass wir unsere Kinder zu einer gekonnten, „gutartigen Aggression“ hin erziehen, zu einem Menschenbild, das – natürlich idealtypisch – einerseits Zivilcourage, Selbstbehauptung und konstruktive Kritikfähigkeit und andererseits Mitgefühl, Solidarität sowie teilnehmende Gemeinsamkeit mit anderen zulässt. Es wäre ein Menschenbild mit Eigenschaften, die besser in der Lage sind, die notwendigen Veränderungen, das notwendige Umdenken zu vollziehen und die Begrenzung egoistisch-hedonistischer Einstellung zu überwinden.

Folgende generelle Überlegungen sind aus der Sicht des Kinder- und Jugendpsychiaters von Bedeutung:

1. Ein sich ständig länger ausdehnendes *psychosoziales Moratorium*, d.h. das zeitliche Auseinanderfallen zwischen Geschlechtsreife und sozialer Unabhängigkeit unserer Jugend, bewirkt eine unnatürliche Abhängigkeit vom Elternhaus und *muss wieder verkürzt werden.*
2. Eltern, Lehrer und Gesellschaft vermitteln den Jugendlichen, der Sinn des Jugendalters liege in den Gratifikationen, die in einer angestrebten Karriere als Belohnung für Verzicht und Anstrengung in der Gegenwart wirken würden. Heute ist dieser gesellschaftliche Sinn des Jugendalters für viele Jugendliche so nicht mehr nachvollziehbar. *Die Jugendzeit ist* nach dem Verständnis vieler heutiger Heranwachsender aber zunächst *nicht nur Vorbereitung auf ein späteres, sondern auch auf ein jetzt zu lebendes, gegenwärtiges Leben* (Hornstein, 1981).
3. Pubertätsriten als Initiationsriten im traditionellen Sinne sind heute in unserer Gesellschaft weitgehend verschwunden. Übrig geblieben sind *Initiationsäquivalente*, z.B. in Form von religiöser Unterweisung (Konfirmation) und sexueller Aufklärung (Sexualkunde-Unterricht). Auf das Bedürfnis und die Notwendigkeit nach Unterstützung durch Schule und Gesellschaft bei der Ablösung von der Kindheit und bei der Eingliederung in die Erwachsenenwelt können Schüleraustauschprogramme, Abenteuerpädagogik und Vereinsaktivitäten positiv einwirken. *Sie müssen ausgebaut werden!*
4. *In der Jugendzeit* als einer Übergangszeit *bedarf es* nicht nur der Gleichaltrigen-Gruppe, sondern auch der älteren Freunde und *„Neben-Eltern"*. Das können eine Großmutter, ein Großvater, eine Lehrerin oder ein Lehrer sein. Der Jugendliche bedarf besonders dann *eines Mentors* (Klosinski, 1985), wenn gesellschaftlich verankerte Initiationsriten rar geworden sind und wenn sich die Beziehungsstrukturen innerhalb der Familien ausgedünnt haben.
5. Neben solchen *Maßnahmen zur „Reifungshilfe"* sind auch Maßnahmen gegen die Isolierung der Kinder und Jugendlichen sowie Maßnahmen zur Reifungshilfe bei den Eltern vonnöten. Besonders in Rumpf-Familien sind starke zentrenpedale Bindungskräfte gegeben, die eine Ablösung erschweren. Die Erziehungs- und Familienberatungseinrichtungen müssen trotz leerer Kassen ausgeweitet und unterstützt werden!
6. Eine zu lange Ghettoisierung der Jugendlichen im psychosozialen Moratorium verzögert ihre Reifung und provoziert Reifungsstörungen. Konkret

würde dies bedeuten, dass unser bildungspolitisches Konzept insofern einer grundsätzlichen Änderung bedarf, als die notwendige spezialisierende *Weiterbildung in viel geringerem Maße als berufsbegleitende Ausbildung* institutionalisiert werden müsste, so dass die Jugendlichen früher zu einer beruflichen und sozialen Selbstständigkeit gelangen können (Lempp, 1982).

7. Wir müssen zu einer *größeren Solidarität der Generationen* kommen: Erwachsene wie Heranwachsende stehen vor der gleichen ungelösten und oftmals unlösbar erscheinenden Aufgabe der Zukunft. Dabei verbietet es sich, die Erziehung der Jugend als eine einseitige Beeinflussung und Belehrung von Unmündigen durch Mündige zu betrachten.
8. Wenn es uns gelingt, den *Jugendlichen das Gefühl zu vermitteln, dass sie gebraucht werden*, haben wir ihnen das mitgegeben, was die beste Prophylaxe gegen Zukunftsangst, Suchtverhalten und Depression ist: das Gefühl, nützlich, wertvoll und für andere hilfreich zu sein.
9. Die *Erziehungskompetenz von Eltern und Lehrern muss gestärkt werden.* Es ist nicht damit getan, die körperliche Züchtigung im Bereich der Erziehung gesetzlich unter Strafe zu stellen. In dem Maße, wie die Erwachsenen ausgeglichen und zufrieden sind, wird es auch möglich sein, Negativauswüchse in der Erziehung durch überfordernde Eltern und überforderte Schüler zurückzudrängen. Dies wiederum ist ein gesellschaftliches Problem. Es ist notwendig, dass sich die Menschen in ihrem Konsumdenken und Anspruchsverhalten bescheiden lernen, dass sie auswählen lernen und für sich Freiräume schaffen, um flexibel bleiben zu können.

Anregungen und Anmerkungen zur Prophylaxe von Schulängsten und negativer Schulkarriere:

1. „Schulschwierige Kinder“ werden dem Kinder- und Jugendpsychiater und -psychotherapeuten wegen Leistungsversagen oder wegen sogenannter Verhaltensauffälligkeiten vorgestellt. Leistungsversagen kann bedingt sein durch *Überforderungssituationen* bei mangelnder intellektueller Eignung, bei psychischen Blockaden und bei nicht erkannten so genannten Leistungsstörungen wie zu spät erfasster Lese- oder Rechtschreibschwäche. Ob die Schule krank macht oder unsere Kinder fördert, hängt nicht allein vom Kind ab, sondern von weiteren Einflussgrößen: Elternhaus, Mitschüler, Klassengröße, Lehrerpersönlichkeit, Lehrer-Schüler-Interaktion.
2. Eine *frühzeitige und ehrliche Schullaufbahnberatung* vonseiten der Schule den Eltern gegenüber tut Not. Immer noch erwarten ca. 90% der Eltern von ihren Kindern, dass sie eine weiterführende Schule (Realschule oder Gymnasium) erreichen sollen. Hier bedarf es vonseiten der Lehrer des Mutes, überzogenen Leistungsforderungen der Eltern entgegenzutreten.
3. *Kleinere Schülerzahlen pro Klasse* sind notwendig, wenn man an der Integration von unterschiedlich leistungsstarken Kindern festhalten möchte.

4. Eine Einheitsschule für alle Kinder ist unrealistisch. Eine *Schulkultur mit großer Vielfalt* ist erforderlich: Es gibt nicht die eine Schule als Idealform für jedes Kind. Ein breites Spektrum von unterschiedlichen Schultypen muss gepflegt und ausgebaut werden: Waldorfschule, Montessori-Schule, Gesamtschule, Tagesschule, musische Schule neben der staatlichen Schule. Alle haben ihre Vor- und Nachteile.
5. Das *exemplarische Vorbild des Lehrers* ist gefragt! Nichts wirkt pädagogisch besser und direkter als das gelebte Vorbild. Der Lehrer kann diesem aber nur genügen, wenn er Spielraum hat, Freiräume und Pufferkapazitäten. Der Lehrer muss mehr pädagogischen Spielraum erhalten und aufgreifen können, er muss sowohl Nähe als auch Distanz, Arbeit und Vergnügen herstellen.
6. *Klassenkonferenzen zur Hinführung zu Problemlösungsstrategien* in Anlehnung an die Familienkonferenzen: Jeder Klassenlehrer sollte eine Stunde pro Woche ohne konkreten Stoffplan ausnützen können, um z. B. Probleme in der Schulklasse, tagespolitische Themen etc. aufzugreifen und z. B. im Rollenspiel mit den Schülern zu erarbeiten.
7. *Anleitung und Übung zur Stille* sind geboten, um dem Dauerbombardement von akustischen und visuellen Reizen entgegenzuwirken.
8. Die Einrichtung von *Patenschaften* älterer Schüler gegenüber jüngeren ist sinnvoll, besonders dann, wenn Kinder auf dem Schulhof oder auf dem Nachhauseweg gemobbt werden.
9. *Schule soll Erziehungsgemeinschaft sein*, nicht nur Wissensvermittlung betreiben, sondern die Weckung und die Pflege einer sittlichen Gemeinschaftsgesinnung födern. *Teamgeist und Teamarbeit* müssen noch *mehr in den Blickpunkt* gerückt werden, sollen honoriert, gegebenenfalls benotet werden.
10. *Eltern und Lehrer* müssen auch mehr *Mut zum Neinsagen* haben, weg von einer Gehorsamsbereitschaft der Lehrerpersönlichkeit und hin zu Eigeninitiative und Mut. Bisweilen werden entlastende Ordnungen und Regeln des Zusammenlebens aufgegeben. Hier müssen Eltern und Lehrer zusammenarbeiten, bei Elternabenden sollte versucht werden, hierüber mehr Konsensvorstellungen zu erreichen.
11. *Hausaufgabenbetreuung* und Kleingruppenaktivitäten am Nachmittag in der Schule müssen für manche Schüler möglich sein, deren Eltern berufstätig sind. D.h., es ist eine Vergrößerung des Angebotes von Hausaufgabenbetreuung durch die Schule zu fordern.
12. *Schulpsychologen* und geschulte *Beratungslehrer* müssen vermehrt eingesetzt werden, um frühzeitig präventiv aktiv werden zu können, um Problemkinder und problematische Situationen frühzeitig zu erkennen und entsprechend aufzufangen.

13. Eine *Überalterung* und *Überlastung* der Lehrer muss abgebaut werden. Sozial- und Sachkompetenz sind gefragt in kleineren Klassen mit mehr Freiräumen, mehr Flexibilität und mehr Eigeninitiative vonseiten der Lehrer.
14. *Hauptschulen, Berufsschulen und Sonderschulen* für Lernbehinderte sind jene Schulen mit dem höchsten Ausländeranteil: Sie *tragen die Hauptlast der Integrationsarbeit*. Dies wird immer noch nicht gebührend berücksichtigt und müsste sich in noch kleineren Schulklassen, mehr Freiräumen und optimaler Vorbereitung auf die Schulstunden niederschlagen.

Erziehung zu verantwortlichen Menschen hin bedeutet, eine Individuation zu ermöglichen, die einerseits Selbstständigkeit, kritisches Denken und Durchsetzungsvermögen zulässt, fördert und unterstützt, die aber gleichzeitig das Eingebundensein in Grenzen und in die Gemeinschaft sowie die Rückbesinnung auf die Abhängigkeit aller voneinander nicht aus dem Auge verliert. Verantwortung heißt auch Antwort geben, sich bekennen zu einem stetigen Neubeginn. Verantwortung übernehmen heißt, den Spielraum nutzen, der jedem an seinem Platz gegeben ist, um mehr Gerechtigkeit, mehr Frieden und eine bessere Bewahrung der Schöpfung zu erreichen (Klosinski, 1991).

Zwei Zitate sollen am Schluss stehen:

> „Wir haben jetzt in der menschlichen Geschichte das Stadium erreicht, in dem zum ersten Male das Fortbestehen des Menschengeschlechtes davon abhängt, wie weit Menschen lernen können, sich sittlichen Überlegungen zu beugen" (B. Russel).

> „Das Leben hat keinen Sinn außer dem, den wir ihm geben" (Th. Wilder).

Literatur

Ellias, N.: Studien über die Deutschen. Suhrkamp, Frankfurt am Main, 1989.

Flittner, A.: Reform der Erziehung. Piper, München, 2. Aufl., 1993.

Gehlen, H.: Moral und Hypermoral. Aula, Wiesbaden, 1981.

Höffe, O.: Animal morale. ZRP (Zeitschrift für Rechtspolitik), 10: 394–399, 1993a.

Höffe, O.: Moral als Preis der Moderne. Ein Versuch über Wissenschaft, Technik und Umwelt. Frankfurt am Main, 1993b.

Hornstein, W. et al.: Jugend ohne Orientierung? Zur Sinnkrise der gegenwärtigen Gesellschaft. Urban & Schwarzenberg, München, Wien, Baltimore, 1982. Darin: Hornstein, W.: Gesellschaftlicher Wertwandel und Generationenkonflikt. 109–134.

Köcher, R.: Familie und Gesellschaft. Eine familiensoziologische Analyse der internationalen Wertstudie. Unveröffentlichtes Manuskript. Zitiert nach Willi, J., 1987.

Klosinski, G.: Die Telemachie – Die Suche des Sohnes nach dem Vater (ein Nachreifungs- und Entwicklungsprozeß einer Mutter-Sohn-Beziehungsstörung in der Adoleszenz). Prax. Psychoter. Psychosom., 30: 169–179, 1985.

Klosinski, G.: Verantwortung: Entwickeln, Spüren, Tragen oder Mißbrauchen? Zum Auf- und Abbau zwischenmenschlicher Verantwortlichkeit und Abhängigkeit.

In: Arbeitsgemeinschaft für Gefährdetenhilfe und Jugendschutz in der Erzdiözese Freiburg (Hg.): Ohne mich ... Der Mensch im Spannungsfeld seiner Verantwortung. AGJ-Verlag Freiburg/Br., 72–82, 1991.

Klosinski, G.: Auf der Suche nach Sinn. Beitrag der Medizin aus der Sicht des Kinder- und Jugendpsychiaters. In: Flothkötter, H. und Nacke, B.: Utopien am Ende? Verlag Regensberg, Münster, 37–51, 1993.

Küng, H.: Projekt Weltethos. Piper, München, 1990.

Lempp, R.: Reifungsstörung als Sinnkrise. In: Hornstein et al.: Jugend ohne Orientierung. Urban &Schwarzenberg, München, Wien, Baltimore, 76–92, 1982.

Postman, N.: Das Verschwinden der Kindheit. Fischer, Frankfurt am Main, 1986.

Quadbeck-Seeger, H.-J.: Zwischen den Zeichen: Aphorismen über und aus Natur und Wissenschaft. VCH-Verlagsgesellschaft, Weinheim, 1988.

Ronner, M. M.: Die besten Pointen des 20. Jahrhunderts. Gondrom, Bindlach, 1990.

Russel, B.: Zitiert nach Quadbeck-Seeger.

Wilder, Th.: Zitiert nach Ronner.

Willi, J.: Was verändert sich in der Ablösungsphase in der Geschichte einer Familie? In: Lempp, R.: Reifung und Ablösung. Huber, Bern/Stuttgart/Toronto, 54–63, 1987.

V. Ausblick und Desideratum

Wie kann die Integration unserer Jugendlichen in die Gesellschaft gelingen?*

Einleitung

„Der grenzenlose Mutwillen der Jugend ist ein Zeichen, dass der Weltuntergang nahe bevorsteht". Dieses Zitat von Melanchthon stammt aus dem 16. Jahrhundert und soll deutlich machen, dass es einen Generationenkonflikt nicht erst in der Neuzeit gibt, sondern dass Jugend schon immer aufbegehrt hat, rebelliert hat gegenüber den Eltern. Offenbar gehört dies „naturgemäß dazu", um vom abhängigen Kindheitsstadium zum relativ unabhängigen Erwachsenenstatus zu finden. Die Jugendzeit ist eine Übergangs- und Reifezeit mit Wetterwinkelcharakter. Jugendzeit stellt ein Moratorium dar, in dem sich die vielfältigsten Ausprägungsformen von Jugendkultur ereignen. Es ist die Zeit zwischen der sexuellen Reife und der noch finanziellen Abhängigkeit vom Elternhaus.

Wenn nach der Integration unserer Jugendlichen in unserer Gesellschaft gefragt ist, dann ist damit wohl Folgendes gemeint: Wie schaffen wir es, dass möglichst viele Jugendliche diesen Integrationsschritt ohne allzu große Krisen und Auseinandersetzungen mit der Gesellschaft bewerkstelligen? Wie schaffen wir es, dass möglichst wenige oder gar keine Jugendlichen delinquent werden, dass sich Jugendliche nicht ausklinken, nicht zu Aussteigern werden, sich nicht mit einer Null-Bock-Mentalität der Gesellschaft gegenüber verweigern, den Glauben an sich selbst und an eine gemeinsame Zukunft nicht verlieren?

Die folgenden Ausführungen umfassen zwei Bereiche:

1. Einschätzung der Jugendlichen selbst: Welches sind für Jugendliche die dringendsten Probleme in unserer Zeit und Gesellschaft? Zurückgegriffen wird dabei auf die Ergebnisse der Schell-Jugendstudie aus dem Jahre 1997, die immer noch aktuell sein dürfte.
2. 13 Thesen (desiderata) werden formuliert zu der Frage, was Eltern, Erwachsene und gesellschaftliche Institutionen zur Integration unserer Jugendlichen positiv beitragen könnten, um zu verhindern, dass Jugendliche sich selbst- und fremdzerstörerisch einer gemeinsamen Zukunft verweigern.

* Überarbeiteter Vortrag, gehalten am 23.10.2001 vor dem Rotary-Club Reutlingen-Tübingen Nord.

1. Welches sind die wichtigsten Themen, die Jugendliche bewegen?

„Das Gewaltpotential der Jugendlichen ist sehr niedrig, Aktionen, die Gewalt implizieren oder zumindest in Kauf nehmen, werden strikt abgelehnt.“ Dies ist ein Zitat aus der Zusammenfassung der zentralen Ergebnisse der 12. Schell-Jugendstudie von Fischer und Münchmeier (1997). Eine weitere Feststellung aus dieser Erhebung besagt: „Die Krisen im Erwerbsarbeitssektor, Arbeitslosigkeit, Globalisierung, Rationalisierung und Abbau oder Verlagerung von Beschäftigung sind inzwischen nicht mehr ‚bloß‘ eine Randbedingung des Aufwachsens. Sie sind nicht mehr ‚bloß‘ Belastungen des Erwachsenen-Lebens, von denen Jugendliche in einem Schonraum entlastet ihr Jugendleben führen können. Sie haben inzwischen viel mehr das Zentrum der Jugendphase erreicht, in dem sie ihren Sinn in Frage stellen.“ In dieser repräsentativen Befragung (12. Schell-Jugendstudie) formulieren die Jugendlichen die zehn wichtigsten Probleme in der folgenden Rangordnung:

1. Arbeitslosigkeit (45,3 %),
2. Drogenprobleme (36,4 %),
3. Probleme mit Personen im Nahbereich (32,1 %),
4. Lehrstellenmangel (27,5 %),
5. Schul- und Ausbildungsprobleme (27,1 %),
6. Zukunftsangst/Perspektivelosigkeit (20,9 %),
7. Gewalt-Banden-Kriminalität (19,8 %),
8. Geldprobleme (18,9 %),
9. Gesundheitsprobleme (18,9 %),
10. mangelnde Freizeitgelegenheiten (16,6 %).

Unterteilt man weiterhin nach Altersstufen, so konnte festgestellt werden, dass die pubertierenden 12- bis 14-Jährigen Schul- und Ausbildungsprobleme mit 43,9 % an erster Stelle nennen, Probleme mit Personen im Nahbereich an zweiter Stelle (41 %). Dies macht deutlich, dass in der Hochpubertät nach wie vor die Auseinandersetzung mit den Eltern und den Lehrern, d. h. die Autoritätsprobleme ganz im Vordergrund stehen (Lehrer bestätigen dies in allen Schulformen: Die siebte und die achte Klasse sind übereinstimmend die schwierigsten!).

Was bedeutet all dies in Bezug auf eine möglichst gute Integration unserer Jugendlichen in unsere Gesellschaft?

2. 13 Thesen, wie Eltern, Erwachsene und gesellschaftliche Institutionen zur Integration unserer Jugendlichen und zur Gewaltminimierung beitragen können

1. Eine Ausgewogenheit der Beziehungsangebote und Beziehungsgleichgewichte auf den jeweiligen Entwicklungsstufen der Kindheit und des Jugendalters herstellen
In der Dialektik von Beziehungsgleichgewichten (Gleichheit und Verschiedenheit, Befriedigung und Versagung, Nähe und Distanz, Kontinuität sowie Verlässlichkeit und Flexibilität und neue Aufgabenstellung) wird das Instrument der Aggressionsbewältigung geschmiedet und die Herausbildung von Selbstbewusstsein ermöglicht. Dies geschieht bereits in der frühesten Kindheit, wenn es darum geht, das Kind bedingungslos anzunehmen, ohne es zu erdrücken, ihm den nötigen Freiraum zu geben, ihm aber auch Grenzen zu setzen etc. Die Bezugspersonen müssen dem Kleinkind zugleich schützender Schirm und Quelle der Anregung sein, um die Balance zwischen Stimulierung und Stabilität zu halten.
2. Grundbedürfnisse befriedigen
Die Grundbedürfnisse einer gedeihlichen Entwicklung sind einerseits das einer liebenden Akzeptanz und Annahme des Kindes von Anfang an und andererseits – wie oben besprochen – das Gewähren eines Freiraumes zum Experimentieren und Entfalten. Hinzu kommt, dass die Eltern ein Verständnis für die Besonderheit dieses Kindes auf seiner augenblicklichen Entwicklungsstufe aufbringen müssen. Die Grundbedürfnisse der Jugendlichen sind folgende: physiologische Bedürfnisse, Sicherheitsbedürfnisse, Unabhängigkeitsbedürfnisse, das Bedürfnis nach Zugehörigkeit und Zuneigung, das Leistungsbedürfnis und der Wunsch, gebraucht zu werden, sowie das Bedürfnis nach Selbstverwirklichung und Ich-Entwicklung. Diese Bedürfnisse müssen unterstützt werden, ohne dass es zu einer übertriebenen egoistischen Selbstbezogenheit kommt.
3. Strukturelle Gewalt minimieren
Dass auch eine strukturelle Gewalt die Problemlage der Jugendlichen als negative Einflussgröße verschärft, hat bereits die Schell-Studie 1985 zeigen können: Die Jugendlichen klagten damals über Einsamkeit, Reizüberflutung, Langeweile und die Unfähigkeit, die Freizeit selbständig zu gestalten.
4. Ehrlichere Schullaufbahnberatung, Vermeidung von schulischer Über- und Unterforderung
Bis zu 90% der Eltern erwarten von ihren Kindern einen Realschul- oder Gymnasialabschluss: Hier wird nicht wenigen Kindern Gewalt angetan, da sie dieses Ziel nicht erreichen können (unsere Hauptschulen sind nicht mehr Regelschulen, sondern wurden inzwischen zu Sonderschulen de-

gradiert, in denen mit in der Regel über 50% jugendlichen Ausländerkindern die „Looser“ unserer Jugendlichen versammelt sind).

5. Vorbildfunktion der Erwachsenen, Erlernen von Konfliktlösungsstrategien
Um ein positives Selbstwertgefühl und ein kooperatives Verhalten im Umgang mit der sozialen Umwelt zu erreichen, um Selbstverantwortlichkeit und intellektuelle Leistungsbereitschaft zu entwickeln, benötigt ein Kind kontinuierliche Unterstützung und Wärme, konsistente Kontrolle und Rückmeldung mit eindeutiger Belohnung und Disziplinierung, einfühlend-erklärendes Erziehungsverhalten und gleichzeitige Gewährung eines sich schrittweise erweiternden Handlungsspielraumes. Diese Erziehungsverhaltensweisen können nur dann gesichert werden, wenn Eltern und andere Erzieher bzw. Erzieherinnen selbst in befriedigenden Beziehungen unter zumindest erträglichen materiellen Bedingungen leben. Die Vorbildfunktion der Erwachsenen ist unabdingbar, wenn sich die Fähigkeit zum Herausarbeiten von gemeinsamen Konfliktlösungsstrategien ergeben soll: Familienkonferenzen, Diskussionsgruppen in der Schule und das Unterstützen von Teamwork im Gegensatz zur Selbstverwirklichung sind dringend notwendige Desiderate einer veränderten Bewusstseinseinstellung, die wir brauchen, wenn sich die Menschen durch Egoismus, Verdrängung und Angst nicht selbst zugrunde richten sollen.
6. Förderung von mehr Mitmenschlichkeit und Pflege der Natur
Hinzu kommen muss mehr und mehr die Einstellung, dass der Mensch in einer Wechselbeziehung mit seiner Mitwelt und Umwelt steht, d.h. dass es nicht nur um zwischenmenschliche Beziehungen geht, sondern auch um die Beziehung zwischen Mensch und Natur.
7. Herstellung des Gefühls, gebraucht zu werden
Jugendliche müssen das Gefühl entwickeln können, nützlich zu sein. In Bezug auf unsere Jugendlichen müssen sozialräumliche Integrationshilfen zur Lebensbewältigung entwickelt werden. Eine gute „sozialräumliche Integration“ gelingt dann, wenn Jugendliche die Gemeinde als attraktiven Lebensraum wahrnehmen. Es entsteht ein Stück Heimat, wenn Räume angeeignet, wenn Beziehungen aufgebaut werden und wenn Jugendliche erleben, dass sie wahrgenommen und ernstgenommen werden und sich mitgestaltend einbringen können (Keppeler, 1998).
8. Bereitstellung von Mentoren und „Neben-Eltern“
Neben der Peer-Gruppe brauchen Jugendliche „Wahl-Eltern“, aktive Paten und Mentoren. Vorruheständler und Jugendliche könnten hier ganz neue partnerschaftliche Kooperationen eingehen! Die Eltern müssen unterstützt werden, dass sie in der Zeit der Reifung ihrer Kinder nicht flüchten, sondern ihnen standhalten: Die Jugendlichen müssen sich an ihnen reiben können.

9. Pädagogische Filme, die Gewaltprobleme positiv lösen
   Das Fernsehen müsste mehr Filme anbieten, die Problemlösungsstrategien konstruktiv erarbeiten und umsetzen. Gleichzeitig müssen sich die Medien Beschränkungen in Bezug auf Gewaltdarstellung auferlegen.
10. Mehr Reifungsangebote für Eltern
   Ausbau von Beratungsstellen: Die Reifungshilfe für Jugendliche muss mit Reifungshilfe für Eltern und Familien einhergehen: Die Bewusstwerdung der eigenen Aggression und der eigenen Gewaltanteile und die Integration derselben bieten die beste Gewähr dafür, dass der Teufelskreis der Projektion und der reaktiven Gewalt minimiert wird. Dies gilt insbesondere für Problemfamilien und für Familien in Krisensituationen wie Trennung und Scheidung.
11. Initiationsäquivalente fördern
   Es gilt Initiationsäquivalente zu beleben und auszubauen: Schüleraustausch, Abenteuerpädagogik und Vereinsarbeit sind ganz wesentliche Experimentierräume, in denen der richtige Umgang mit der eigenen und fremden Gewalt auch extrafamilial erlebt werden kann, und stellen damit ein Korrektiv zur primären Sozialisation in der Familie dar.
12. Anleitung zur Stille und zur Teamarbeit
   Anleitung zur Stille in den Schulen sowie mehr Anleitung zu Teamgeist und Teamarbeit sind dringend nötig, um dem um sich greifenden Egoismus, der Hektik und der Reizüberflutung entgegenzutreten.
13. Verkürzung der Dauer des psychosozialen Moratoriums
   Schließlich scheint es aus meiner Sicht besonders wichtig zu sein, die Jugendlichen möglichst schnell in die Verantwortung für gesellschaftliche Probleme mit einzubinden: Das psychosoziale Moratorium, d. h. die Zeit zwischen Geschlechtsreife und voller sozialer Eigenständigkeit – bei uns in der Regel zehn bis 15 Jahre andauernd – muss verkürzt werden. Zu lange andauernde Abhängigkeit und Unmündigkeit bei voller körperlicher und sexueller Reife führen erst zur übersteigernden Gegenkultur der Jugendszene und ihren Auswüchsen. Die Jugendphase als Experimentier- und Freiraum ist sinnvoll und notwendig, eine allzu lange andauernde Ausschließung von Mitverantwortung fördert jedoch Unzufriedenheit, Auflehnung und Rebellion oder Apathie.
   Der Reifungsschritt, den wir als Entwicklungsaufgabe von den Jugendlichen fordern – die Wiederannäherung an die Eltern nach durchlaufener Pubertät, die Aussöhnung mit den Eltern nach einer Rebellion gegen sie – muss auch vonseiten der Erwachsenen stattfinden: Die Versöhnung mit der anderen Elterngeneration ist ein lebenslanger, nie abgeschlossener Prozess, den wir nicht nur von unseren Jugendlichen einfordern dürfen.

Zusammengefasst sind es der Aufbau eines gesunden Selbstbewusstseins, die Fähigkeit zur Kommunikation sowie die Empathiefähigkeit, die die beste

Gewähr dafür bieten, dass der schwierige Weg einer Integration unserer Jugendlichen in unsere Gesellschaft einigermaßen glücklich verlaufen kann. Es gilt Risikogruppen und Multiproblemfamilien ausfindig zu machen, um ihnen möglichst frühzeitig die Therapie zukommen zu lassen, die notwendig ist, um eine gesunde Entwicklung nicht zu gefährden bzw. wieder zu ermöglichen.

Literatur

Fischer, A. und Münchmeier, R.: Die gesellschaftliche Krise hat die Jugend erreicht. Zusammenfassung der zentralen Ergebnisse der 12. Shell Jugendstudie. In: Jugendwerk der Deutschen Shell (Hrsg.): Jugend 97 – Zukunftsperspektiven, Gesellschaftliches Engagement, Politische Orientierung, Leske und Budrich, Opladen, S. 11–23, 1997.

Keppeler, S.: Risiken der Lebensbewältigung von Mädchen und Jungen – Beitrag der Lebenshilfe zur Lebensbewältigung. Vortrag gehalten am 8.5.1998 vor der Enquete-Kommission „Jugend – Arbeit – Zukunft" des Landtages von Baden-Württemberg.